M. Krieger G. Langer M. Dickmanns

Arbeitsbuch zu Pflege heute

URBAN & FISCHER

Zuschriften und Kritiken an:
Urban & Fischer Verlag
Lektorat Pflege
Königstr. 10
23552 Lübeck

Neue Adresse ab 1. April 1999:
Karlstraße 45
80333 München

Wie allgemein üblich wurden Warenzeichen bzw. geschützte Namen (z. B. bei Pharmapräparaten) nicht immer besonders gekennzeichnet.

Die Deutsche Bibliothek – CIP-Einheitsaufnahme

Pflege heute [Medienkombination]:
Lehrbuch und Atlas für Pflegeberufe / hrsg. von
Arne Schäffler ... – Stuttgart ; Jena ; Lübeck ;
Ulm: G. Fischer
ISBN 3-437-55030-6

Arbeitsbuch./M. Krieger ... – 1. Aufl. 1999
ISBN: 3-437-25448-0

Quellwerk:

Arne Schäffler / Nicole Menche / U. Bazlen / T. Kommerell (Hrsg.)

Pflege heute. Lehrbuch und Atlas für die Pflegeberufe.

1. Aufl. 1997 ISBN 3-437-55030-6

1. Auflage Januar 1999

99 00 01 02 03 5 4 3 2 1

Lektorat: Frank Koch, Lübeck
Herstellung: Andrea Haseloh, Lübeck
Satz und Umschlaggestaltung: prepress|ulm GmbH, Ulm
Titelgrafik: Hans Werner Spieß, Neu-Ulm
Druck und Bindung: Franz Spiegel Buch GmbH, Ulm

gedruckt auf chlorfrei gebleichtem Papier

Inhaltsverzeichnis

Abbildungsnachweis

S. Adler, Lübeck:	S. 191
Th. Braun, Hemer:	S. 2, 7, 15, 20, 29, 126, 147, 201, 267
G. Raichle, Neu-Ulm:	S. 37, 84, 121, 196, 235
H. Weimer, Aachen:	S. 65, 66 76, 148, 152, 181, 294
S. Weinert-Spiess:	S. 273, 274
G. Wöllner, Ulm:	S. 93

Alle nicht gekennzeichneten Abbildungen sind dem im Impressum genannten Quellwerk entnommen.

1 Was ist Pflege?

Pflegeverständnis

Aufgabe 1
PH 1.2

Ergänzen Sie die Lücken, indem Sie aus den vorgegebenen Silben die richtigen Wörter bilden!

al - ale - be - che - che - de - der - er - feld - ganz - ge - hal - heit - hin - ke - kör - kran - li - per - psy - so - sun - te - te - tung - um - zi

Pflege bezieht sich nicht nur auf ...., sondern auch auf ...., ... und .... Menschen. Pflege bedeutet heutzutage auch die .... der Gesundheit. Sie umfaßt als .... Pflege den ...., die .... und das .... eines Menschen.

Rolle der Pflege

Aufgabe 2
PH 1.3

Welche der folgenden Aussagen sind zeitgemäß?

a) Pflegende benötigen auch ein fundiertes Wissen über Physiologie und Pathologie.
b) Pflegende müssen sich gegenüber den Medizinern durchsetzen und ihre Stellung erkämpfen.
c) Nur in Zusammenarbeit mit der Ärzteschaft kann der Stationsablauf funktionieren.
d) Der Patient sollte ohne Widerrede die Anweisungen der Pflegenden befolgen.
e) Die gleichberechtigte Beziehung zwischen Patient und Pflegekraft fördert die Genesung.
f) Aktivierende Pflege nutzt dem Patienten mehr als zuvorkommende Hilfe.

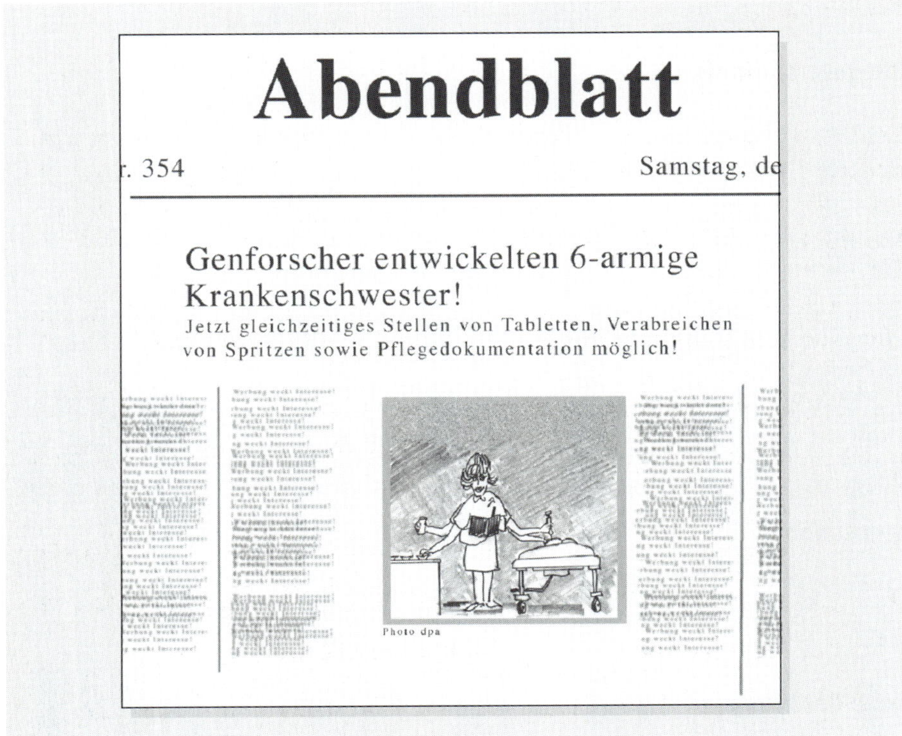

Abendblatt

r. 354 Samstag, de

Genforscher entwickelten 6-armige Krankenschwester!

Jetzt gleichzeitiges Stellen von Tabletten, Verabreichen von Spritzen sowie Pflegedokumentation möglich!

Photo dpa

Merkmale professioneller Pflege

Aufgabe 3
PH 1.4.4

Finden Sie die Antworten, indem Sie die zusammen gehörenden Silben horizontal verbinden!

fun	zi	fer	zah	bil	ten
prak	rechte	pro	zess		
spe	dier	be	tig	lung	
pele	pe	tes	aus	sen	
kom	ge	tenz			
ge	tische	fische	wis	kei	dung

Pflegemodelle

Aufgabe 4
PH 1.6

Füllen Sie mit Hilfe der vorgegebenen Wörter die Lücken aus!

Aktivitäten des täglichen Lebens - Bedürfnissen - fördern - ganzheitliche - geplante - Grundbedürfnisse - Henderson - Lebensaktivitäten - Lebensmodell - Pflege - professionelle - professionelle - Prophylaxe- Roper - Selbstpflegedefizit - Selbstpflege-Defizit-Modell - unterstützen - zentrierte

Allen Pflegemodellen liegt eine patienten ...., ..., ... und .... Pflege zugrunde.

Das Modell von V. Henderson orientiert sich an den .... des Menschen. Die Pflegenden .... und .... den Patienten bei seinen 14 ....

N. Roper entwickelte ein Pflegemodell, das auf einem .... basiert. Hierzu formulierte sie 12 ....; im Vergleich zu Henderson spielt bei ihr die .... eine wichtige Rolle.

L. Juchli hat die wesentlichen Gedanken von .... und .... aufgegriffen und erweitert; hieraus entstanden ihre 14 ....

D. Orem entwickelte das .... Der Bedarf an Selbstpflege und die Fähigkeiten hierzu halten sich beim Gesunden die Waage. Bei einem Ungleichgewicht kommt es zu einem .... Hier setzt die .... an.

Aufgabe 5
PH 1.8.2

Pflegeversicherung

Die Mutter Ihrer Freundin, einer Kassiererin, ist pflegebedürftig geworden: Sie benötigt morgens Hilfe beim Waschen, Ankleiden und Essen, mittags beim Essen und abends beim Essen und Auskleiden. Ihre Freundin möchte die Pflege selbst übernehmen, weil sie momentan Erziehungsurlaub in Anspruch nimmt, und würde gern mehr über die Leistungen der Pflegeversicherung erfahren. Was erzählen Sie ihr?

a) Sie sollte bei der Pflegekasse, die der Krankenkasse angegliedert ist, einen Antrag stellen. Von dort wird der Medizinische Dienst der Krankenkassen eingeschaltet, der die Pflegebedürftigkeit begutachtet. Wahrscheinlich würde ihre Mutter in Pflegestufe 2 eingestuft und Ihre Freundin bekäme 800 DM, falls sie sich selbst um ihre Mutter kümmerte.

b) Sie können als angehende examinierte Pflegekraft die Pflegebedürftigkeit einschätzen, und mit einem entsprechenden Attest von Ihnen bekommt Ihre Freundin von ihrer Krankenkasse 1.500 DM monatlich ausgezahlt.

c) Ihre Freundin bekommt kein Geld von der Krankenkasse, wenn sie ihre Mutter selbst pflegt, weil sie keine pflegerische Ausbildung hat und Laienpflege nicht bezahlt wird. Sie bekäme allerdings 1800 DM für einen ambulanten Pflegedienst, wenn ihre Mutter der Pflegestufe 2 zugeordnet würde.

d) Der beschriebene Pflegebedarf reicht nur für Pflegestufe 1 aus; ihre Freundin bekäme 400 DM von der Pflegekasse als Anerkennung für die geleistete pflegerische Arbeit.

2 Organisation und Planung der Pflege

Pflegeprozeß

Aufgabe 1
PH 2.2

Der Pflegeprozeß umfaßt sechs Schritte. Tragen Sie diese in der korrekten Reihenfolge in der Graphik ein.

Der Pflegeprozeß umfaßt

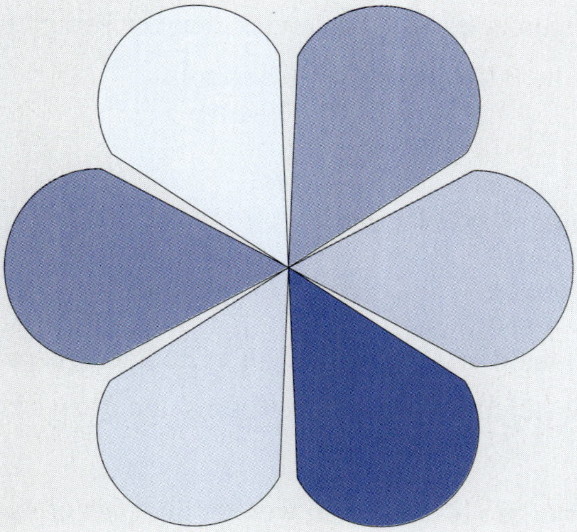

Informationssammlung

Aufgabe 2
PH 2.2.1

Bei der Aufnahme eines Patienten stehen Ihnen zur Informationssammlung verschiedene Quellen zur Verfügung. Suchen Sie bitte aus der Silbenreihe fünf heraus:

an-äuß-äußer-beobacht-der-des-dia-ei-ein-en-er-er-ge-gene-gnose-ebnisse-hörigen-ien-pat-ten-ung-ungen-ungen-unter-suchungs-weisungs

....

....

....

....

....

Aufgabe 3
PH 2.2.2

Ressourcen

Was sind Ressourcen?

a) Ergebnisse der präzisen Überprüfung der Wirksamkeit aller durchgeführten Pflegemaßnahmen.
b) Fähigkeiten, Kräfte, Reserven einer Erkrankten, einen eigenen Beitrag zur Genesung und Regeneration zu leisten.
c) Beschreibungen eines Soll-Zustandes, den der Patient mit Unterstützung durch die Pflegeperson erreichen soll.

Aufgabe 4
PH 2.2.3

Pflegequalität und ihre Sicherung

Welche der folgenden Aussagen zur Pflegequalität treffen zu?

a) Donabedian definiert Pflegequalität als Grad der Übereinstimmung zwischen den Zielen des Gesundheitswesens und der wirklich geleisteten Pflege.
b) Qualitätssichernde Maßnahmen werden in der Pflege ausschließlich durch Akademiker durchgeführt.
c) Angemessenheit, Gerechtigkeit, Zugänglichkeit, Effektivität, Akzeptanz, Effizienz sind nach Avedis Donabedian wesentliche Merkmale der Pflegequalität.
d) Als Instrumente der Qualitätssicherung dienen unter anderem Pflegediagnosen und Pflegevisiten.

Aufgabe 5
PH 2.2.3.1

Pflegestandards

Nutzen Sie Ihr Wissen über Pflegestandards, um den folgenden Text zu ergänzen:

Pflegestandards legen ein bestimmtes M........ an Pflegeq........... fest. Sie haben innerhalb einer Pflegeeinrichtung den Charakter einer ....st................. . Sie sind für alle Mitarbeiter verb.............. .

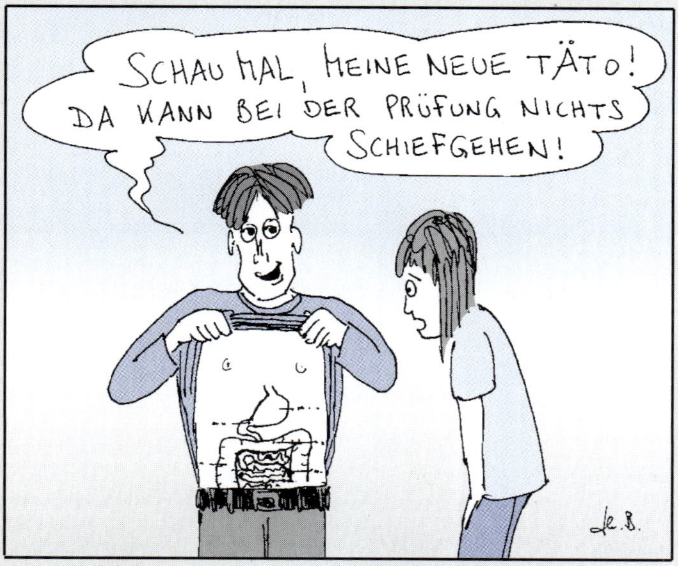
SCHAU MAL, MEINE NEUE TÄTO!
DA KANN BEI DER PRÜFUNG NICHTS SCHIEFGEHEN!

Avedis Donabedian unterscheidet drei Arten von Pflegestandards:
S......k.........standards, P............standards und Outcome- Standards (Er............standards).

Pflegedokumentation und Informationsmanagement

Aufgabe 6
PH 2.4

Zur Sicherung von Informationen zeichnen Sie Daten auf (Dokumentation). Welche Prinzipien beachten Sie dabei?
Schreiben Sie durch Einbau der Vokale a - e - i einen verständlichen Text!

ntrgungn n ds Dokumnttonssystm solln unmttlbr nch dm rgns rfolgn. Mt dokumntnchtn Schrbgrätn soll dr usführnd slbst mmr n dr glchn, llgmn bknntn
Stll dokumntrn. n Übrklbn dr Dtn odr Übrmln mt Korrkturstftn st vrbotn.

....

....

....

....

Aufgabe 7
PH 2.5.2

Arbeitsorganisation der Station

Es gibt mehrere Möglichkeiten, Pflegearbeit zuzuordnen. Welche Aussagen treffen eher für funktionelle, welche für patientenzentrierte Pflege zu? Ordnen Sie die Merkmale zu!

1) Funktionelle Pflege

2) Patientenzentrierte Pflege

a) Durch längere Kontaktzeit kann das Vertrauensverhältnis zwischen Patient und Pflegeperson wachsen.

b) Ein Einüben einer neuen Tätigkeit ist in relativ kurzer Zeit möglich (hohe Übungsfrequenz).

c) Jede Pflegekraft muß im Prinzip alle Tätigkeiten beherrschen, die bei „ihren" Patienten auszuführen sind.

d) Durch Integration verschiedener Tätigkeiten in sinnvolle Arbeitsabläufe ist Zeitersparnis möglich.

Aufgabe 8
PH2.2.6

Das Krankenhaus als Betrieb

Ihr Arbeitsbereich besteht aus verschiedenen, sinnvoll zusammengestellten Abteilungen.

Lösen Sie dazu das Kreuzworträtsel!

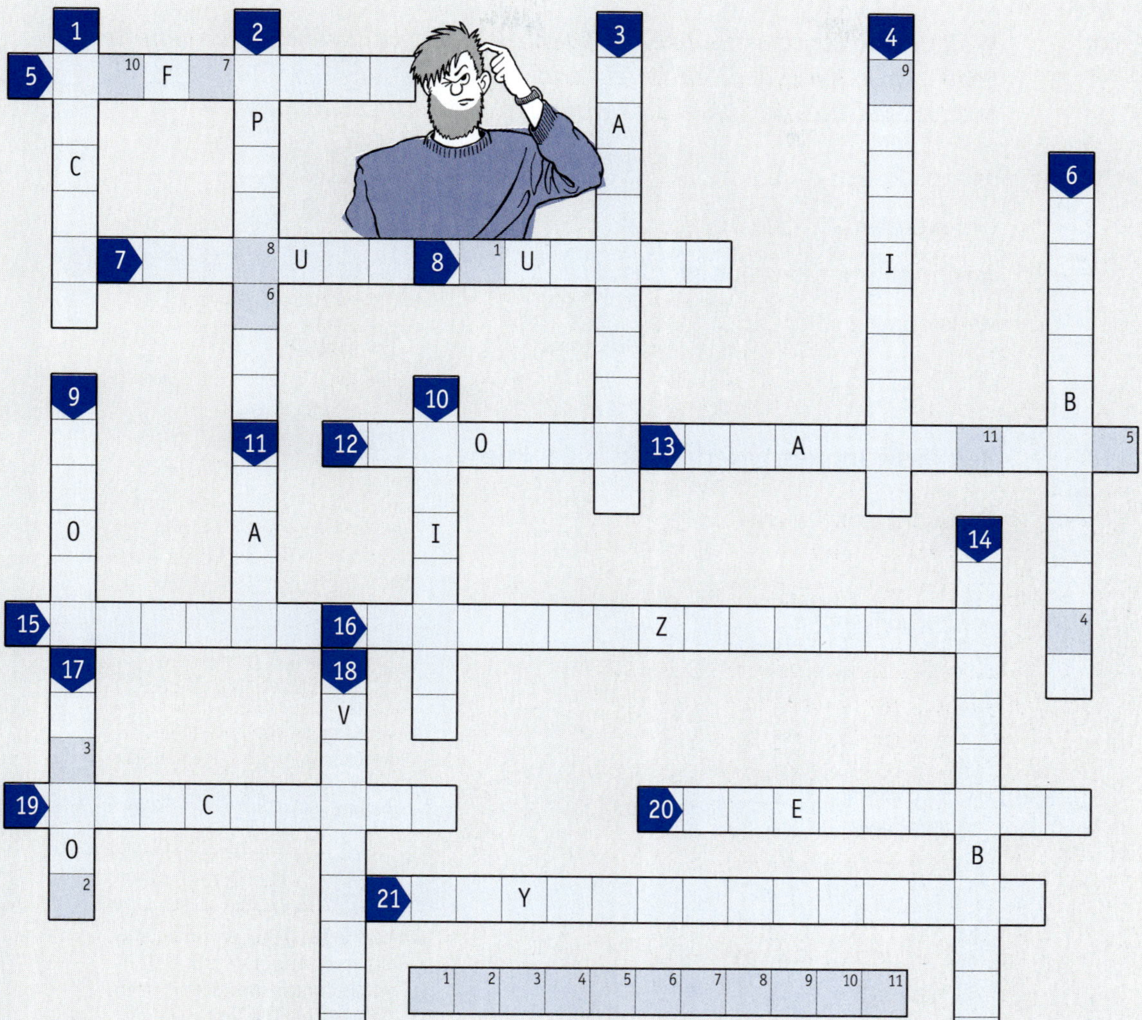

1) Aufbewahrungsort für Krankenakten
2) Arzneimittelausgabe
3) Wäschepflege
4) Lehre
5) hier geht's für den Patienten los
6) Zusatzwissen auf einem Spezialgebiet, z.B. Basale Stimulation oder Kinästhetik
7) hier wird ausgebildet
8) der Koch ist der Boß
9) kleiner Einkaufsmarkt
10) Barbier
11) dort treffen wir uns zur Pause
12) Eingangsbereich
13) Gesamtheit aller Untersuchungen
14) Zusatzqualifikation, z.B. Pflegedienstleitung, Anästhesie- und Intensivpflege
15) Botendienst
16) hier sind viele Schlafstätten
17) auch Blut wird hier untersucht
18) kaufmännischer Bereich
19) hier kann man sich Lesestoff ausleihen
20) psychische Betreuung
21) Krankengymnastik, Massagen und Bäder finden dort statt

Pflegepädagogik

Aufgabe 9
PH 2.2.8

Welche Fachkräfte sind neben anderen an der praktischen Krankenpflegeausbildung auf den Stationen beteiligt?
Setzen Sie bitte die Silben zu sinnvollen Wörtern zusammen!

est-ens-kr-ern-a-chw-nk ....

ore-me-nt-n ....

rer-für-geb-le-ufe-er-leh-pf ....

ite-isa-ax-r-pr-nle ....

Berufliche Interessenvertretung in der Pflege

Aufgabe 10
PH 2.2.9

Bitte ordnen Sie zu:

1) Berufsverband

2) Kammer

3) Gewerkschaft

a) Vereinigung von abhängig Beschäftigten als Gegengewicht zu den Vereinigungen der Arbeitgeber

b) Vom Gesetzgeber einzurichtende Institution; könnte z.B. Einfluß auf Prüfungsrichtlinien nehmen und Abschlußprüfungen durch Beauftragte abnehmen lassen

c) Freiwilliger Zusammenschluß von Angehörigen eines Berufes zur Durchführung berufspolitscher Interessen

3 Pflege als Interaktion

Schwierigkeiten für den Patienten bei einem Krankenhausaufenthalt

Aufgabe 1
PH 3.1.1

Tragen Sie Schwierigkeiten und mögliche daraus resultierende Symptome in das Gitter ein.

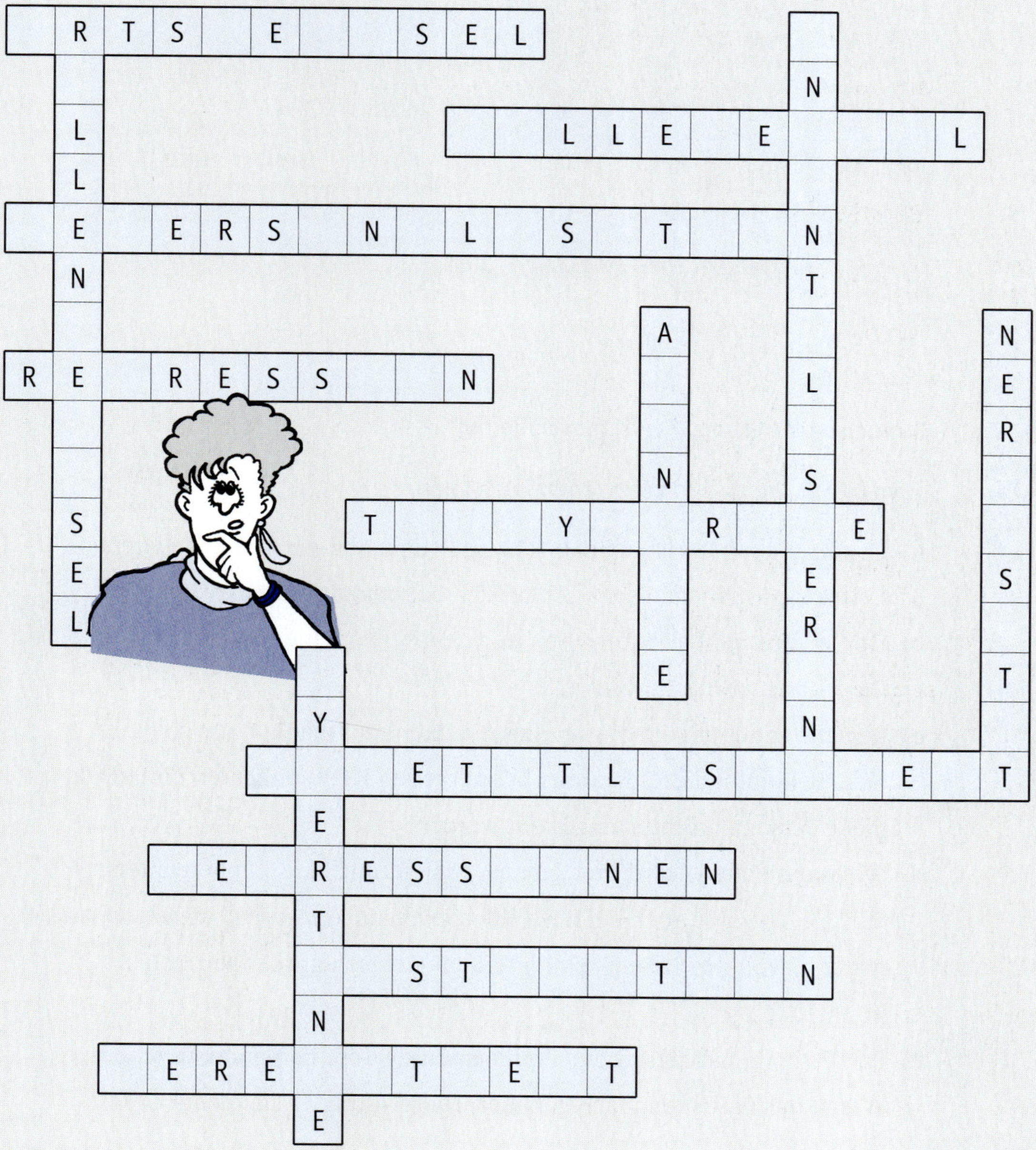

Aufgabe 2
PH 3.1.3

Rechte des Krankenhauspatienten

Wenn Sie die Silben horizontal verbinden, erfahren Sie einige wichtige Patientenrechte.

an	for	ge	se	lei	be	gen	schau	
rück	ge	de						
ver	schwer	ma	vat	ne	re			
in	der	tie	le	sphä	stun	an		
schutz	spek	mes	rung	on	welt	treu	ung	ung
re	wie	vol	ti					
be	sichts	pri	rung	der				

Aufgabe 3
PH 3.1.3

Kundenorientierung, Patientenverfügung

Finden Sie die zwei zeitgemäßen Aussagen!

a) Das Krankenhaus ist kein Hotel; der Patient soll mit den angebotenen Leistungen zufrieden sein, schließlich bekommt er alles kostenlos.

b) Der Patient muß sich anpassen und gehorchen; eine partnerschaftliche Beziehung würde zu weit gehen.

c) Je mehr Patienten ein bestimmtes Krankenhaus wählen, um so mehr Geld bekommt dieses Krankenhaus von den Krankenkassen und um so mehr Personal könnte eingestellt werden.

d) Wenn ein Patient schriftlich lebensverlängernde Maßnahmen untersagt, darf die Therapie auch bei Bewußtlosigkeit auf keinen Fall abgebrochen werden, weil der Patient seinen Willen inzwischen geändert haben könnte.

e) Die Patientenverfügung gibt Anhaltspunkte über den mutmaßlichen Willen des Patienten, nach genauer Überprüfung ist sie rechtsverbindlich.

Religionen

Aufgabe 4
PH 3.1.4

Ergänzen Sie die Lücken im Text, indem Sie aus den in Klammern stehenden Konsonanten Wörter bilden.

Jeder Patient lebt seine Religion ....(ndvll); die Pflegekraft sollte in einem ....(prsnlchn Gsprch) mit dem Patienten die jeweiligen Bedürfnisse herausfinden.
Da Moslems ein anderes ....(Rnhtsmpfndn) haben, sollte ihnen die Möglichkeit gegeben werden, sich vor jedem .... (Gbt), dem ....(ss) sowie nach dem ....(Schlfn) unter fließendem Wasser zu waschen. Um die Patientin nicht noch mehr zu verunsichern, sollten ....(Vrhllngn) soweit wie möglich toleriert werden. Die ....(rnhrng) sollte individuell abgeklärt werden. Den regelmäßigen, mehrmals täglichen Gebeten mit der ....(Vrngng) gen Mekka sollte Rücksicht entgegengebracht werden.
Auch bei den Juden stellt die ....(Wschng) der Hände, vor allem vor den ....(Mhlztn), ein wichtiges Ritual dar. Da die Ernährungsregeln sehr kompliziert sind, sollte ....(vgtrsch Kst) im Vordergrund stehen.
Christen sollte die Möglichkeit zur Teilnahme an .... (Gttsdnstn) gegeben werden.
Bei den Zeugen Jehovas ist zu beachten, daß .... (Blttrnsfsnn) mit ....(Frmdblt) strikt abgelehnt werden.

Wußten Sie schon, daß ... 15 Muskeln am Lachen und 43 Muskeln am Stirnrunzeln beteiligt sind?

Aufgabe 5
PH 3.4

Kommunikationsfallen

Wenn Sie die beschriebenen Wörter herausfinden, ergeben die ersten Buchstaben, von oben nach unten gelesen, je eine Kommunikationsfalle. Einige Buchstaben sind als kleine Hilfe vorgegeben!

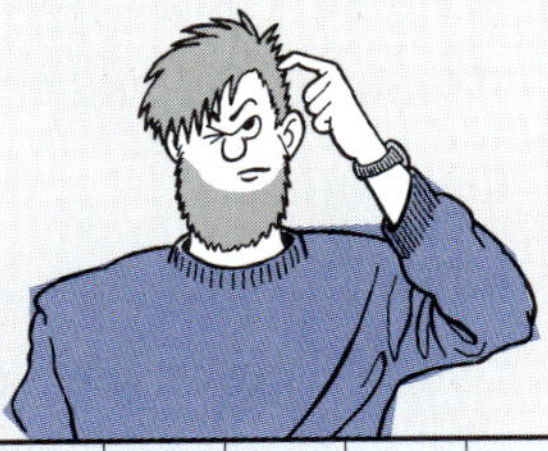

1		O														
2			G													
3				C					D							
4			T					W					S			

5			Y						G		
6		E									
7			F			B					G
8			G								
9		M				O					
10				F							
11				F							
12			T				K				
13		P									
14		O									

1) Lebensende
2) Furcht
3) deutsches Wort für „Symptome"
4) Forschungsgegenstand der Psychoanalyse
5) Lehre von der Seele
6) ungewollte, durch einen Reiz von außen hervorgerufene Bewegung
7) anderes Wort für Bekenntnis
8) Lebensabschnitt
9) Fremdwort für „Gefühle"
10) Streit
11) Trauer ist ein Stimmungs...
12) Fremdwort für „Wechselwirkung"
13) ein Täter braucht es, sonst ist er keiner
14) Elend; reimt sich auf 1.

Aufgabe 6
PH 3.5

Konflikte

Finden Sie eine passende Überschrift für den Text!

Die fünf Schritte der Konfliktlösung:

1. ....

Die beiden streitenden Parteien müssen sich der Situation bewußt werden und sich eingestehen, daß sie einen Konflikt haben.

2. ....

Sie sollten zunächst miteinander reden und versuchen, ihre jeweiligen Positionen für den anderen verständlich zu machen. Hierbei können gegenseitige W-Fragen sehr hilfreich sein.

3. ....

Die Behauptungen sollten jetzt von Gefühlen und Verallgemeinerungen befreit werden; nur objektive Behauptungen führen zu einer für beide Seiten befriedigenden Lösung.

4. ....

Nun kann damit begonnen werden, nach gemeinsamen Lösungen zu suchen. Nach möglichst objektiver Diskussion und Abwägen des Für und Wider einigt man sich auf eine für alle Beteiligten befriedigende Lösung.

5. ....

Zum Schluß wendet man die gefundene Lösung in der Praxis an und einigt sich auf Maßnahmen bei Verstößen.

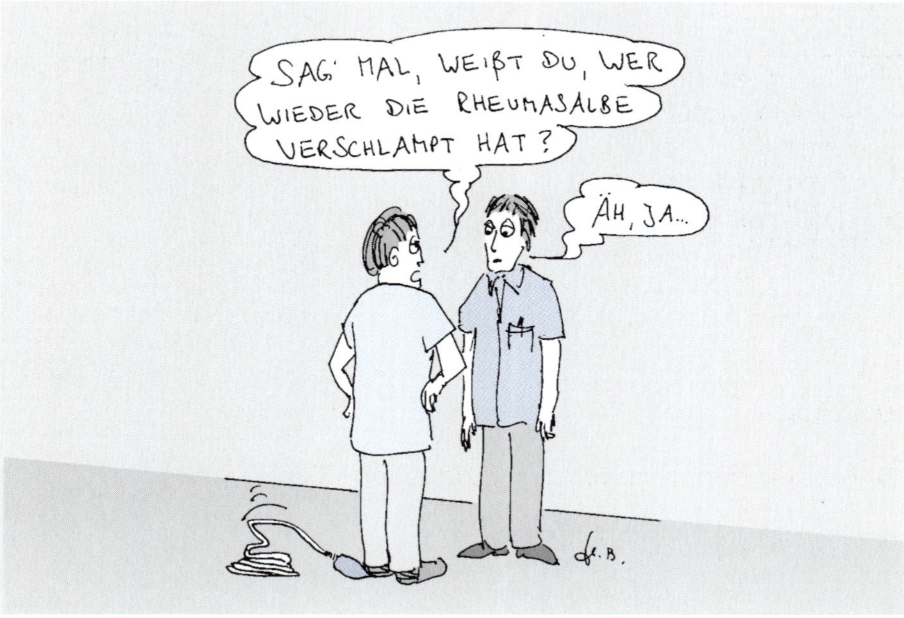
SAG' MAL, WEIßT DU, WER WIEDER DIE RHEUMASALBE VERSCHLAMPT HAT?
ÄH, JA...

Ethisch entscheiden und handeln

Was ist Ethik?

Aufgabe 1
PH 4.1

Welche Aussagen sind richtig?

a) Gesellschaftliche und persönliche Werte und Normen prägen pflegerische Entscheidungsprozesse.
b) Der Begriff „Ethik“ wird aus dem griechischen „ethos“ abgeleitet; übersetzt bedeutet dies „Sitte, Gewohnheit“.
c) In unserer Gesellschaft existiert ein einheitliches, geschlossenes Wertegefüge.
d) Das Prinzip, Autonomie und Selbbstbestimmung des Patienten zu respektieren, sollte in medizinischen und pflegerischen Entscheidungsprozessen Beachtung finden.

Ethische Entscheidungen

Aufgabe 2
PH 4.2.1

In den USA gibt es in vielen Kliniken Ethikkomitees. Finden Sie durch Einsetzen der fehlenden Buchstaben die in den Komitees vertretenen Gruppen!

Pf … … … … k … ä … t …
Ä … … … …
J … r … … … … …
Phi … … … oph … …
T … … … l … g … …
Bü … g … r der … … mei … … …

4

Erörterung ethischer Fragen

Aufgabe 3
PH 4.2

Eine Erörterung ethischer Fragen kann sich als sehr komplex und schwierig erweisen. Gehen Sie bitte im Labyrinth den Weg von der Fragestellung F zur Entscheidung E. Auf dem Weg begegnen Ihnen Fragen, die Sie sich stellen können, wenn Sie einmal in einer Diskussion den „roten Faden" verloren haben.

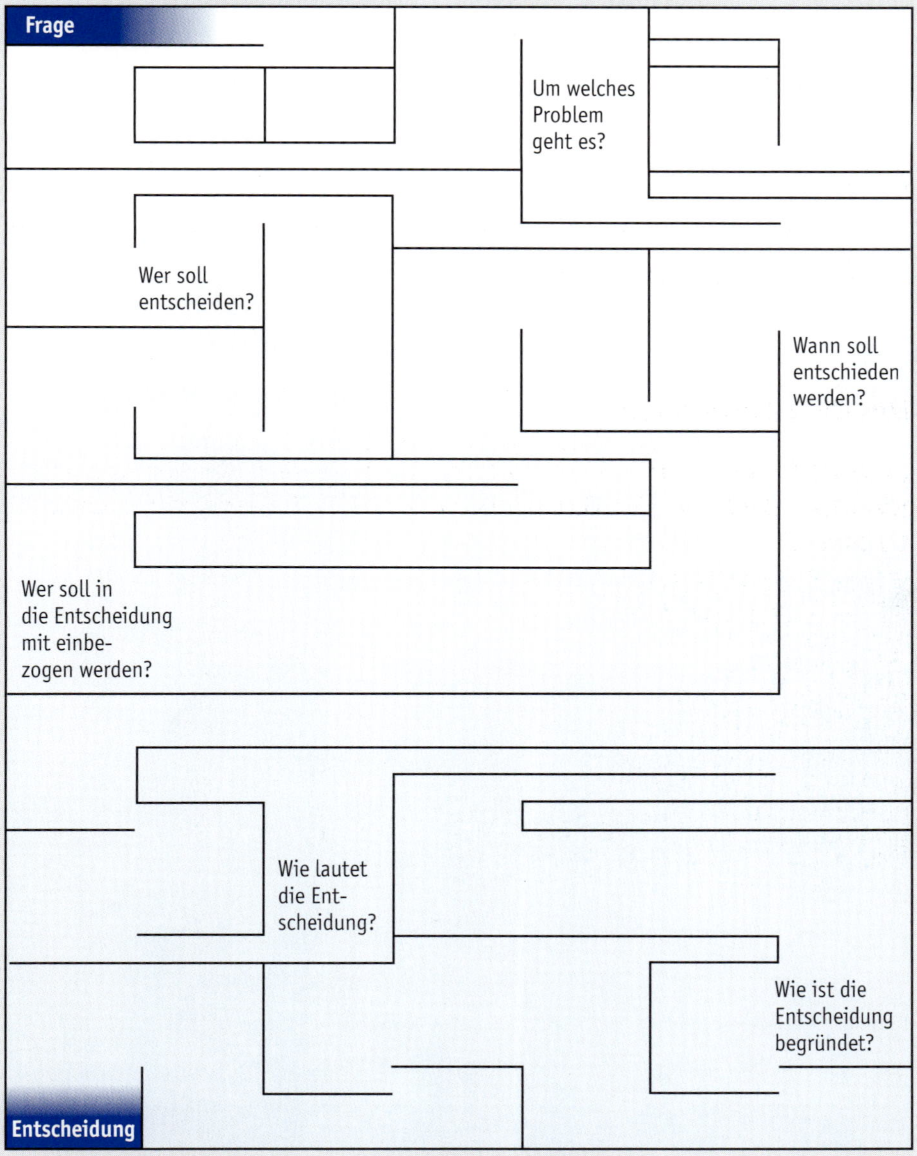

Ambulante Pflege

Aufgaben der ambulanten Pflege

Aufgabe 1
PH 5.2

Unterstreichen Sie die jeweils richtige Aussage!

Da immer mehr Menschen immer – griesgrämiger / älter / aggressiver – werden und meist unter verschiedenen Krankheiten leiden, die Patienten aber aus finanziellen Gründen immer – öfter / früher / später – aus dem Krankenhaus entlassen werden und somit die ambulanten Pflegeleistungen ständig wachsen, wird die Häusliche Pflege in Zukunft an Bedeutung – verlieren / gewinnen / schrumpfen.

Zu den speziellen Aufgaben gehören die allgemeine Pflege von – Haustieren / Kranken / Pflanzen, die Gabe von – Spenden / Medikamenten / Mitleid, die Beratung von Pflegebedürftigen und Angehörigen sowie deren Entlastung und die – Begleitung / letzte Ölung / Säuberung – von Sterbenden. Zusätzlich wird von den Pflegenden erwartet, daß sie Botendienste erledigen, im Haushalt helfen, Nachrichten überbringen und – Schläge / Ratschläge / Geld – in allen Bereichen des täglichen Lebens erteilen.

Aspekte der ambulanten Pflege

Aufgabe 2
PH 5.3

Finden Sie die vorgegebenen Begriffe; sie sind waagerecht, senkrecht, diagonal, vor- und rückwärts versteckt. Vorsicht, manche Buchstaben gehören zu mehreren Wörtern!

Angehörige – Angst – Arzt – Auto – Begleitung – Beratung – Diskretion – Dokumente – Eignung – Fragen – Gastrolle – Geld – Hilfe – Hilfsmittel – Hygiene – Insulin – Kochen – Kompetenz – Leid – Pflege – Planung – Sozial – Teamgeist – Tod – Zusammenarbeit

A	R	Z	T	H	Z	N	E	T	E	P	M	O	K
N	O	D	O	K	U	M	E	N	T	E	S	A	E
G	H	R	D	I	S	K	R	E	T	I	O	N	E
S	Y	P	P	L	A	N	U	N	G	N	Z	G	I
T	G	F	E	A	M	U	F	A	B	N	I	E	G
H	I	L	F	S	M	I	T	T	E	L	A	H	N
Z	E	E	R	U	E	F	A	L	G	N	L	O	U
N	N	G	A	G	N	E	L	N	L	F	A	E	T
E	E	E	G	N	A	O	E	G	E	L	D	R	A
H	G	E	E	N	R	I	I	E	I	A	N	I	R
C	I	A	N	T	B	U	D	O	T	U	A	G	E
O	F	L	S	Z	E	I	G	N	U	N	G	E	B
K	U	A	F	N	I	L	U	S	N	I	H	O	E
R	G	E	N	E	T	E	A	M	G	E	I	S	T

Haben Sie die gesuchten Aspekte der ambulanten Pflege gefunden, ergibt sich – von oben nach unten gelesen – ein Motto, das Sie Ihr Leben lang beherzigen sollten!

Hygiene und Umweltschutz

Isolierung

Aufgabe 1
PH 6.3.2

Um eine Infektionskette bereits an der Infektionsquelle zu unterbrechen wird isoliert. Benennen Sie bitte die kurz charakterisierten Isolationsformen.

Patient selbst ist infektionsgefährdet und wird vor Keimen seiner Umwelt geschützt. Pflegende und Ärzte schleusen sich ein und aus; sie tragen im Zimmer Schutzkittel und Mundschutz.

ehri-soli-umk-erung: ....

Ist häufig auf chirurgischen Stationen z.B. bei infizierten Wunden erforderlich. Betroffene Patienten werden nach den anderen Patienten versorgt; sie dürfen nur mit ärztlicher Genehmigung ihr Zimmer verlassen und kein anderes Patientenzimmer betreten.

ndar-dis-sta-olie-ng-ru: ....

Betrifft Patienten mit übertragbaren Erkrankungen wie z.B. offene Tbc oder Diphterie. Die Infektionsgefahr geht vom Patienten aus. Pflegekräfte, die das Krankenzimmer betreten, müssen Schutzkittel und oft auch Mundschutz tragen. Der Patient darf das Zimmer nicht verlassen.

strik-ng-te lieru-iso: ....

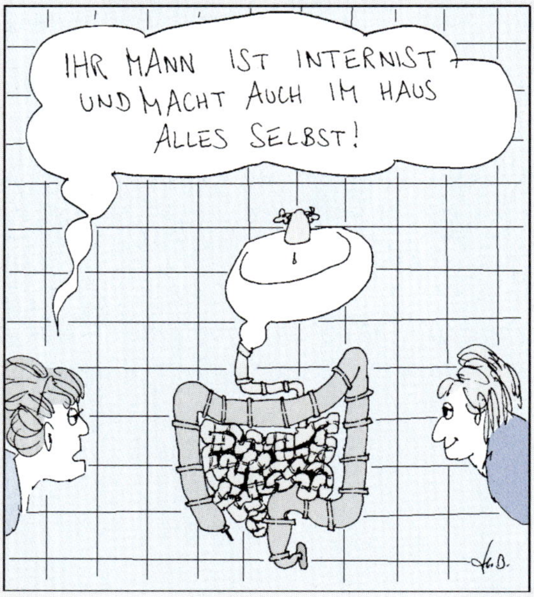
IHR MANN IST INTERNIST UND MACHT AUCH IM HAUS ALLES SELBST!

Pflege des schutzisolierten Patienten

Ordnen Sie die Maßnahmen a-i den Begründungen 1-3 zu!

Aufgabe 2
PH 6.3.2

1) Umgebungskeime reduzieren

2) Körpereigene Keime vermindern

3) Infektionen frühzeitig erkennen

a) Ständiges Betreten des Patienenzimmers wird durch geschickte Koordinierung der Arbeit vermieden

b) Die Körpertemperatur wird zweimal täglich kontrolliert

c) Nur gesunde Besucher erhalten die Erlaubnis, ins Patientenzimmer zu gehen

d) Vor dem Betreten des Patientenzimmers wird in der Schleuse spezielle Schutzkleidung (z.B. Schutzkittel, Mundschutz) angezogen

e) Die Mundschleimhaut wird täglich inspiziert

f) Patient soll den ganzen Körper täglich mit hautverträglicher Desinfektionslösung waschen

g) Blumen und Topfpflanzen sind im Patientenzimmer nicht erlaubt

h) Körperöffnungen und -falten werden mehrmals täglich mit ärztlich verordneten Antiseptika- oder Antibiotikapräparaten desinfiziert

i) Mehrmals täglich erfolgt eine Mundspülung mit antimykotischer Lösung

Psychische Betreuung des isolierten Patienten

Aufgabe 3
PH 6.3.2

Sie wissen, daß sich ein isolierter Patient in einer psychischen Ausnahmesituation befindet. Wie können Sie ihn pflegerisch unterstützen? Bitte vervollständigen Sie den nachfolgenden Text.

Damit der Patient Beschränkungen und Hygienemaßnahmen akzeptiert, erfolgt stets eine I .... n über Sinn und Zweck einer Maßnahme. Die notwendigen Erläuterungen sollen dabei .... v (z.B. „zu Ihrer Sicherheit") formuliert werden. K .... zur Außenwelt sollten aufrechterhalten und gefördert werden, indem z.B. Z ...., T .... und Fernsehen zur Verfügung gestellt werden und Besuchszeiten ....ll gestaltet werden. Die Möglichkeit, während der Isolation eine sinnvolle B... sch.......................... auszuüben, sollte angesprochen und unterstützt werden.

Händehygiene

Aufgabe 4
PH 6.4.2

Eine Übertragung von Mikroorganismen erfolgt am häufigsten über die Hände. Eine korrekt angewandte Händehygiene ist deshalb von großer Bedeutung. Bitte kreuzen Sie die richtigen Aussagen an.

a) In allen Bereichen des Krankenhauses, in denen Patienten untersucht, behandelt und/oder gepflegt werden, stehen lt. §6 UVV Handwaschbecken, Flüssigseife, Händedesinfektionsmittel, Einmalhandtücher und Hautpflegeutensilien zur Händehygiene zur Verfügung.
b) Nach Kontakt mit Patienten, von denen Infektionen ausgehen, sollten die Hände immer zunächst gewaschen, dann desinfiziert werden.
c) Eine hygienische Händedesinfektion ist notwendig nach Kontakt mit kontaminierten Oberflächen und Gegenständen.
d) Vor Kontakt mit schutzisolierten Patienten muß eine hygienische Händedesinfektion erfolgen.
e) Die hygienische Händedesinfektion wird durchgeführt, um Krankheitserreger abzutöten.

Instrumentenaufbereitung

Aufgabe 5
PH 6.4.3

Sie müssen nach einer Wundversorgung Instrumente wiederaufbereiten. Welches ist Ihr erster Schritt?

a) Die Instrumente werden unter fließendem Wasser abgespült.

b) Die Instrumente werden in eine vorbereitete Desinfektionslösung eingelegt.

c) Schmutzpartikel werden mit einer Bürste beseitigt.

d) Die Instrumente werden für die Sterilisation eingeschweißt.

Desinfektion und Sterilisation

Aufgabe 6
PH 6.5.2

Was müssen Sie grundsätzlich bei der Herstellung einer Desinfektionslösung beachten? Suchen Sie bitte aus der Wortreihe vier allgemeingültige Regeln heraus.

das-Dosierung-einhalten-geben-genau-Handschuhe-in-kaltes-Konzentrat-tragen-verwenden-Wasser-Wasser

....

....

....

....

Wußten Sie schon, daß ... der Mensch durchschnittlich aus 14 kg Kohlenstoff besteht?

Unterstützung bei den ATL

Aufgabe 1
PH 7.2.3

Wie können Pflegende „für Sicherheit sorgen"?

Die ATL „Für Sicherheit sorgen" stellt einen hohen Anspruch an die Pflegenden. Eine der Maßnahmen ist jedoch nicht richtig. Welche ist das?

a) Wo immer möglich Unsicherheit beseitigen.

b) Zusätzliche Erkrankungen oder Komplikationen verhindern.

c) Aufmerksamkeit und Zuwendung schenken.

d) Die Regelung des Alltags übernehmen.

e) Perspektiven auch für die Zeit nach der Entlassung bieten.

Aufgabe 2
PH 7.2.4

Krankenbeobachtung

Prüfen Sie, ob die Aussagen 1 und 2 inhaltlich richtig sind und ob ihre Verknüpfung einen Sinn ergibt!

1) Beobachten ist mit Wahrnehmen gleichzusetzen,

2) weil beide Absicht und Aktivität voraussetzen, Aufmerksamkeit verlangen, die Anwendung fester Kriterien beinhalten und eine Auswertung erfordern.

	Aussage 1	Aussage 2	Verknüpfung
A	falsch	falsch	falsch
B	richtig	falsch	falsch
C	falsch	richtig	falsch
D	richtig	richtig	falsch
E	richtig	richtig	richtig

Dokumentation

Aufgabe 3
PH 7.2.4.4

Die Dokumentation ist ein wichtiges Instrument für die Sicherheit des Patienten. Deswegen werden an die Art und Weise der Dokumentation auch hohe Ansprüche gestellt.
Unterstreichen Sie jeweils den richtigen Begriff!

Damit die Dokumentation auch für – wenige / alle / die EDV – informativ ist, sollte die Formulierung präzise, leicht verständlich und – kurz / umfassend / mit Abkürzungen – formuliert sein. Veränderungen werden möglichst – bildlich / subjektiv / objektiv – und sachlich beschrieben. Zu diesem Zweck dient auch die – ungefähre / genaue / geschätzte – Angabe von Mengen und Größen. Zum Beispiel ist es wenig hilfreich zu schreiben, daß der Dekubitus nicht mehr so schön aussieht wie gestern. Dies ist eine rein persönliche Auffassung, die aber von anderen – gut / nicht / leicht – nachvollzogen werden kann.

Grundlagen der Prophylaxen

Aufgabe 4
PH 7.2.5

Gerade die in der Pflege häufig formulierten Prophylaxen dienen letztendlich der Sicherheit des Patienten. Da sich eine Prophylaxe an einer konkreten Gefährdung orientiert, läßt sich hier der Prozeß in Schritten nachvollziehen.
Ordnen Sie die fünf Schritte in eine zeitlich richtige Abfolge ein!

a) Maßnahmen planen
b) Gefahren wahrnehmen
c) Auswerten
d) Handeln
e) Gefährdungen beurteilen

… – … – … – … – …

Sicherheit im Krankenzimmer

Aufgabe 5
PH 7.2.6

Viele Patienten haben Probleme, sich auf die ungewohnte Betthöhe einzustellen. So ist besonders für kleinere Patienten das Be- und Entsteigen des Bettes schwierig.
Wie können Sie hier Abhilfe schaffen?

a) Die Matratze auf den Boden legen.
b) Den Patienten bitten, möglichst wenig aufzustehen.
c) Bettgitter anbringen.
d) Patienten bitten, nur mit Hilfe eines Mitpatienten das Bett zu verlassen.
e) Einen kleinen, aber standsicheren Hocker bereitstellen und den Patienten anlernen.

Bestimmung der Atemfrequenz

Aufgabe 6
PH 7.3.2.1

Die Atemfrequenz kann bewußt beeinflußt werden. So ist es schwierig, die Atemfrequenz bei einem Patienten zu ermitteln, wenn dieser weiß, daß gerade die Atmung beobachtet wird.
Welche Maßnahme kann hier Abhilfe schaffen?

a) Den Patienten bitten, mindestens 60 Sekunden die Luft anzuhalten.
b) Möglichst unbemerkt die Atmung beobachten, z.B. eine Pulsmessung zur Ablenkung andeuten.
c) Vor der Messung ein Beruhigungsmittel geben.
d) Messung nur nach vorheriger körperlicher Anstrengung vornehmen.
e) Den Patienten bitten, die Atemfrequenz selber zu bestimmen.

Atemmuster

Aufgabe 7
PH 7.3.2.4

In der Abbildung sind verschiedene Atemaktiviäten im zeitlichen Verlauf aufgezeichnet. Ordnen Sie den Atemmustern die jeweils korrekte Bezeichnung zu!

a) Schnappatmung
b) Biot-Atmung
c) normale Atmung
d) Kussmaul-Atmung
e) Cheyne-Stokes-Atmung

Bezeichnung	Atemmuster
1	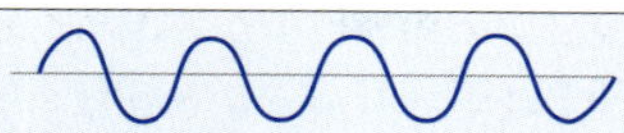
2	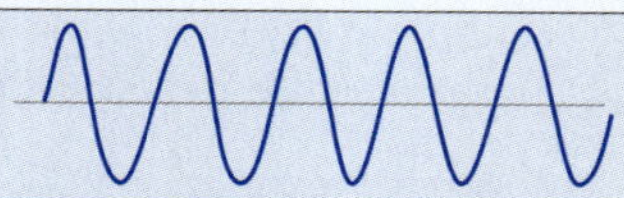
3	
4	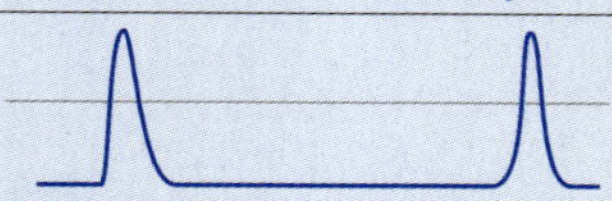
5	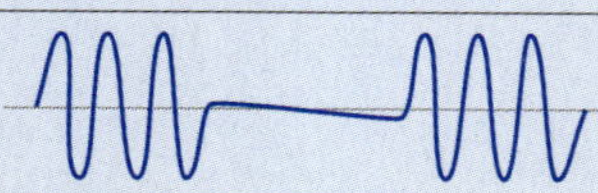

Bedeutung der Atemmuster

Aufgabe 8
PH 7.3.2.4

In der letzten Aufgabe haben Sie die einzelnen Atemmuster benannt. Ordnen Sie diesen nun ihre jeweilige Bedeutung zu!

1) regelmäßige und gleichmäßig tiefe Atmung, die Ausatmung dauert etwa doppelt so lange wie die Einatmung,

2) mehrere gleichmäßig tiefe und kräftige Atemzüge wechseln sich mit regelmäßig wiederkehrenden Atempausen ab - bei Frühgeborenen normal, bei Erwachsenen mit Hirndrucksteigerung,

3) periodisch wiederkehrendes An- und Abschwellen der Atmung mit kurzen Pausen - ohne Krankheitswert im Schlaf, bei schweren Schädigungen des Atemzentrums,

4) abnorm vertiefte, aber regelmäßige Atmung - bei metabolischer Azidose,

5) einzelne schnappende Atemzüge, zwischen denen lange Pausen liegen - tritt kurz vor dem Tod auf

a) Schnapp-Atmung

b) Biot-Atmung

c) normale Atmung

d) Kussmaul-Atmung

e) Cheyne-Stokes-Atmung

Aufgabe 9
PH 7.3.5

Atemübungen und Atemgymnastik

Atemübungen und Atemgymnastik dienen der Pneumonieprophylaxe. Welche der Maßnahmen gehört nicht dazu?

a) Atmen gegen Widerstand
b) Auxiliaratmung
c) dosierte Lippenbremse
d) tiefes Durchatmen
e) Totraumvergrößerung durch das Giebelrohr

Aufgabe 10
PH 7.3.6

Atemunterstützende Lagerung

Ordnen Sie den zwei Varianten der V-Lagerung die jeweils zutreffende Indikation zu!

1) Die normale V-Lagerung dient der ...	a) ... Belüftung der oberen Lungenabschnitte.
2) Die umgekehrte V-Lagerung dient der ...	b) ... Förderung der Flankenatmung.

Aufgabe 11
PH 7.3.8

Manuelle sekretlösende Maßnahmen

Welcher der folgenden Punkte stellt keine Kontraindikation beim Abklopfen und bei der Vibrationsmassage dar?

a) Lungenembolie
b) Herzinfarkt
c) Pneumonie
d) ausgeprägte Osteoporose
e) erhöhte Blutungsneigung

Hilfe bei Dyspnoe

Aufgabe 12
PH 7.3.12

Psychische Betreuung bei Dyspnoe: Füllen Sie die Lücken mit den Wortstücken sinnvoll auf!

veruns-gerung-gst-An-sang-erhochla-Oberkörp-st-rauen-Vertr-tik-Hek-Tode-mer-Zim-ichert

Patienten mit schwerer Dyspnoe empfinden .... Hilflosigkeit und Erregung verstärken die Atemnot weiter; und so kann – auch bei nicht lebensbedrohlichen Erkrankungen – ein Teufelskreis entstehen.

Zentrales Pflegeziel ist daher, dem Patienten die .... zunehmen: Ruhe bewahren, auch in einer „brenzligen" Situation ohne .... arbeiten.

Aufgeregte Mitpatienten oder Besucher aus dem .... bitten.

Gefühl „Sie sind nicht alleine" vermitteln. Eine aufdringliche, überbehütende Haltung ist jedoch zu vermeiden, da sie den Kranken nur zusätzlich ....

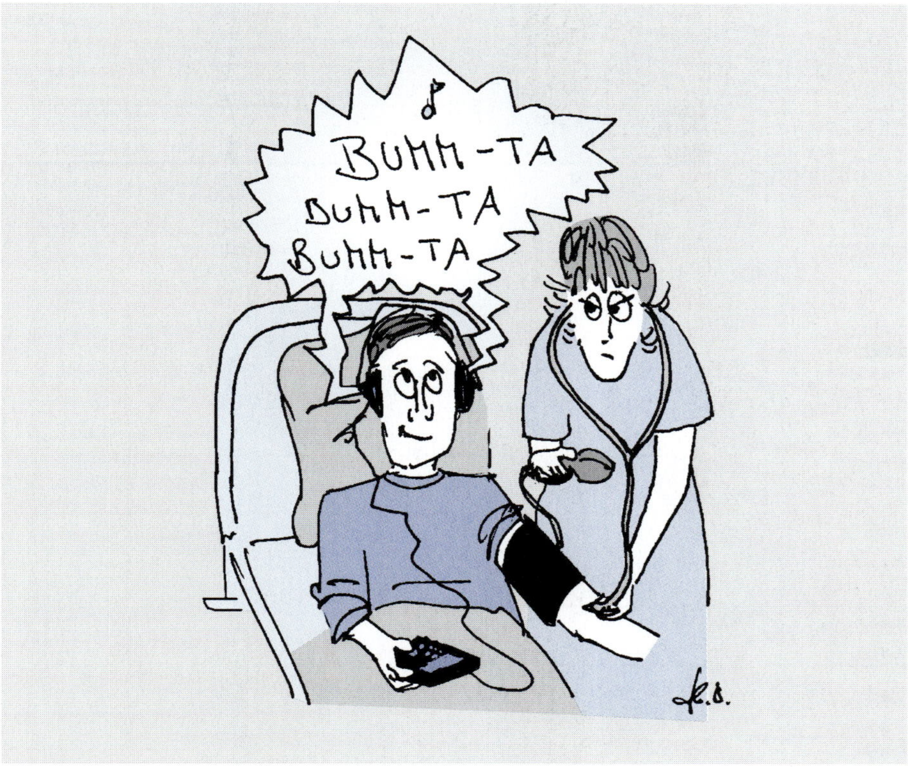

Atmung erleichtern, z.B. durch Verändern der Lage (..........................). Jede Verbesserung der Atmung wird die Angst des Patienten mindern und damit das .... in die Pflegenden steigern, was sich auch bei künftigen Notfällen positiv auswirken wird.

Aufgabe 13
PH 7.3.13.3

Pulsmessung

Das Fachvokabular zum Vitalparameter „Puls“ steht im Mittelpunkt des Kreuzworträtsels, da es häufig in Diagnosen, Anordnungen und Dokumentationen zur Anwendung kommt.

1) beschleunigter Puls >100 Schläge/Minute
2) verlangsamter Puls <60 Schläge /Minute
3) bei einer ??? ist kein Puls mehr tastbar
4) ermittelt wird ein ??? zu zweit, indem eine Pflegeperson den Radialispuls zählt und die andere gleichzeitig die Herztöne mit dem Stethoskop auskultiert
5) Herzrhythmusstörung
6) außerhalb des regulären Grundrhythmus auftretender Herzschlag
7) Spannung und Füllung des Pulses, die beim Pulsmessen getastet werden können

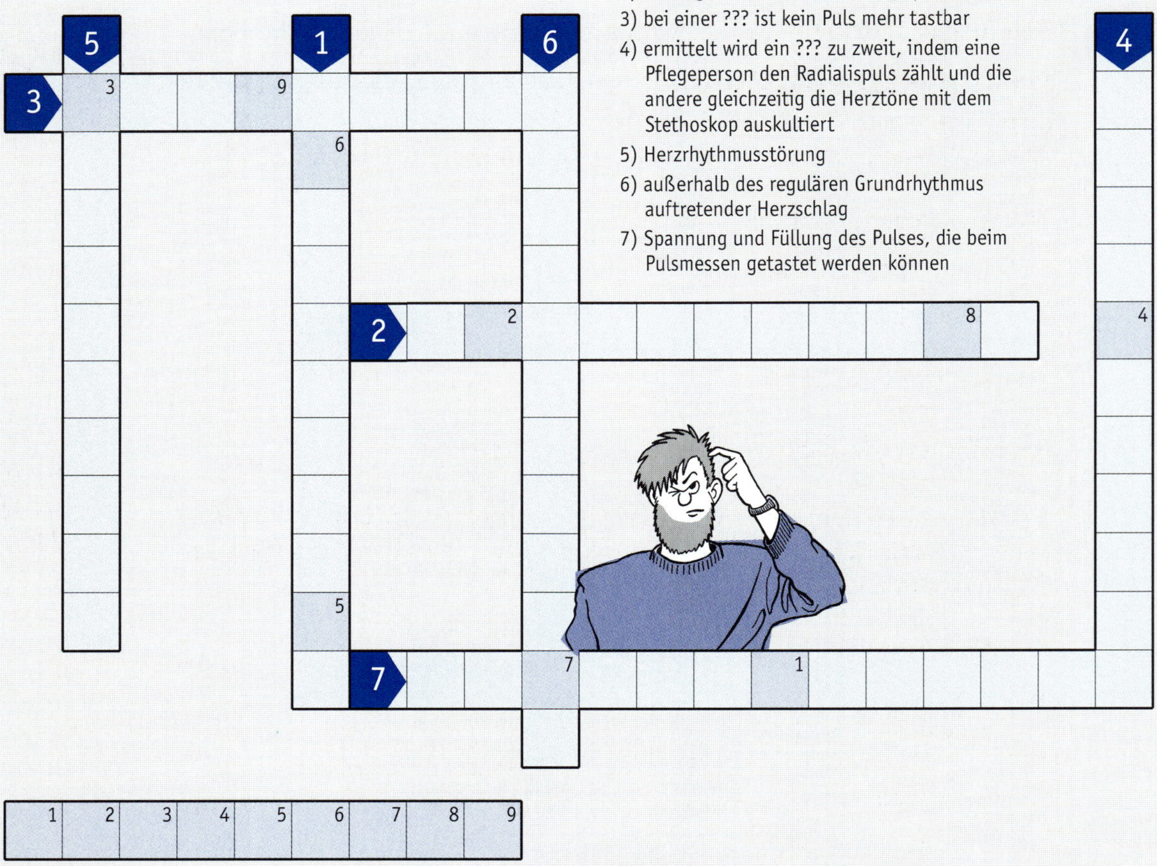

Unblutige, indirekte Blutdruckmessung

Aufgabe 14
PH 7.3.14.2

Ordnen Sie die Methoden der unblutigen, indirekten Blutdruckmessung zu!

a) Für die auskultatorische Methode ...

b) Für die palpatorische Methode ...

1) ... benötigt man nur ein Stethoskop.

2) ... benötigt man ein Stethoskop und eine Blutdruckmanschette.

A) Mit dieser Methode kann man sowohl den systolischen als auch den diastolischen Blutdruck ermitteln.

B) Mit dieser Methode kann man nur den systolischen Blutdruck ermitteln.

Thromboseprophylaxe

Aufgabe 15
PH 7.3.15

Die Virchow-Trias umfaßt drei verschiedene Risikofaktoren, die das Entstehen einer Thrombose begünstigen.
Welcher davon läßt sich jedoch direkt pflegerisch beeinflussen?

a) Verlangsamte Blutströmung.

b) Gefäßwandschaden.

c) Erhöhte Gerinnungsneigung.

Thromboseprophylaxe

Aufgabe 16
PH 7.3.15

Antithrombosestrümpfe steigern den venösen Rückfluß und wirken so einer Thrombose vor. Wieviele Stunden sollten die AT-Strümpfe jeden Tag getragen werden?

a) 8 Stunden

b) 2 Stunden

c) 24 Stunden

d) 16 Stunden

e) 1 Stunde

Lagerung

Aufgabe 17
PH 7.4.6

Welche Richtlinie für eine gezielte Lagerung trifft nicht zu?

a) zu viele Kissen hemmen die Bewegung des Patienten
b) zur Kontrakturenprophylaxe ist das Beachten der physiologischen Gelenksstellungen unwichtig
c) Lagerung und Lagewechsel werden möglichst dem Tagesablauf angepaßt
d) Dokumentieren der durchgeführten Lagerung darf nicht vergessen werden
e) Bewegungsfähigkeit fördern hat Vorrang vor Lagerung

Cremes und Lotionen

Aufgabe 18
PH 7.5.2

Cremes und Lotionen werden unterschieden in O/W- und W/O-Emulsionen.
Ordnen Sie die Aussagen einander zu!

a) Bei den O/W-Emulsionen

b) Bei den W/O-Emulsionen

1) befindet sich ein kleinerer Anteil Wasser in Oel.

2) befindet sich ein kleinerer Anteil Oel in Wasser.

A) Der höhere Wasseranteil läßt die obere Hornschicht der Haut aufquellen und vergrößert die Oberfläche, auf der die Feuchtigkeit der Haut verdampft. Diese Präparate sind für die Hautpflege nur bedingt zu empfehlen.

B) Der höhere Oelanteil sorgt für einen schützenden Oelfilm auf der Haut. Die Wasseranteile gewährleisten, daß die Haut weiter „atmen" kann. Diese Präparate sollten in der Hautpflege bevorzugt werden.

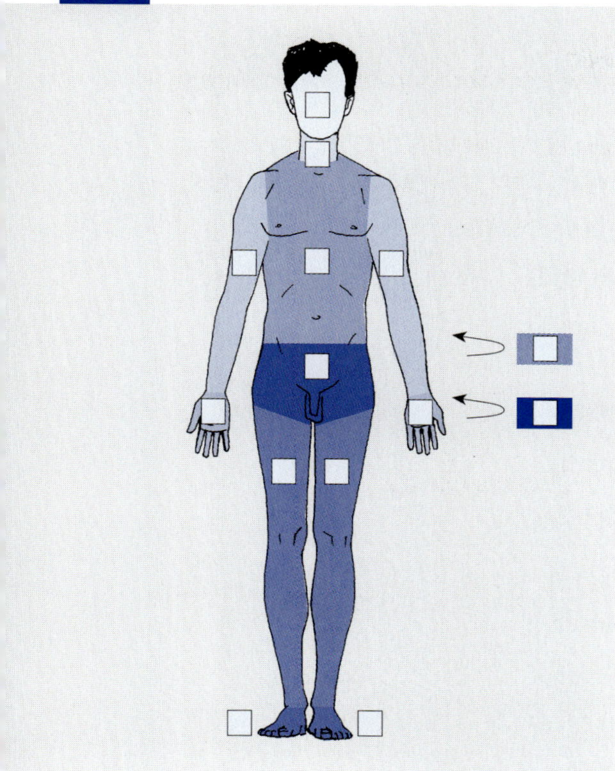

Reihenfolge bei der Ganzwaschung

Aufgabe 19
PH 7.5.3.1

Stellen Sie sich einen Patienten vor, bei dem Sie alleine eine Ganzwaschung von der linken Seite aus durchführen. Er ist soweit mobilisierbar, daß von der Standard-Reihenfolge nicht abgewichen werden muß.

Fügen Sie die Zahlen 1 bis 14 in die Abbildung ein, um die richtige Reihenfolge vorzugeben!

Belebende Ganzwaschung

Aufgabe 20
PH 7.5.3.1

Welcher Punkt paßt nicht zur belebenden Ganzwaschung?

a) Waschrichtung ist gegen den Haarstrich.
b) Die belebende Ganzwaschung kommt z.B. bei verwirrten Patienten zur Anwendung.
c) Die Temperatur des Waschwassers liegt bis zu 10°C unter der Körpertemperatur.
d) Der Waschlappen ist sehr naß, tropft noch und ist nicht zu weich.
e) Der Patient wird mit einem rauhen Handtuch abgetrocknet.

Wußten Sie schon, daß ... die Etrusker bereits 700 v. Chr. Zahnprothesen (Brücken) angefertigt haben?

Aufgabe 21
PH 7.5.51

Reinigung von Zahnprothesen

Überprüfen Sie, ob die beiden Aussagen alleine und im Zusammenhang einen Sinn ergeben!

1) Zahnprothesen sollten am Waschbecken über stehendem Wasserspiegel und nicht mit heißem Wasser gereinigt werden,
2) weil sich der Kiefer in seiner Form verändert, wenn die Zahnprothese nicht regelmäßig

	Aussage 1	Aussage 2	Kombination
A	richtig	richtig	richtig
B	falsch	richtig	sinnlos
C	falsch	falsch	falsch
D	richtig	falsch	richtig
E	richtig	richtig	sinnlos

Aufgabe 22
PH 7.5.5.3

Soor- und Parotitisprophylaxe

Ordnen Sie zu!

1) Kaugummi oder Brotrinde kauen oder Zitronenscheiben lutschen lassen
2) bei Nahrungskarenz Mundhöhle mit Glycerin-Lösung und etwas Zitronensaft auswischen
3) regelmäßige Mundhygiene, um Speisereste zu entfernen
4) Mundschleimhaut feucht halten

a) Soorprophylaxe
b) Parotitisprophylaxe

Nägel schneiden und pflegen

Aufgabe 23
PH 7.5.6

Unterstreichen Sie jeweils die richtige Aussage!

Wenn die Nägel die Finger- oder Zehenkuppen überragen, sollten sie – gestärkt / geschnitten / gefärbt – werden. Ein Hand- oder Fußbad weicht die Nägel auf; sie lassen sich dann – leichter / schwerer / gar nicht – schneiden. Die Nagelpflege erfordert das Einverständnis des – Bettnachbarn / Patienten / Physiotherapeuten.
In manchen Krankenhäusern werden die Fußpflege und das Schneiden der Fußnägel an die medizinische – Fußpflegerin / Röntgenassistentin / Krankengymnastin – übertragen. Vorsicht ist – besonders / weniger / selten – bei Patienten mit Diabetes mellitus, Patienten mit Antikoagulantientherapie oder schweren peripheren Durchblutungsstörungen geboten. Bei mangelnder oder falscher Fußpflege drohen – gut / schlecht / sofort – heilende Wunden.

Haarwäsche

Aufgabe 24
PH 7.5.7

Bei immobilen Patienten werden die Haare ein- bis zweimal pro Woche gewaschen.
Welche Aussagekombination trifft zu?

1) Heißes Föhnen beugt einer starken Nachfettung der Haare vor.

2) Im Haar verbleibende Schaumreste verursachen schon nach kurzer Zeit einen unangenehmen Juckreiz.

3) Seifenschaum sollte nicht in die Augen gelangen.

4) Nach der Haarwäsche bietet es sich an, das Haar mit Nadeln und Kämmen zu frisieren.

5) Es ist zu vermeiden, daß Wasser in die Ohren läuft.

a) alle Antworten sind richtig

b) nur 2, 3, 4 und 5 sind richtig.

c) nur 2, 3 und 5 sind richtig.

d) nur 1, 3 und 5 sind richtig.

e) nur 1, 2, 3 und 5 sind richtig.

Wußten Sie schon, daß ... der Daumennagel in 10 Tagen ca. 1 mm wächst?

Aufgabe 25
PH 7.5.8

Augenpflege

Ergänzen Sie die fehlenden Wörter!

Bei der Augenpflege wird grundsätzlich vom .... zum .... Augenwinkel gearbeitet, damit Sekrete ihren natürlichen Abflußweg finden.

Aufgabe 26
PH 7.5.9

Ohrenpflege

Stimmt die Aussage?

Cerumen kann am besten mit Wasser und Seife aus dem Ohr gespült werden. Eine andere Möglichkeit ist das Einführen von Wattestäbchen mit Babyoel in den Gehörgang.

a) Die Aussage ist falsch.

b) Die Aussage ist richtig.

Wußten Sie schon, daß ... asiatische Menschen trocken-krümeliges, weiße und schwarze Menschen feucht-klebriges Ohrenschmalz produzieren?

Aufgabe 27
PH 7.5.10

Nasenpflege

Füllen Sie die Lücken im Text sinnvoll mit den Wortstücken auf!

Son-se-tlosen-Na-ient-rken-den-bewuß-Cl-Na-Pat-Bo

Eine spezielle Nasenpflege ist angebracht z.B. bei .... Patienten, Verletzungen der Nase und Patienten mit nasalen .... Der .... wird über das weitere Vorgehen informiert und, wenn möglich, in eine Oberkörperhochlagerung gebracht. Nachdem die Nase inspiziert ist, werden die .... durch Einträufeln von .... 0,9% aufgeweicht.

Die Reinigung beider Nasenlöcher erfolgt durch Watteträger und NaCl 0,9%. Dabei wird der Watteträger leicht drehend nach hinten in die .... eingeführt.

Abschließend kann auf Arztanordnung Salbe mit Wattestäbchen in die Nasenlöcher gegeben werden.

Bewegungsrichtungen

Aufgabe 28
PH 7.6.1

Auch im pflegerischen Bereich ist es wichtig, die Bewegungsrichtungen benennen zu können. Denken Sie z.B. an Anordnungen oder Dokumentationen, bei denen oft nur mit Hilfe der Fachbegriffe eine eindeutige Anordnung oder Beschreibung gelingt.
Beschriften Sie die dargestellten Bewegungsrichtungen mit den korrekten Fachbegriffen!

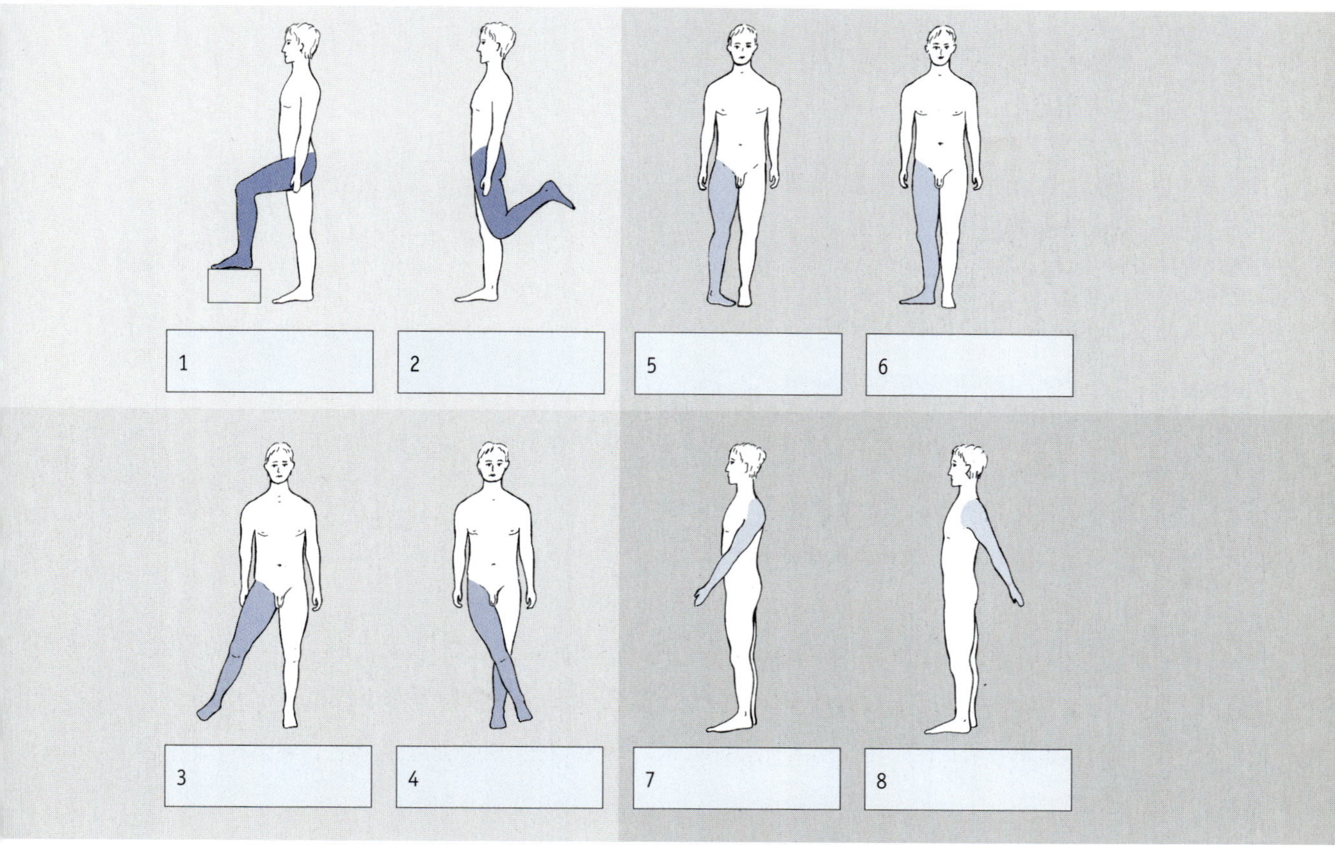

Dekubitusprophylaxe

Aufgabe 29
PH 7.6.4

Ordnen Sie den drei Faktoren der Dekubitusentstehung die passenden Maßnahmen zu!

1) 2stündliches Umlagern
2) Einschätzen der Risiken durch Norton-Skala
3) Seitenlagerung
4) Weichlagerung
5) Durchblutungsförderung der Haut
6) Mobilisation

a) Druck (Auflagedruck)
b) Zeit (Druckverweildauer)
c) Disposition (Risikofaktoren)

Wußten Sie schon, daß ... der leichteste Mensch mit 20 Jahren nur 5,9 kg gewogen hat?

Kontrakturenprophylaxe

Aufgabe 30
PH 7.6.5

Welche Maßnahme dient nicht der Kontrakturenprophylaxe?

a) Bewegungsübungen
b) passives Durchbewegen
c) regelmäßiges Umlagern des Patienten
d) Lagerung der Extremitäten in Streckstellung
e) zur Spitzfußprophylaxe sollte die Bettdecke nicht den Füßen direkt aufliegen

Kinästhetik- und Bobath-Konzept

Aufgabe 31
PH 7.6.6

Grenzen Sie die beiden Konzepte gegeneinander ab, indem Sie die richtigen Definitionen zuordnen!

a) Das Kinästhetik-Konzept

b) Das Bobath-Konzept

1) orientiert sich primär am Defizit - der Lähmung - und hat zum Ziel, spastischen Mustern vorzubeugen und Bewegungen anzubahnen. Dazu werden die Ressourcen, also die nicht betroffene Seite, einbezogen.

2) orientiert sich primär an den Ressourcen, wobei die Pflegeperson selbst entscheiden muß, ob sich dieses Konzept bei der Erkrankung der Patienten überhaupt anwenden läßt.

Mobilisation im Bett

Aufgabe 32
PH 7.6.7.1

Gerade der enge Kontakt zwischen Pflegenden und Patienten bei der Mobilisation erfordert einige Sicherheitsmaßnahmen.
Welche Aussagen sind richtig?

a) Empfindliche Haut kann beim Rutschen durch Scherkräfte geschädigt werden.

b) Eingecremte Hände bieten nicht den sicheren Halt, der notwendig ist.

c) Die Verletzungsgefahr durch Ringe läßt sich durch Überziehen von Handschuhen verringern.

d) Der Patient soll sich beim en bloc Aufsetzen z.B. mit den Händen nicht am Hals des Pflegepersonals festhalten.

e) Lange Fingernägel können Verletzungen hervorrufen.

Aufgabe 33
PH 7.6.7.2

Patienten en bloc aufsetzen

Bringen Sie die einzelnen Beschreibungen in die richtige Reihenfolge!

1) Die Beine hängen aus dem Bett.
2) Der Patient liegt auf der Seite, zu der er aufstehen möchte, in „Sitzhaltung".
3) Das Gewicht der Beine und ein Abdrücken vom Kopfteil leiten die Bewegung zum Aufsetzen über die Seite ein.
4) Die Pflegeperson greift an Schulter und Unterschenkel an.
5) Der Patient sitzt auf der Bettkante und kann evtl. mit Unterstützung aufstehen.

... – ... – ... – ... – ...

Aufgabe 34
PH 7.6.7.4

Gehen

Was tun, wenn der Patient zu stürzen droht?
Unterstreichen Sie jeweils die richtige Aussage!

Es ist meist – sehr / wenig / wirklich – sinnvoll zu versuchen, einen stürzenden Patienten „oben" zu halten. Besser ist es, den Patienten kontrolliert – sitzen / stehen / fallen – zu lassen, d.h. ihn vorsichtig zum Boden sinken zu lassen.
Die Pflegeperson geht hierzu – hinter / vor / neben – dem Patienten in die Hocke, umfaßt mit einem Arm den Thorax des – Arztes / Bettnachbarn / Patienten – und versucht, den Patienten über ihren Oberschenkel relativ gefahrlos zum Boden gleiten zu lassen. Der – Kopf / Fuß / Oberschenkel – des Patienten kommt dabei auf dem Oberschenkel der Pflegeperson zum Liegen und ist somit – aus / in / neben – der „Gefahrenzone".

Hilfsmittel zur Mobilisation

Es gibt eine Vielzahl unterschiedlicher Hilfsmittel. Im Kreuzworträtsel werden einige der wichtigsten abgefragt.

Aufgabe 35
PH 7.6.7.5

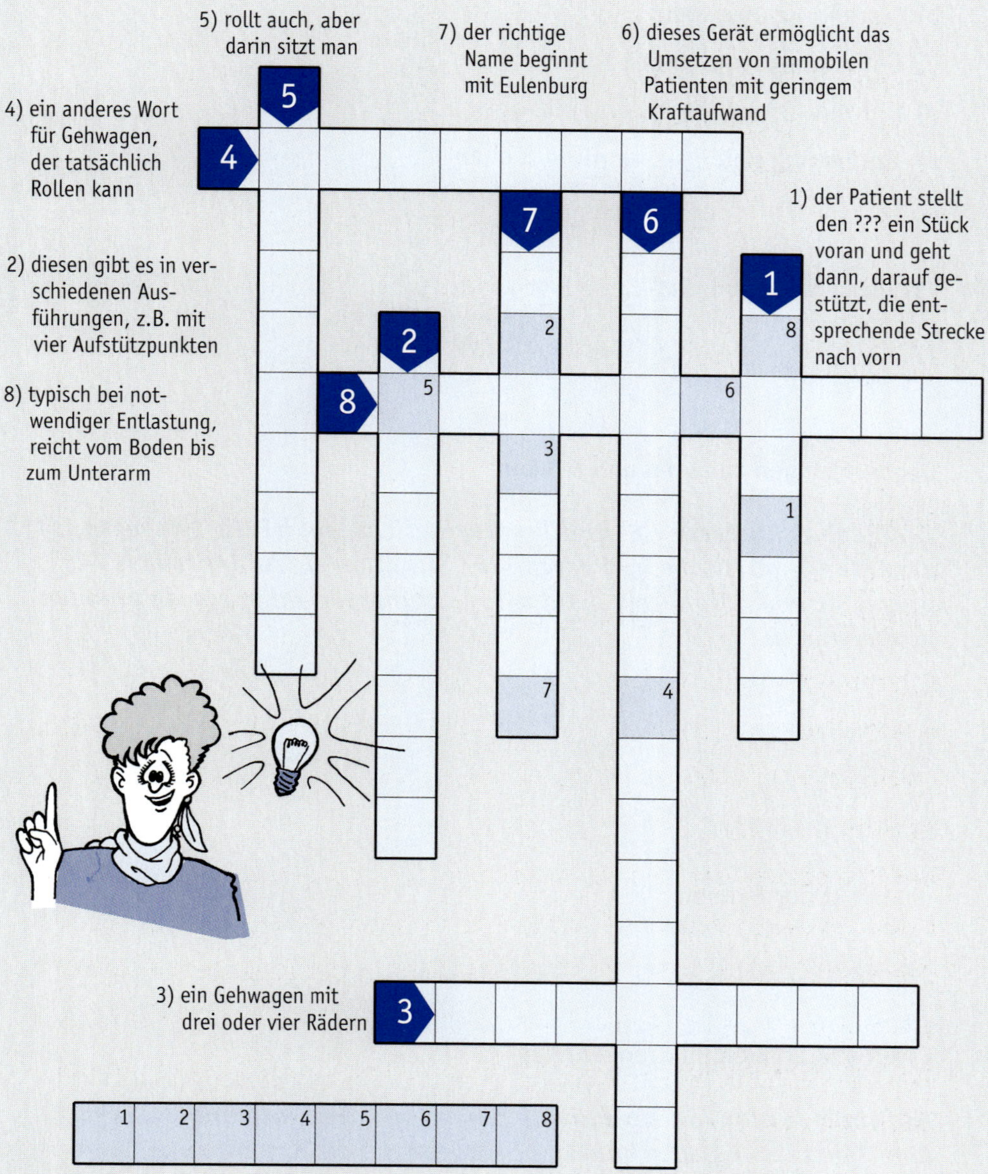

Prinzipien rückenschonender Arbeitsweise

Aufgabe 36
PH 7.6.10

Welcher Punkt gibt die Prinzipien der rückenschonenden Arbeitsweise nicht richtig wieder?

a) Standfläche und Standstabilität verkleinern

b) Umfeld organisieren

c) Patientenressourcen nutzen

d) korrekt heben, tragen und bücken

e) Entlastung und Entspannung suchen

Wußten Sie schon, daß ... 36% aller Menschen Stäbchen zum Essen benutzen?

Beobachtungen zu Essen und Trinken

Aufgabe 37
PH 7.7.5

Die Beobachtung des Eß- und Trinkverhaltens gibt häufig Hinweise auf die aktuelle physische und psychische Situation eines Menschen. Was fragen Sie einen Kollegen, der das Ernährungsverhalten eines Patienten beobachtet hat?

W...e

W... ...

W... ... ...

W ... ...

ißt/trinkt der Patient?

Essen und Trinken im Krankenhaus

Aufgabe 38
PH 7.7.6

Auf Ihrer Station hat ein Patient keinen Appetit. Was können Sie tun, damit ihm das Essen schmeckt? Ergänzen Sie die Konsonanten m-n-r-s-t :

Zi......e... vo... de... E......e... lüf...en
......ö...u...ge... bei... E......e... du...ch z.B. Vi...i...e ode...
Ve...ba...dwech...el ve......eide... .
...eh...e...e klei...e Po......io...e... ...ich...e...
auf wa......e... E......e... ach...e...
Liebli...g......pei...e... a...bie...e...
A...gehö... ige bi......e..., bei... E......e... dabei zu ...ei...
Appe...i... du...ch ...au...e ...pei...e... (Äpfel, Zit...u...f...üch...e)
an...ege...

Hilfestellung beim Essen und Trinken

Aufgabe 39
PH 7.7.6.3

Korrigieren Sie den nachfolgenden Text. Jeder vierte Buchstabe in einem Wort ist falsch getippt.

Für das „Essfn-Gebön" solkte sicm die Pflxgekfaft Zeiy nehken und Gedqld habtn. Bete und Bekfeidwng des Patyentcn werben mit eingr Serhietje geskhütlt. Die Pfldgepgrsoa sitct nebön dem Patbentjn, der Telier steüt in Sicptwezte. Die Poraiondn werben nack Zusland des Patxentän gerhiche, Gesfhwimdigheit und reisenfokge besüimma der Patrent selcst. Nacl dem Essin gönet man dem Kracken einzge Zeij uht, ersq danf bieget man Munö- und ahlpfljge an.

....
....
....
....
....
....
....
....
....

Wußten Sie schon, daß ... der Durchschnittseuropäer z.B. 3 Rinder, 10 Schweine, 2 Kälber, 2 Schafe, 2.000 Fische, 1.000 kg Käse und 100 Kuchen in seinem Leben verzehrt?

Aufgabe 40
PH 7.7.6.3

Eß- und Trinkhilfen

Sie wissen, daß Sie die selbständige Nahrungsaufnahme des Patienten durch sinnvollen Einsatz von Eß- und Trinkhilfen fördern können. Welche Hilfen stehen Ihnen zur Verfügung? Setzen Sie bitte die Silbenreihen sinnvoll zusammen.

elbe-schnab-cher ....

erbe-er-ech-fuß-mit-saug-ei ....

erga-lamm-k-bel ....

chen-kröhr-trin ....

steck-griff-auf-für-bec-und-vor-richtung-en-her-glä-bare-ser

....

est-ndbe-ei-eck-nha ....

en-hilf-eide-schn ....

rauf-t-satz-elle ....

ra-höh-mit-ler-er-tem-nd-tel ....

abel-se-tas-schn ....

eckh-alter-best ....

Aufgabe 41
PH 7.7.7

Aspirationsprophylaxe

Welche Pflegemaßnahmen führen Sie zur Aspirationsprophylaxe durch? Die Wortreihen helfen Ihnen bei der Beantwortung.

essentrinkenhochlagernzumundoberkörper

....

seintrinkenessenundbeimanwesend

....

demsekretabsaugenvoressen

....

demnachspeiseresteabsaugen

....

mundhygienedemnachdurchführenessen

....

zwanzigbisdreißigminutenfüretwahochlagernnachdemessenoberkörper

....

....

essengebentrinkenzeitundzum

....

Schluckstörungen

Aufgabe 42
PH 7.7.7

Woran können Sie Schluckstörungen erkennen?

a) Die Lippen des Patienten sind rauh und spröde.
b) Bei der Mundhygiene nach dem Essen finden sich in den Wangentaschen Speisereste.
c) Beim Essen hustet und würgt der Patient häufig.
d) Der Patient hat Heißhunger.
e) Speichel oder Essensreste fallen aus dem Mund.

Beobachtung von Größe und Gewicht

Aufgabe 43
PH 7.7.8

Welche Aussagen zum Körpergewicht treffen zu?

a) Der Patient wird bei der Krankenhausaufnahme gewogen, um einen Ausgangswert zu haben.
b) Ein Patient wird mit der gleichen Kleidung, mit entleerter Harnblase, mit der gleichen Waage, zur gleichen Tageszeit gewogen, um die ermittelten Ergebnisse vergleichend beurteilen zu können.
c) Nur bei Tumorkranken und Frischoperierten wird das Meßergebnis

nach der Broca-Formel beurteilt.

d) Das exakte Körpergewicht ist wichtig, um Narkotika, Antibiotika und Schmerzmittel exakt dosieren zu können.

e) Die BMI-Formel lautet: Normalgwicht (kg) = Körpergröße (cm) – 100.

Wußten Sie schon, daß ... das Körperfett einer 20jährigen Frau ca. 1/4 ihres Körpergewichtes ausmacht?

Unter- und Übergewicht

Aufgabe 44
PH 7.7.8

Welche Aussagen treffen auf Adipositas, welche auf Kachexie zu?

1) Adipositas ....

2) Kachexie ....

a) sollte langfristig und langsam reduziert werden

b) begünstigt das Auftreten von Herz-Kreislauferkrankungen, Schlaganfall und Herzinfarkt

c) die Wangenhaut ist eingefallen

d) bedeutet Fettleibigkeit, Fettsucht

e) Körpergewicht liegt unter 75% des Idealgewichts

f) die Hautspannung ist reduziert

g) bedeutet Auszehrung, hochgradige Abmagerung, Kräfteverfall

h) die Ursache ist in der Regel Fehl- oder Überernährung in Verbindung mit mangelnder Bewegung

i) Körpergewicht ist mehr als 20% über dem Normalgewicht (nach Broca)

j) ist zu beobachten bei Tumorkranken, Magersüchtigen, Alkoholkranken, sehr Betagten

k) der Bewegungsapparat ist chronisch überbeansprucht

Dehydratation

Aufgabe 45
PH 7.7.8

Ergänzen Sie bitte folgenden Text!

Patienten mit einer Dehydratation haben r........... Lippen, ihre Zunge ist r........., t........... und b......... . Der Spanungszustand der Haut ist stark ver......... . Es werden nur geringe Mengen ......nz.............. Urins ausgeschieden. Insbesondere bei gleichzeitigen Elektrolytstörungen kann der Patient ver................. und ver........... sein.
Patienten mit erhöhtem Risiko für eine Dehydratation werden sorgfältig auf .... und .... beobachtet. Sie sollten stets ein G......... in Reichweite haben und immer wieder zum T.............. animiert werden.

Messung der Körpertemperatur

Aufgabe 46
PH 7.7.8

Die Körpertemperatur kann an verschiedenen Körperstellen gemessen werden. Ergänzen Sie bitte den entsprechenden Fachbegriff!

a) in der Achselhöhle: a ... ...
b) im Mund: o ... ...
c) unter der Zunge: ... u ... l ... ...
d) im Mastdarm: ... ...
e) in der Leistenbeuge: i n ... ...
f) in der Scheide: ... ... g ... ...

Wußten Sie schon, daß ... die Temperatur in der Leber 41,3°C und in der oberen Hohlvene 36,8°C beträgt?

Aufgabe 47
PH 7.8.3

Fieberzeichen

Bitte verbinden Sie Buchstaben und Silben so, daß sich 11 Fieberzeichen ergeben:

GL	KOPF	SCH	ZEN	GLAS
IEDER	T	ER	MERZ	IGE A
DE	SCHM	ACH	EN	UG
HE	LIR	YC	ARDIE	EN
KEIT	Iß	E H	CHT	LI
ICH	INDL	EMPF	AUT	EIT
M	AT	WAH	K	NEHM
ABGE	SCH	TIG	R	UNG
LAGE	NH	STÖ	S	GEN
EIT	TACHY	PNOE	RUN	

Aufgabe 48
PH 7.8.4

Pflege bei Fieber

Wie können Sie Fieberkranke unterstützen? Formulieren Sie aus den Wortreihen geeignete Pflegemaßnahmen.

wärmeimzuführenschüttelfrost

....

undruhigabdunkelnhaltenzimmer

....

vitaminreiche,leichtekostgetränkeverdaulicheundanbieten

....

dokumentierenregelmäßigvitalzeichenundkontrollieren

....

nachgefährdungjeprophylaxennachdurchführen

....

fiebersenkungmaßnahmenzureinsetzenphysikalische

....

Beobachtung des Schweißes

Aufgabe 49
PH 7.8.5

Beim Abräumen des Essenstabletts bemerken Sie an einem bettlägerigen Patienten einen kalten, kleinperligen, klebrigen Schweiß. Was tun Sie?

a) Ich kontrolliere umgehend den Kreislaufzustand des Patienten und informiere den Arzt.
b) Ich senke die Raumtemperatur auf ca. 18 Grad Celsius und biete ein kühles Getränk an.
c) Nachdem ich den Schweiß mit einem trockenen Tuch abgewischt habe, biete ich eine erfrischende Waschung an.

Pflegemaßnahmen bei schwitzenden Patienten

Aufgabe 50
PH 7.8.5

Wie können Sie schwitzende Patienten pflegerisch unterstützen? Sie erhalten die Maßnahmen, indem Sie die kursiv gedruckten Silben innerhalb einer Zeile vertauschen.

Un*per*stützung bei der Kör*ge*pfle*bie* an*ter*ten

....

Schweiß *en*wisch*ab*

....

*xe*tertrigo*ren*phyla*in* durchfüh*pro*

....

vor *schü*luft *Zug*tzen

....

feuch*wä* Klei*te* und Bett*te*sche wechseln

....

*keit*lich Flüssig*an* *reich*bieten

....

küh*ab* *gen*waschun*ten* anbie*le*

Aufgabe 51
PH 7.9.1

Beobachtung des Urins

Lösen Sie das Kreuzworträtsel!

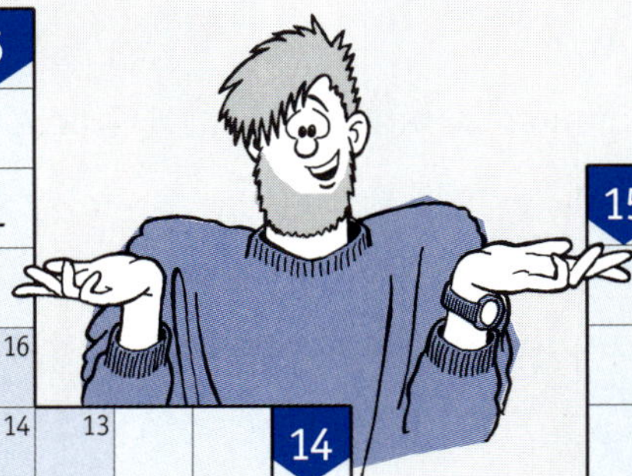

1) mittlere Harnproduktion
2) Erhöhung der täglichen Urinmenge auf mehr als 3 Liter
3) Harnwaage
4) häufiger Harndrang mit geringer Urinmenge
5) tägliche Urinausscheidung unter 500 ml
6) tägliche Urinausscheidung unter 100 ml
7) Einnässen bei Kindern über 5 Jahre
8) erschwertes Wasserlassen
9) Blasenentleerung
10) unkontrollierte (Harn)ausscheidung
11) nächtliches Wasserlassen
12) nach der Miktion noch in der Blase verbleibender Urin
13) Eiterharn
14) Blut im Urin
15) Harnretention
16) vorhandene Kontrolle über die Ausscheidung

1	2	3	4	5	6	7	8	9	10	11	12	13	14	15	16	17	18

Sammelurin

Aufgabe 52
PH 7.9.1.1

Welche Aussagen zum 24-Stunden-Sammelurin sind richtig?

a) Der Patient wird über Zweck und Dauer der Maßnahme informiert und bekommt ein ausreichend großes, beschriftetes Sammelgefäß zugewiesen.
b) Bei der Sammelperiode von 7.00 h bis 7.00 h des folgenden Tages entleert der Patient am 1.Tag um 7.00 h seine Blase; dieser Urin wird verworfen. Um 7.00 h des folgenden Tages entleert der Patient nochmals die Blase. Dieser Urin wird in das Sammelgefäß gegeben.
c) Sollte vom Sammelurin eine Laborprobe entnommen werden, muß der Urin ca. alle 4 Stunden umgerührt werden, um eine gleichmäßige Verteilung der Bestandteile zu erreichen.
d) Das Sammeln des Urins ist erforderlich, um Urinbestandteile quantitativ zu bestimmen.
e) Bei der Sammelperiode von 7.00 h bis 7.00 h des folgenden Tages entleert der Patient am ersten Tag um 7.00 h seine Blase und gibt denUrin umgehend in das bereitgestellte Sammelgefäß.

Beobachtung der Stuhlfarbe

Aufgabe 53
PH 7.9.2.1

Die physiologische hell- bis dunkelbraune Stuhlfarbe wird durch den Genuß bestimmter Nahrungsmittel, durch die Einnahme von Medikamenten und durch verschiedene Erkrankungen verändert. Durch korrektes Zusammensetzen der Silben erhalten Sie häufige Ursachen charakteristischer Farbveränderungen. Ordnen Sie diese bitte in der Tabelle ein.

be-blutung-eisen-gal-gen-gen-hepa-kon-len-ma-mittel-ne-pa-prä-rate-rönt-ro-stei-te-te-ti-tis-trast

a) schwarz: ....
b) weiß: ....
c) grau-lehmfarben: ....
d) rotbraun: ....

Aufgabe 54
PH 7.9.2.2

Obstipationsprophylaxe

Ein Patient sagt Ihnen bei seiner Aufnahme, daß er während des letzten Krankenhausaufenthaltes sehr unter einem harten, knotigen Stuhl gelitten hat. Welche Tips geben Sie ihm, um eine Obstipation zu vermeiden? Ergänzen Sie die Vokale a-e-i-o-u.

Sie sollten

- … … s r … … c h …n d t r … n k … n
- s … c h f r ü h z … … t … g b … w … g … n
- b … l l … s s t … f f r … … c h … s s … n
- s t … p f … n d … N … h r … n g s m … t t … l w … …
  S c h … k … l … d … … n d W … … ß b r … t m … … d … n

Aufgabe 55
PH 7.9.4

Inkontinenzversorgung

Verbinden Sie die Silben und Buchstaben so, daß sich vier Hilfsmittel zur Versorgung Inkontinenter ergeben!

U	SAUG	IN	TINE
FÄ	RIN	KON	N
HI	A	LE	ZHO
GE EI	BLA	SEN	ER
SEN	NLA	GEN	THET
VER	WE	ILK	A

Aufgabe 56
PH 7.9.5

Beobachtung des Erbrechens und des Erbrochenen

Bitte vervollständigen Sie die Aussagen.

Nüchternerbrechen tritt in der .... und bei ....auf.

Bei Magenbluten ist das Erbrochene .... gefärbt.

Bei einer akuten Blutung aus den oberen Abschnitten des Verdauungstraktes (z.B. Ösophagusvarizenblutung) wird ...., ... Blut erbrochen.

Das bräunlich kotartige Erbrechen bei Ileus wird .... genannt.

Erbrechen .... jeder Nahrungsaufnahme ist bei einer akuten Gastritis zu beobachten.

Pflege bei Erbrechen

Aufgabe 57
PH 7.9.5

Wie unterstützen Sie Patienten nach dem Erbrechen? Formulieren Sie aus den Silben geeignete Pflegemaßnahmen.

sicht-wa-ab-ge-schen ....

tzte-klei-schmu-und-wäs-seln-che-wech-Bett-dung-be

....

bie-an-ten-ge-mund-pfle ....

nst-öff-fe-er-nen ....

Wußten Sie schon, daß ... in Gewicht von 281,5 kg von einem Menschen nur mit seinen Zähnen 17 cm hochgehoben wurde?

Störungen der Kommunikation

Aufgabe 58
PH 7.10.3

Die bedeutendsten Störungen der verbalen Kommunikation sind Aphasie und Dysarthrie. Welche der folgenden Aussagen dazu sind richtig?

a) Bei Patienten mit einer Dysarthrie unterstützt eine gut sitzende Zahnprothese das Sprechen und damit die Verständlichkeit.

b) Patienten mit Sprachstörungen sollten in Einzelzimmern untergebracht werden, damit sie selbst schrittweise und in Ruhe das Sprechen neu erlernen können.

c) Für einen Patienten mit einer Aphasie ist die Sprechtafel als Hilfsmittel gut geeignet.

d) Sprachgestörten sollte man das Gefühl geben, ernst genommen zu werden. Geduldiges Zuhören und die Ermunterung zum Sprechen sind für eine erfolgreiche Kommunikation wichtig.

Ausländische Patienten

Aufgabe 59
PH 7.10.3.6

Schreiben Sie durch Einsetzen der Vokale a-e-i einen verständlichen Text.

Mt nm usländschn Ptntn drf ncht m Tlgrmmstl odr n dr Kndrsprch grdt wrdn. Zum nn fühlt r sch ddurch zurückgstzt, zum ndrn knn r so d dutsch Sprch wohl kum rlrnn. s solln kurz, br vollständg und grmmtsch nwndfr Sätz gbrucht wrdn. uch b usländschn Ptntn st ds „Duzn" unbdngt zu untrlssn.

....

....

....

....

....

....

Sexualität und Pflege

Aufgabe 60
PH 7.11.4.4

Durch welche Verhaltensweisen können Sie Patienten zeigen, daß Sie deren Intimsphäre wahren? Formulieren Sie Aussagen, indem Sie die Wortreihen sinnvoll ordnen.

Krankenzimmer-vor-anklopfen-des-Betreten

....

Zimmer-aufstellen-bei-Sichtschutz-im-Körperpflege-der

....

ohne-Bettdecke-nie-wegreißen-Vorankündigung

....

Nachtkästchen-ins-Patienten-um-Erlaubnis-jeden-vor-fragen-Eingriff

....

....

Mitpatienten-persönlichen-bei-aus-sehr-Zimmer-Gesprächen-dem-bitten

....

....

der-Geschlechtsteile-aus-Umgangssprache-der-keine-benützen-Ausdrücke-Benennung-der-bei

....

....

....

Sich beschäftigen im Krankenhaus

Aufgabe 61
PH 7.12.4

Sie wissen, daß eine erfüllte, sinnvoll ausgenutze Zeit wesentlich schneller vergeht als eine Zeit voller Leere und Langeweile. Welche Beschäftigungen können Sie Patienten im Krankenhaus vorschlagen? Unterstreichen Sie bitte im Buchstabenkasten fünf Angebote. Die gesuchten Vorschläge laufen senkrecht, waagerecht, diagonal, vorwärts und rückwärts.

W	F	T	D	L	B	Z	J	G	H	U	O	P	P	J
H	N	U	N	U	A	G	D	W	F	V	N	F	H	M
Ü	Z	V	Y	E	S	M	N	Z	I	I	Q	C	A	K
X	B	T	L	V	T	F	E	W	Q	W	K	S	A	Z
V	C	Y	E	C	E	I	N	K	M	M	M	R	S	Q
R	Ä	T	S	E	L	N	E	K	H	H	N	I	G	Q
Ö	I	Z	E	L	N	Ä	Ü	B	I	M	U	J	R	S
E	Ü	P	N	E	L	A	M	L	R	J	M	Ö	Q	E
H	I	N	M	Z	F	B	N	A	E	A	K	I	W	D
B	F	Y	X	X	C	S	D	V	B	K	D	O	R	R
J	N	Z	K	L	Ö	Ö	Ä	E	K	K	U	N	R	G
N	D	A	A	R	G	D	G	B	C	F	Z	W	A	D
P	O	Ä	J	G	G	F	D	Q	L	I	J	H	G	H

Allgemeine Krankheitslehre

Äußere und innere Krankheitsursachen

Aufgabe 1
PH 8.1

Sie wissen, daß für die Krankheitsentstehung innere und äußere Faktoren verantwortlich sind. Ordnen Sie bitte zu!

1) Äußere Krankheitsursachen ....

2) Innere Krankheitsursachen ....

a) Gewebsalterung
b) Erbanlagen
c) Umwelt
d) Lebensstil
e) Mikroorganismen
f) Arbeitsplatz
g) Gesellschaft

Wußten Sie schon, daß ... die Doppelhelix der DNS gestreckt ca. 2 m lang ist?

Zell- und Gewebeschäden

Aufgabe 2
PH 8.2

Bilden Sie aus den vorgegebenen Silben die richtigen Begriffe und tragen Sie sie in die Lücken ein!

bro-eme-er-fi-guß-hy-nek-öd-per-phie-rose-se-tro

Sind Zellen oder Zellverbände im lebenden Organismus abgestorben nennt man dies ....
Ein .... ist eine Flüssigkeitsvermehrung in einem vorgebildeten Hohlraum (z.b. Pleura- oder Gelenkspalt).
Von .... spricht man,wenn Gewebe oder Organe sich durch Zunahme des Zellvolumens vergrößern.

.... entstehen durch Eiweißmangel im Blut, Lymphstau, bei erhöhter Kapillardurchlässigkeit und erhöhtem hydrostatischen Druck.
Eine Erhöhung des Anteils an kollagenem Bindegewebe in einem Gewebe wird .... genannt.

Entzündung

Aufgabe 3
PH 8.3

Eine Entzündung ist eine universale Reaktion des Organismus auf Zell- und Gewebeschäden. An welchen Symptomen können Sie dies erkennen? Die Karikatur hilft Ihnen!

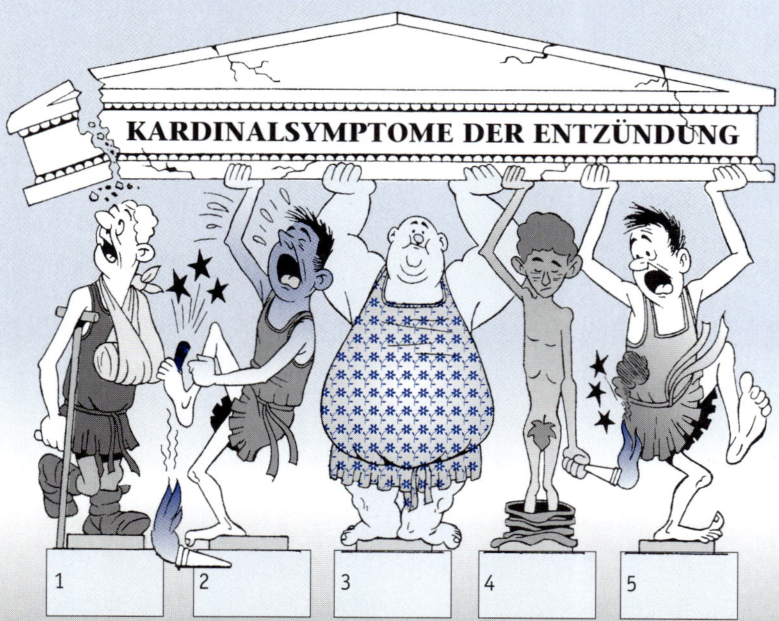

Sonderformen der eitrigen Entzündung

Aufgabe 4
PH 8.3.5

Welche Aussagen sind richtig?

a) Ein Empyem ist eine Eiteransammlung in einem vorgebildeten Hohlraum.
b) Phlegmone werden in der Regel durch Streptokokken hervorgerufen.
c) Ein Abszeß ist eine Eiteransammlung in einem durch Einschmelzung abgestorbenen Gewebes entstandenen Hohlraum.

Der Weg zur Diagnose

Mithilfe im Diagnoseprozeß

Aufgabe 1
PH 9.1

Unterstreichen Sie jeweils die richtige Aussage!

Die Bedeutung der Pflegenden im Diagnoseprozeß liegt v.a. darin, den „Informationsfluß“ zu – kontrollieren / gewährleisten / unterbinden. Hierzu gehören z.B. das Organisieren technischer Untersuchungen oder die – korrekte / unleserliche / delegierte – Beschriftung von Proben, aber auch das – Weiterleiten / Vergessen / Ignorieren – von Äußerungen des Patienten, von Ergebnissen – flüchtiger / gezielter / unterlassener – Beobachtung oder das Mitteilen persönlicher Eindrücke. Hier kommt zum Tragen, daß das Pflegepersonal – weniger / eine bessere / mehr – Zeit mit dem Patienten verbringt als der Arzt. Vergleichen und Bewerten der diagnostisch relevanten Informationen, also gewissermaßen die „Weiterverarbeitung“, liegen dagegen eher in der Hand des – Arztes / Praktikanten / Pflegepersonals.

Problem der diagnostischen Aufklärung

Aufgabe 2
PH 9.1

Welche Aussagekombination trifft zu?

1) Das Pflegepersonal kann den Patienten über seine Erkrankung und ihre Behandlung aufklären,
2) weil diese ärztliche Aufgabe an das Pflegepersonal deligierbar ist.

	Aussage 1	Aussage 2	Verknüpfung
A	falsch	richtig	sinnlos
B	richtig	falsch	sinnlos
C	richtig	richtig	richtig
D	falsch	falsch	sinnlos
E	richtig	richtig	falsch

Tips zur Hautdesinfektion

Ordnen Sie die den einzelnen Aussagen die jeweils richtigen Begründungen zu!

Aufgabe 3
PH 9.5.1

1) Bei Hautdesinfektionsmitteln muß eine Einwirkzeit von 30 Sekunden beachtet werden.

2) Verwenden Sie bei Blutabnahmen keine alkoholischen Desinfektionsmittel, wenn Blutalkoholwerte bestimmt werden sollen.

3) Einfache Tupfer genügen den Hygieneanforderungen bei normalen venösen Blutabnahmen.

4) Benutzen Sie keine Händedesinfektionsmittel.

a) Darin sind rückfettende Substanzen enthalten.

b) So lassen sich Verfälschungen der ermittelten Werte vermeiden.

c) Die Haut muß vor der Blutabnahme wieder trocken sein.

d) Sie sind nach Anbruch nicht mehr steril, stellen aber keine Infektionsquelle dar.

e) Die Anwendung erschwert das Haften von Pflastern.

Venöse Blutentnahme

Benennen Sie die Materialien, die für eine venöse Blutabnahme benötigt werden.

Aufgabe 4
PH 9.5.1

1) ....
2) ....
3) ....
4) ....
5) ....
6) ....
7) ....
8) ....
9) ....

Krankenbeobachtung bei Kontrastmittelgabe

Aufgabe 5
PH 9.6.3

Kontrastmittel ermöglichen z.B. beim Röntgenbild eine bessere Unterscheidung einzelner Körperstrukturen.
Auf was achten Sie bei einem Patienten während und bis 15 Minuten nach Kontrastmittelgabe?

a) Erkundigen Sie sich beim Patienten, ob er etwas essen möchte.
b) Achten Sie auf Symptome einer Kontrastmittelunverträglichkeit und stoppen Sie – wenn möglich – die Kontrastmittelzufuhr sofort.
c) Achten Sie besonders auf die Pupillenweite des Patienten, weil Sie hier die ersten Anzeichen einer gefährlichen Kontrastmittelunverträglichkeit feststellen können.
d) Nehmen Sie bei Komplikationen sofort Kontakt mit der nächsten Vergiftungszentrale auf und warten auf Anweisungen.

Pflege bei Computertomographie

Aufgabe 6
PH 9.6.4

Patienten äußern oftmals Angst vor der Technik und Enge eines Computertomographen.
Wählen Sie die richtige Kombination der angebotenen Lösungsansätze!

1) Bedenken Sie die Selbstbestimmung des Patienten und melden die Untersuchung ab.
2) Erklären Sie dem Patienten die Notwendigkeit und den Ablauf dieser Untersuchung.
3) Rufen Sie einen Techniker, der dem Patienten erklären kann, warum ein Computertomograph derart eng und schmal gebaut werden muß.
4) Versuchen Sie geschickt, auf ein anderes Thema zu lenken.
5) Bieten Sie dem Patienten Gespräche mit Mitpatienten an, die diese Untersuchung bereits kennengelernt haben.

a) nur 2 ist richtig
b) alle sind richtig
c) nur 2, 3 und 4 sind richtig
d) nur 3 und 4 sind richtig
e) nur 2 und 5 sind richtig

Pflege nach endoskopischen Untersuchungen

Aufgabe 7
PH 9.7

Im folgenden Text fehlen einige Wörter.
Füllen Sie die Lücken mit Hilfe der Wörterliste!

Komplikationen – Biopsien – Entzündungszeichen – Patienten – Narkose – anale – Bettruhe

Nach einer Endoskopie wird der Patient wieder auf der Station in Empfang genommen. Dabei informiert man sich bei dem Pflegepersonal der Endoskopieabteilung nach dem Verlauf der Untersuchung und Anordnungen. Auch den .... fragt man nach seinem Befinden.
Je nach Arztanordnung erklärt man dem Patienten, daß er .... einhalten muß.
Die Vitalzeichen und das Allgemeinbefinden werden mehrmals kontrolliert, um .... frühzeitig zu erkennen.
Nach Endoskopien des Magen-Darm-Traktes muß man besonders auf .... Blutungen, Bluterbrechen und zunehmende Spannung der Bauchdecke achten.
Die Gefahr der Nachblutung liegt daran, daß bei Endoskopien oftmals .... entnommen werden.
Eventuell vorhandene Punktionsstellen werden auf Nachblutungen oder .... kontrolliert.
Wurde die Untersuchung in .... durchgeführt, ist die angeordnete Nahrungskarenz zu berücksichtigen.

Heilmethoden und Aufgaben der Pflegenden bei der Therapie

Bestellung, Lagerung und Entsorgung von Arzneimitteln

Aufgabe 1
PH 10.2.9

Welche Aussagen treffen zu?

a) Arzneimittel werden schriftlich in der Krankenhausapotheke bestellt. Die benötigten Medikamente werden vom Pflegepersonal aufgelistet, die fertige Bestellung dann vom (Stations-) arzt unterzeichnet.

b) Die Lieferung erfolgt in einem verschlossenen Container. Beim Auspakken ist der beiliegende Lieferschein mit der Anforderung mit dem Inhalt des Containers zu vergleichen.

c) Damit Unbefugte nicht an Medikamente gelangen können, erfolgt die Lagerung der Arzneimittel in einem abschließbaren Schrank

d) Der Medikamentenschrank wird 2-3 mal jährlich vom Krankenhausapotheker kontrolliert und gereinigt.

e) Feuergefährliche Stoffe wie Alkohol oder Äther werden im Kühlschrank bei 2-8 Grad Celsius gelagert.

f) Verfallene Medikamente gehören nicht in den normalen Hausmüll; sie werden vielmehr in speziellen Behältnissen ausbewahrt und an die Krankenhausapotheke zurückgegegben.

g) Der Beipackzettel bleibt stets mit dem Medikament in der Originalverpackung.

Haltbarkeit von Arzneimitteln

Aufgabe 2
PH 10.2.9

Sie richten Medikamente. Bei welchen Auffälligkeiten an Arzneimitteln nehmen Sie mit dem zuständigen Apotheker Kontakt auf? Setzen Sie die fehlenden Vokale a-e-i-o-u ein:

Vrfärbng ds gsmtn Mdkmnts ....

Flckn f Tblttn ....

fgpltzt brflächn b Drgs ....

vrklbt Kpsln ....

Grchsvrändrngn b Slbn ....

Zubereiten und Richten von Medikamenten

Aufgabe 3
PH 10.2.10

Ergänzen Sie bitte!

.... sollen Sie sich vergewissern, ob Sie das angeordnete Medikament korrekt gerichtet haben, nämlich

- beim .... aus dem Schrank
- bei der .... der Tablette
- beim ....

Besonderheiten im Umgang mit Betäubungsmitteln

Aufgabe 4
PH 10.2.12

Prüfen Sie bitte die Aussagen zu Betäubungsmitteln auf ihre Richtigkeit!

a) Der Bestand an Betäubungsmitteln und das Betäubungsmittelbuch werden regelmäßig vom zuständigen Arzt geprüft.

b) Alle Medikamente, die unter das Betäubungsmittelgesetz fallen, müssen unter ständigem Verschluß getrennt von den übrigen Arzneimitteln aufbewahrt werden.

c) Der diensthabende Arzt trägt den Schlüssel für den Betäubungsmittelschrank immer bei sich.

d) Betäubungsmittel werden immer schriftlich bestellt: das Pflegepersonal listet die Bestellung im Arzneimittelbuch auf, der zuständige Arzt unterschreibt unmittelbar hinter der letzten Bestellung.

e) In das BTM-Buch werden alle aus der Apotheke gelieferten und auf der Station verabreichten oder verworfenen Betäubungsmittel eingetragen.

Verabreichung der Sondenkost

Aufgabe 5
PH 10.3.2

Was beachten Sie bei der Verabreichung der Sondenkost? Ordnen Sie den Pflegetips die korrekte Begründung zu.

1) Nach der Medikamentengabe wird die Sonde gut gespült,	a) da wegen der darin enthaltenen Säuren Nahrungsbestandteile ausflocken können.
2) Das Überleitungsgerät wird alle 24 Stunden gewechselt,	b) um eine Verstopfung zu vermeiden.
3) Angebrochene Sondenkost sollte möglichst schnell verbraucht werden,	c) um der Infektionsgefahr entgegenzuwirken.
4) Obstsäfte und Früchtetees sind zum Spülen der Sonde nicht geeignet,	d) weil die Gefahr der bakteriellen Kontamination mit anschließender Vermehrung der Keime in der Kost besteht.

Injektionsarten

Die verschiedenen Injektionsarten werden durch das Gewebe bezeichnet, in das injiziert wird. Vervollständigen Sie dazu die folgende Tabelle. Die Silben helfen Ihnen dabei.

Aufgabe 6
PH 10.4.1, Tab. 10.25

al-Art-dermis-di-Epi-erie-Ge-kar-ku-lär-le-liqu-mus-nk-or-s.c.

Injektionsart	Gewebe/Struktur
Intrakutan (kurz i.c.)	Oberhaut = ...
Subkutan (kurz ....)	Unterhaut = Subkutis
Intra.................... (i.m.)	Muskel
Intravenös (kurz i.v.)	Vene
Intraarteriell (kurz i.a.)	....
Intra....................	Herzmuskel
Intraartikulär	....
Intrathekal	Liquorraum

Injektionsspritzen

Wie heißen die Einzelteile der abgebildeten Einwegspritze?

Aufgabe 7
PH 10.4.2

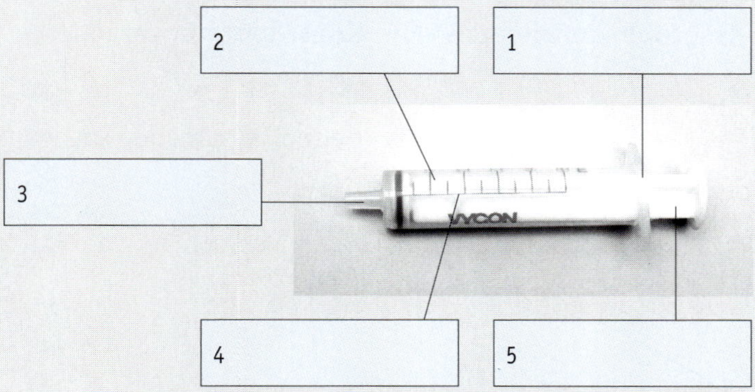

Aufgabe 8
PH 10.4.2

Injektionskanüle

Beschriften Sie bitte die Teile der abgebildeten Einmal-Kanüle:

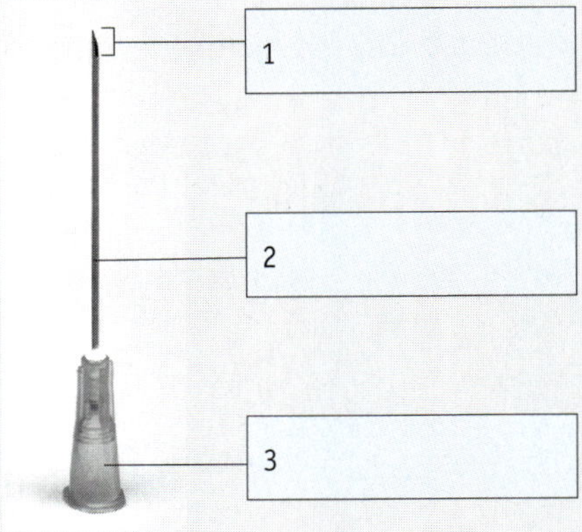

Aufgabe 9
PH 10.4.2

Aufziehen des Medikaments

Welche Kontrollen führen Sie durch, bevor Sie ein Medikament zur s.c.-Injektion aus einer Glasampulle aufziehen? Setzen Sie bitte die Wortreihen sinnvoll zusammen.

a) gelagert? - das - korrekt - Medikament - Wurde

....

b) Ist - nicht - überschritten? - noch - das - Verfallsdatum

....

c) unbeschädigt - die - Ist - und - Ampulle - ungeöffnet?

....

d) Farbe - Ist - Medikament - das - in - Konsistenz - unverändert? - und

....

e) Arztes? - Anordnung - auf - Etikett - dem - Entsprechen - Angaben - die - des - der - Medikaments

....

....

Subcutane und intramuskuläre Injektion

Aufgabe 10
PH 10.4.3
+ 10.4.4

Welche Aussagen treffen auf die s.c.-, welche auf die i.m.-Injektion zu? Bitte ordnen Sie zu!

1) s.c.-Injektion ......

2) i.m.-Injektion ......

a) Als Injektionsorte eignen sich die seitlichen Flächen beider Oberschenkel.

b) Der Einstichwinkel ist abhängig von der Länge der benutzten Kanüle: 12mm Kanülen werden meist senkrecht, längere Kanülen schräg im Winkel von ca. 45 Grad eingestochen.

c) Nach dem Einstich wird aspiriert.

d) Vor dem Einstich wird mit Daumen und Zeigefinger eine Hautfalte abgehoben.

e) Die ventrogluteale Methode nach von Hochstetter ist beim Erwachsenen die sicherste Methode.

f) Bei Säuglingen und Kindern wird die von Sachtleben beschriebene Crista-Methode bevorzugt angewandt.

Perivenöser Zugang und perivenöse Infusion

Aufgabe 11
PH 10.5.3

Welche Materialien richten Sie für das Legen eines peripheren Zugangs? In der Auflistung ist der 5. Buchstabe in jedem Wort um eine Position nach vorne oder nach hinten im Alphabet gerutscht. Korrigieren Sie bitte.

a) flüstigkejsdicgte Unteslage ....

b) unstdrile Handrchuhf ....

c) Einmblrasjerer ....

d) Händd- und Hauteesingektipnsmiutel ....

e) Stautchlavch ....

f) sterjlisidrte Tupfdr ....

g) Venemverwdilkamülen versbhiedfner Größd

....

h) Abwusfgefbße ....

i) Mateqialidn zur Fixidrung und den Schuty des Zugamgs

....

j) sterhle Versbhlußlappem ....

k) Lagesungsjisseo ....

l) Infution zum Ansciließdn oder 5ml NaCl 0,9%

....

m) ggf. Matesialidn zur Lokamanäsuhesif

....

Aufgabe 12
PH 10.5.5

Infusionsgeschwindigkeit

1000 ml NaCl 0,9% sollen laut ärzlicher Anordnung in 6 Stunden infundiert werden. Wieviel Tropfen stellen Sie am Infusionssystem über die Rollenklemme ein, wenn 1ml = 20 Tropfen sind?

a) 105 Tropfen

b) 22 Tropfen

c) 55 Tropfen

Aufgabe 13
PH 10.5.5

Infusionszeit

Der Stationsarzt ordnet an, daß ab 16.00 Uhr 500 ml Ringerlösung mit 55 Tropfen in der Minute appliziert werden sollen. Um wieviel Uhr ist die Infusion durchgelaufen, wenn 20 Tropfen = 1 ml ist?

a) 16.55 h

b) 19.00 h

c) 19.10 h

Pflegemaßnahmen während der Infusionstherapie

Aufgabe 14
PH 10.5.5

Zehn Minuten nach dem Anhängen einer neuen Infusionslösung äußert der Patient Kopf- und Gliederschmerzen, Übelkeit und Hitzewallungen. Sie beobachten beim unruhigen, ängstlichen Patienten zudem einen rötlichen Hautauschlag. Wie handeln Sie?

a) Die Infusion wird sofort abgestellt, die Kreislaufsituation wird kontrolliert, der behandelnde Arzt unverzüglich gerufen. Der Patient bleibt bis zum Eintreffen des Arztes nicht allein, er wird auf weitere Reaktionen beobachtet.

b) Die Infusion wird abgestellt, der Venenzugang entfernt. Nach Arztanordnung werden entweder Alkoholumschläge gemacht oder heparinhaltige Salben aufgetragen.

c) Die Tropfenzahl wird etwas reduziert, der behandelnde Arzt wird informiert. Zur Identifizierung der auslösenden Erreger wird eine Blutkultur vorbereitet.

Interventionelle radiologische Therapie

Aufgabe 15
PH 10.7.4

Ergänzen Sie bitte folgenden Text.

Da bei Komplikationen evtl. eine (Intubations-) Narkose notwendig wird, muß der Patient .... bleiben. Die zur Punktion notwendige Hautregion wird ...., Gerinnungs- und Kreatininwerte werden bestimmt. Nach dem Eingriff hält der Patient mindestens .... Bettruhe ein. Die .... und die punktierte Extremität oder Körperregion werden engmaschig kontrolliert, um Komplikationen wie beispielsweise verzögerte allergische Reaktionen, ... oder Durchblutungsstörungen möglichst früh zu erkennen. Die Punktionsstelle wird meist mit einem .... komprimiert, um das Risiko einer Nachblutung zu vermindern.

Aufgabe 16
PH 10.9.2

Lagerungsarten

Für die korrekte Lagerung des Patienten sind überwiegend die Pflegekräfte verantwortlich. Ordnen Sie der jeweiligen Siuation die beste Lagerung zu!

1) Essen und Trinken	a) Trendelenburg-Lagerung ...
2) Dekubitusprophylaxe	b) stabile Seitenlage ...
3) Kreislaufversagen	c) 30° - Seitenlage ...
4) Hemiplegie	d) 90° - Seitenlage ...
5) Bewußtlosigkeit	e) Oberkörperhochlagerung ...

Aufgabe 17
PH 10.11

Rehabilitation

Benennen Sie bitte die kurz charakterisierten Rehabilitationsformen!

a) Im Vordergrund steht die psychische, familiäre, gesellschaftliche und wirtschaftliche Eingliederung. Förderungsmaßnahmen geistig und/oder körperlich kranker Kinder in speziell dafür eingerichteten Schulen und Kindergärten oder Hilfen zur Verbesserung der Wohnsituation gehören beispielsweise dazu.

s ... ... Rehabilitation

b) Alle ärztlichen bzw. ärztlich verordneten Maßnahmen wie z.B. Operationen, Arznei- und Verbandmittel, Ergotherapie und Belastungserprobung umfaßt diese Rehabilitationsform.

... ... Rehabilitation

c) Unter dieser Rehabilitationsform fallen beispielsweise Ausbildungs- oder Umschulungsmaßnahmen, Hilfen zur Erlangung oder Erhaltung des Arbeitsplatzes oder Berufsfindungsmaßnahmen.
… … … … … … … … … … Rehabilitation

Psychotherapie, Naturheilverfahren und Homöopathie

Aufgabe 18
PH 10.12 - 10.14

Bitte beantworten Sie die folgenden Fragen.

a) Wer begründete 1942 die klientenzentrierte Gesprächspsychotherapie?
Carl ....

b) Welche Form der Psychotherapie wendet Lerntheorien zur Behandlung psychischer Störungen an?
....

c) Wer begründete die Psychoanalyse?
Sigmund ....

d) Wie heißt das Naturheilverfahren, das Krankheiten mit Pflanzen, Pflanzenteilen oder Pflanzeninhaltsstoffen behandelt?
....

e) Wer gilt als Begründer der Homöopathie?
Samuel ....

f) Wie heißt die Reflextherapie, bei der Nadeln in genau festgelegte Hautpunkte gestochen werden?
....

Allgemeine Pflege vor, während und nach Operationen

11

Stationäre Phase vor Operationen

Aufgabe 1
PH 11.1.2

Die Zeit, die Patienten in der Regel vor Operationen stationär verbringen, kann vielfältig und sinnvoll genutzt werden. Versuchen Sie, den Lückentext der Silben zu vervollständigen.

ra-ope-steh-deu-Be-ti-on-st-post-volle-trau-Kon-Atem-Ope-tung-ens-auf-hu-ver-takt-Ab-tive-ra

Alle Maßnahmen der präoperativen Pflege dienen der optimalen Vorbereitung des Patienten auf die bevorstehende .... Einige, beispielsweise das präoperative Einüben von ....-, ...- oder ....techniken, sollen dem Patienten die unmittelbar .... Phase erleichtern und Komplikationen verhüten helfen. Sie bieten den Pflegenden die Möglichkeit, ... zum Patienten aufzunehmen und eine .... Atmosphäre zu schaffen, die für den anschließenden Heilungs- und Genesungsprozeß von großer .... ist.

Vorbereitung des Patienten auf die OP

Aufgabe 2
PH 11.1.2

Patienten werden in der Regel auf die Operation vorbereitet. Hier finden Sie drei Maßnahmen, die mit den richtigen Punkten bezüglich Durchführung und Begründung in Zusammenhang gebracht werden sollen. Ordnen Sie die in den drei Spalten aufgeführten Aussagen einander zu, so daß Sie 11 richtige „Pfade“ erhalten, zum Beispiel Xy11.

Maßnahme:

A) Körperreinigung

B) Haarentfernung im OP-Gebiet

C) Darmvorbereitung

Durchführung:

a) Haare im OP-Bereich entfernen
b) Darm-OP: orthograde Spülung (Arztanordnung!)
c) Make-up und Nagellack entfernen
d) Nabel gründlich reinigen
e) Haut nicht verletzen
f) OP außerhalb des Magen-Darm-Traktes: Entleerung des Rektums am Vorabend
g) am Morgen des OP-Tages duschen
h) OP in Darmnähe: Reinigungseinlauf
i) Sicherheitsabstand bei der Rasur berücksichtigen

Begründung:

1) Haare sind Keimträger
2) Infektionsgefahr durch Fäzes
3) keine intraoperative Darmentleerung
4) Hygiene
5) Keimreservoir
6) Wundsekret ist Nährboden für Bakterien
7) Zugang bei Laparaskopie
8) subjektives Wohlbefinden
9) bessere Sicht, da Darm nicht gefüllt
10) Beurteilung der Hautfarbe und Durchblutung
11) mögliche Erweiterung des OP-Feldes

.........1, ...2, ...3, ...4, ...5, ...6,

.........7, ...8, ...9, ...10, ...11

Nahrungskarenz vor Operationen

Aufgabe 3
PH 11.1.2

Das Beachten der Nahrungskarenz vor Operationen ist für die Operation und die Sicherheit des Patienten wichtig.
Welche der folgenden Aussagen halten Sie für richtig?

a) Patienten, die nicht eindeutig nüchtern sind, dürfen auf keinen Fall operiert werden.
b) Die Zeit, in der der Patient vor Operationen weder essen noch trinken darf, beträgt 4-6 Stunden.
c) Kaugummis dürfen weiter gekaut werden, weil sie das Hungergefühl senken.
d) Die Risiken einer Operation bei einem nicht nüchternen Patienten bestehen darin, daß es zu Erbrechen mit einer daraus folgenden Aspirationspneumonie oder/und zu einer Verlegung der Luftwege kommen kann, sofern der Patient noch nicht intubiert wurde.

Prämedikation

Aufgabe 4
PH 11.1.2

Patienten bekommen in der Regel am OP-Tag ein angstlösendes Medikament.
Welche der folgenden Aussagen ist in diesem Zusammenhang richtig?

a) Der Patient darf seine Prämedikation nicht einnehmen, weil er dann nicht mehr nüchtern wäre und die Operation verschoben werden müßte
b) Die Pflegeperson sollte darauf achten, daß der Patient seine Medikamente pünktlich einnimmt, damit er bei Ankunft im OP auch wirklich angstfrei ist.
c) Die richtige Dosierung des Medikamentes liegt im Ermessen der Pflegeperson.
d) Der Patient darf nach der Einnahme der Prämedikation noch alleine zur Toilette gehen.
e) Der Patient muß das Medikament mit mindestens einem Glas Wasser einnehmen.

Transport in den OP

Das folgende Kreuzworträtsel benennt die Dinge, die der Patient vor dem Transport in den OP noch entfernen muß.

Aufgabe 5
PH 11.1.2

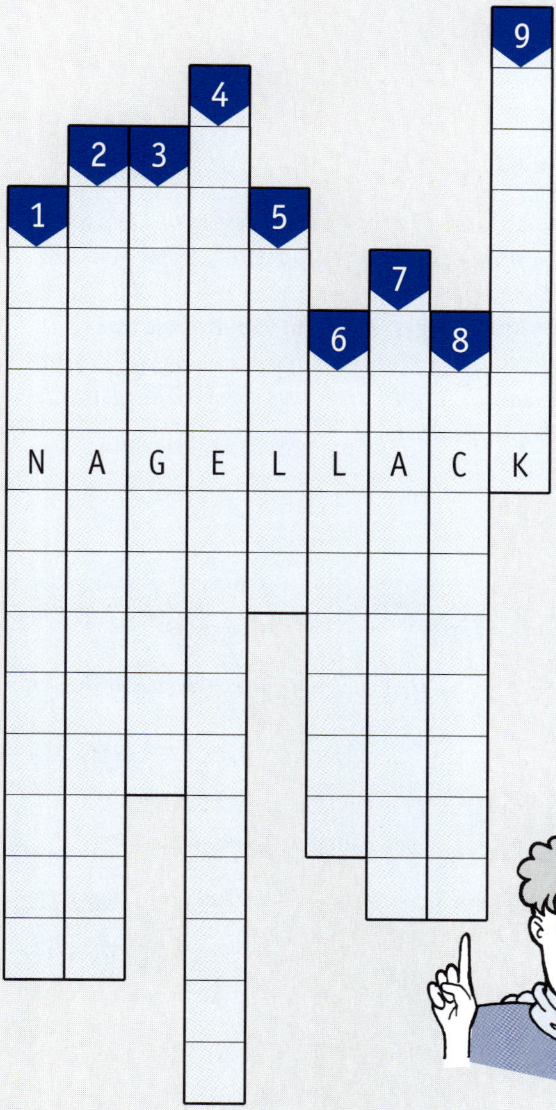

1) die „Dritten"
2) wenn die verrutschen, klappt´s nicht mehr so gut mit dem Sehen
3) ein Gerät, das Geräusche für einige wieder hörbar macht
4) allgemein für wertvolle Dinge
5) das „Nasenfahrrad"
6) was man anzieht
7) lange, dünne Dinger, die auf dem Kopf wachsen, kann man damit zusammenhalten
8) darauf läuft man
9) allgemein für Ringe, Ketten usw.

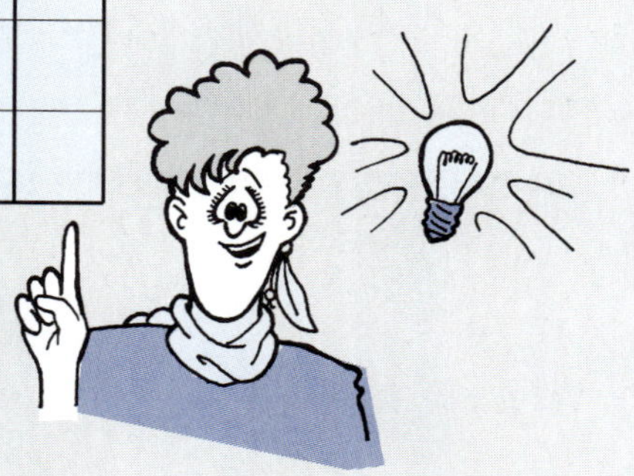

Chirurgische Händedesinfektion

Aufgabe 6
PH 11.2.3

Welche Aussage ist richtig?

Nach einer chirurgischen Händedesinfektion sind die Hände …

a) keimfrei.

b) keimarm.

Anziehen von sterilen Handschuhen

Aufgabe 7
PH 11.2.3

Das sterile Anziehen von Handschuhen gibt es nicht nur im OP, sondern auch bei einigen anderen pflegerischen Aufgaben. Deswegen sollten Sie mit der Technik vertraut sein.
Sehen Sie sich die folgenden Abbildungen an, und versuchen Sie anschließend, die Bilder in die richtige Reihenfolge zu bringen! Wenn Sie die Aufgabe richtig gelöst haben, ergibt sich aus den Anfangsbuchstaben der Abbildungen ein Lösungswort.

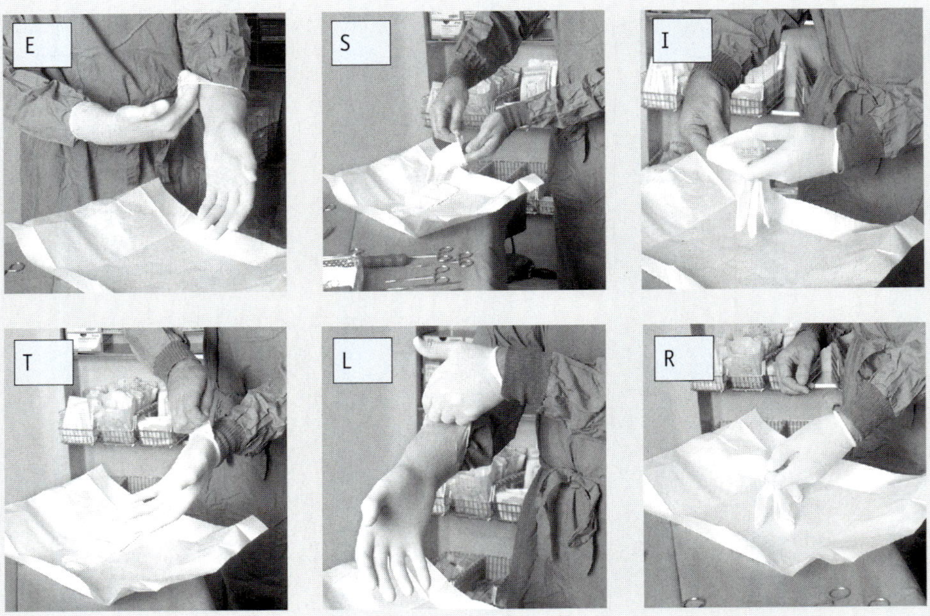

Lösung: | | | | | | |

Abholen vom Aufwachraum

Aufgabe 8
PH 11.4.1

Beim Transport vom Aufwachraum zurück auf die Station muß der Patient ständig überwacht werden.
Setzen Sie aus der Liste mit den Wortstücken die Kriterien zusammen, die Sie überwachen bzw. überprüfen müssen!

Nach-Spontan-ität-Kreis-reflexe-Ident-blutungen-lage-Schutz-atmung-Be-wußtseins-lauf

....

....

....

....

....

....

Postoperative Mobilisation

Aufgabe 9
PH 11.4.4

Postoperativ können viele Prophylaxen durch eine Frühmobilisation realisiert werden. Wann soll im Normalfall mit dieser Mobilisation begonnen werden?

a) Direkt nach der Operation, sobald der Patient wieder auf seinem Zimmer ist.
b) Der Patient meldet sich, wenn er das Bedürfnis verspürt, aufzustehen.
c) Am Abend des OP-Tages oder am Morgen des ersten postoperativen Tages.
d) Ungefähr am siebten postoperativen Tag.

Aufgabe 10
PH 11.4.5

Postoperativer Kostaufbau

Ordnen Sie den Aussagen die richtigen Begründungen zu!

a) Zitronenstäbchen, Mund ausspülen, Lippen eincremen, Mund etwas mit Butter ausstreichen

b) Nahrungsaufnahme 4-6 Stunden postoperativ in der Regel erlaubt

c) Nahrungskarenz nach Magen-Darm-OP

1) Gefahr des Erbrechens mit Aspiration

2) Feuchthalten der Mundschleimhaut

3) Nahtentlastung

4) Hilft dem Patienten, die Nahrungskarenz einzuhalten

5) Anastomosen müssen zuerst verheilt sein

6) die Peristaltik und der Brechreiz müssen sich wieder normalisiert haben

Aufgabe 11
PH 11.4.8

Reihenfolge beim Verbandwechsel

Das Anlegen der Verbände muß je nach Beschaffenheit der Wunde in einer bestimmten Reihenfolge geschehen, um eine Keimverschleppung zu vermeiden.
Bringen Sie die genannten Wundarten in eine sinnvolle Reihenfolge, um neue Verbände anzulegen!

1) septische Wunde
2) kontaminierte Wunde
3) aseptische Wunde
4) bedingt aseptische Wunden

... – ... – ... – ...

12 Schwangerschaft, Geburt und Wochenbett

PVorbeugung von Schwangerschaftsstreifen

Aufgabe 1
PH 12.1.3

Viele schwangere Frauen möchten - auch aus kosmetischen Gründen - die Entstehung der sogenannten Schwangerschaftsstreifen vermeiden. Welche Tips könnten Sie aus der folgenden Liste empfehlen?

1) Möglichst enge Oberbekleidung anziehen, damit die Haut mehr zusammengehalten wird.
2) Eine Bürstenmassage durchführen, damit die Haut besser durchblutet und gestrafft wird.
3) Kalte Wassergüsse sorgen für eine entsprechende Vorbeugung.
4) Massagen mit Körperöl oder fettenden Cremes verleihen der Haut mehr Elastizität.
5) Vollbäder mit möglichst heißem Badewasser straffen die Haut sehr effektiv.
6) Knet- und Zupfmassagen der Bauchhaut wird eine entsprechende Wirkung zugesprochen.

a) alle Antworten sind richtig
b) nur 1, 2 und 6 sind richtig
c) nur 2, 3, 4 und 6 sind richtig
d) keine der Lösungen trifft zu
e) nur 2, 4 und 5 sind richtig

Das Vena-Cava-Kompressionssyndrom

Aufgabe 2
PH 12.1.3

Das Vena-Cava-Kompressionssyndrom geht bei der Schwangeren einher mit Schwindel, Ohnmacht und Blässe. Wie können Pflegende bzw. die Schwangere diesen Auswirkungen vorbeugen?

a) Die Schwangere soll zur Stärkung der Kondition möglichst viel Sport treiben.

b) Die sicherste Methode ist das Anziehen von Antithrombosestrümpfen.

c) Die Lagerung auf die Seite, bevorzugt auf die linke Seite, ist eine wirksame Maßnahme.

d) Der behandelnde Arzt verschreibt der Schwangeren ein Medikament zur Stabilisierung des Kreislaufs.

Aufgabe 3
PH 12.3.3

Pflege bei Amniozentese/Pflege bei Chorionzottenbiopsie

Finden Sie für die beiden Untersuchungen die richtigen Verknüpfungen, so daß Sie einen Pfad erhalten, wie zum Beispiel 1Xy.

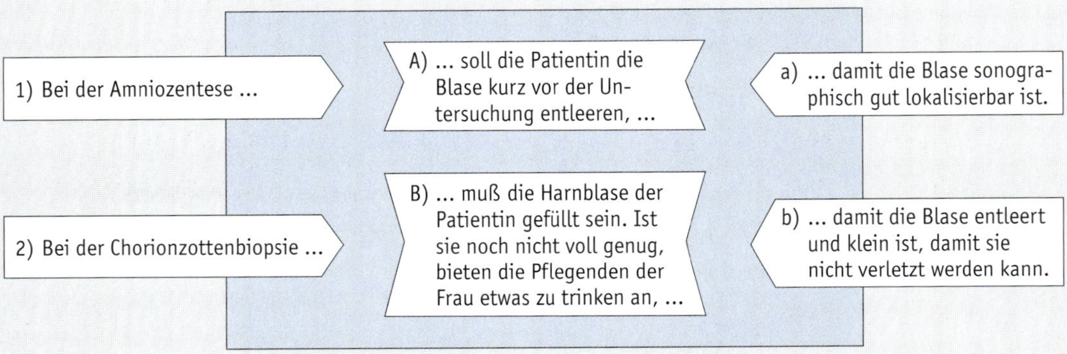

Aufgabe 4
PH 12.3.4

Pflege nach Schwangerschaftsabbruch

Unterstreichen Sie jeweils die richtige Aussage!

Pflegende sollten die persönliche Einstellung der Frau akzeptieren, ihr Verhalten auf keinen Fall - unterstützen / verurteilen / unterbinden. Ist dies einer Pflegenden nicht möglich, sollte sie andere - Patientinnen / Kolleginnen / Kinder - auf der Station betreuen oder um ihre Versetzung bitten, da die Frau ihre Einstellung auch dann spürt, wenn sie diese zu verheimlichen versucht. Außerdem würde es die Pflegende selbst zu sehr belasten.

Bei Erhebung der Pflegeanamnese unbedingt den Eindruck eines Verhörs - vermeiden / vermitteln / schaffen.

Bei - rh-positiven / Rh-negativen / ängstlichen - Frauen Rhesus-Prophylaxe durchführen (auf Arztanordnung).

Falls gewünscht, - Kinder / Ärztin / Patientin - über Methoden der Empfängnisverhütung beraten bzw. eine Beratung organisieren. Bei Abbruch wegen schwerer Fehlbildung des Ungeborenen evtl. eine - genetische / chemische / diätetische - Beratung anmelden.

Patientin erklären, daß Vollbäder und Geschlechtsverkehr erst wieder erlaubt sind, wenn die - nasale / anale / vaginale - Blutung vollständig aufgehört hat (nach ca. 10-12 Tagen).

In allen Phasen der Betreuung gesprächsbereit sein (auf Wunsch der Frau auch unter Einbeziehung des Partners), jedoch - auch / nicht / genervt - das Nicht-Reden-Wollen akzeptieren.

Unabhängig von der Ursache des Schwangerschaftsabbruches stets mit einer Trauerreaktion der Frau rechnen. Diese setzt oft bereits im Krankenhaus ein, kann aber auch noch Wochen später auftreten.

Pflege bei Extrauteringravidität

Aufgabe 5
PH 12.5.2

Welche der folgenden Punkte treffen zu?

a) Die Patientin muß in regelmäßigen Abständen in Bezug auf Vitalzeichen und Zeichen eines akuten Abdomens beobachtet werden.
b) Wegen der psychischen Belastung sollte die Patientin kein Einzelzimmer haben, sondern sich mit anderen Wöchnerinnen ein Zimmer teilen.
c) Die Patientin sollte bei unklarer Diagnose oder anstehendem OP-Termin nüchtern bleiben.
d) Bei sicherer Diagnose wird die Patientin auf die Operation vorbereitet.

Aufgabe 6
PH 12.5.3

Pflege bei Placenta praevia

Ordnen Sie den einzelnen Maßnahmen die jeweils richtige Begründung zu.

1) dadurch wird einem Vena-Cava-Kompressionssyndrom vorgebeugt	a) engmaschige Vitalzeichen-Kontrolle
2) dient der Überwachung der Mutter	b) Anlegen eines CTG
3) zur Schonung der gefährdeten Plazenta	c) absolute Bettruhe
4) dient der Überwachung des Kindes	d) bevorzugt (Links-)Seitenlage
5) die Mutter soll jegliche Anstrengungen vermeiden	e) Hilfestellung bei der Körperpflege

Aufgabe 7
PH 12.5.4

Pflege bei Gestosen

Ist die folgende Aussage richtig?

Bei den Gestosen der Schwangerschaft muß generell auf regelmäßige Vitalzeichenkontrolle, Ruhe, körperliche Schonung und Reizabschirmung geachtet werden.

a) Die Aussage trifft nicht zu.

b) Die Aussage trifft zu.

Aufgabe 9
PH 12.5.6

Pflege bei Frühgeburt

Bei einer Patientin mit drohender Frühgeburt sind zahlreiche körperliche, aber auch psychische Aspekte zu bedenken. Ordnen Sie die folgenden Aussagen zu, je nachdem, ob sie in diesem Zusammenhang Sinn macht oder nicht!

1) Die Patientin sollte strenge Bettruhe einhalten.

2) Die Körperpflege muß vom Pflegepersonal komplett übernommen werden.

3) Offene Gespräche sind für die Patientin oft entlastend.

4) Das Pflegepersonal sollte freundlich und gesprächsbereit sein, um Spannungen und Konflikte zu mindern.

5) Eine Genitalspülung wird zweistündlich vorgenommen.

6) Bei erfolgtem vorzeitigem Blasensprung ist wegen der Gefahr einer Infektion eine regelmäßige Temperaturkontrolle indiziert.

7) Das Pflegepersonal verabreicht nach Schema Oxytocin s.c., um dem vorzeitigen Einsetzen der Wehen vorzubeugen.

a) Diese Aussage macht keinen Sinn.

b) Diese Aussage macht Sinn.

Das Anlegen eines CTG

Aufgabe 9
PH 12.6.2

Stellen Sie sich vor, eine Kollegin bittet Sie, ihr bei der Entschlüsselung der Betriebsanleitung zu helfen. Leider ist der Druck der Anleitung teilweise so schwach, daß einzelne Wörter kaum entziffert werden können. Sie können Ihrer Kollegin bestimmt helfen und die Lücken mit Hilfe der Wortbruchstücke füllen.

ca-dat-ct-30-kin-gel-ela-enten-ören-fra-g-schen-1-ztön-des-va-inke-burts-dikam-tg-her-sti-me-gebu-uhr-um-c-h-rtste-ge-zeit-e-rmin

Papiervorrat des Geräts überprüfen. CTG-Streifen mit Namen, Vornamen und .... der Schwangeren, errechnetem ...., derzeitiger Medikation sowie aktuellen Datum und .... beschrif-

ten.
Patientin evtl. zur Vermeidung einer V. ....-Kompression auf die .... Seite legen lassen. Kindslage und -stellung bestimmen, da die kindliche Herzhinterwand für die Erfassung der .... am günstigsten ist und von daher festgestellt werden muß, wo sich der Rücken des .... befindet. Den Schallkopf dort anbringen, wo die Herztöne am besten zu .... sind. Tokographie-Aufnehmer mit einem .... Gurt (Gummi- oder Textilgurt) über dem Gebärmutterfundus befestigen. Herzton-Transducer (Schallkopf) mit Sonographie......... vorbereiten und mit Gurt fixieren. Aufzeichnung kontrollieren, bei guter Aufzeichnung, Papiervorschub (... cm/min.) und .... über mindestens ...... Minuten registrieren lassen, falls keine anderslautende Anordnung besteht. Jede Lageveränderung und jede an der .... durchgeführte Maßnahme (zum Beispiel gynäkologische Untersuchungen oder die Einnahme von ....) auf dem .... dokumentieren.

Dammschutz

Aufgabe 10
PH 12.8.2

Besonders im Rahmen der ersten Hilfe ist es wichtig, einen Dammschutz durchzuführen, weil die Mittel zur Durchführung einer Episiotomie fehlen. Zudem ist auch nicht bei jeder Geburt eine Episiotomie notwendig, so daß auch hier routinemäßig der Dammschutz zum Einsatz kommt.
Zeichnen Sie in die Abbildung ein, an welcher Stelle es zu Einrissen kommen kann, wenn keine Episiotomie bzw. kein Dammschutz angewandt wird. Markieren Sie dann die Stelle mit einem Pfeil, die mit der am Rand gezeigten Hand abgestützt werden muß, um einen Dammschutz zu gewährleisten.

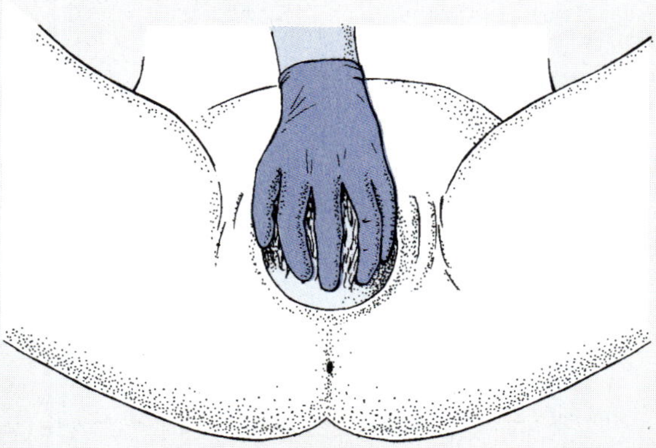

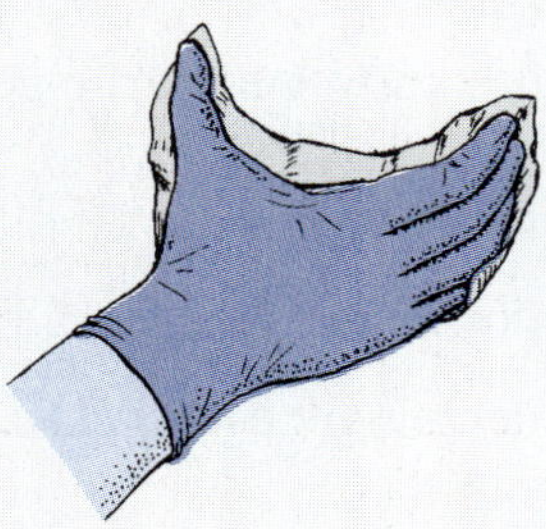

Pflege bei Dammriß/Pflege nach Episiotomie

Aufgabe 11
PH 12.10.2 + 12.10.4

Im folgenden werden Pflegemaßnahmen zu nur einer der beiden Themen genannt.
Überlegen Sie, auf welche diese eher zutreffen!

In den ersten beiden Tagen werden Genitalspülungen durchgeführt, ab dem 3. Tag sind Sitzbäder erlaubt, die Dammnaht muß auf Zeichen einer Infektion, eines Hämatoms oder einer verzögerten Wundheilung beobachtet werden, in Absprache mit dem Arzt kann trockene Wärme (z.B. Sollux-Lampe) angewandt werden, beim Sitzen kann ein Sitzring oder ein weiches Kissen für Erleichterung sorgen, bei stärkeren Schmerzen helfen z.B. Diclofenac Suppositorien (nach Arztanordnung!), bei der Ernährung sollte die Patientin auf ausgewogene Kost achten.

a) Die genannten Pflegemaßnahmen passen zu „Pflege nach Dammriß".

b) Die genannten Pflegemaßnahmen passen zu „Pflege nach Episiotomie".

Hygienemaßnahmen auf der Entbindungsstation

Aufgabe 12
PH 12.11

Im folgenden Kreuzworträtsel geht es um Dinge, die unbedingt der Hygiene unterliegen. Das Lösungswort beschreibt eine Infektionsquelle nach der Entbindung.

1) ??? sollten mehrmals täglich geleert werden
2) wegen der in Erde allgegenwärtigen Tetanuserreger keine ??? auf der Station erlauben
3) häufiges Wechseln der ???, aber nicht während der Still- und Abpumpzeiten
4) vor jedem Kontakt mit dem Kind oder vor jeder Berührung der Brust ??? desinfizieren
5) auf der ganzen Station sollte peinliche ??? herrschen
6) Besucher nicht auf dem ??? sitzen lassen
7) es sollten keine ??? auf der Station gepflegt werden

1	2	3	4	5	6	7

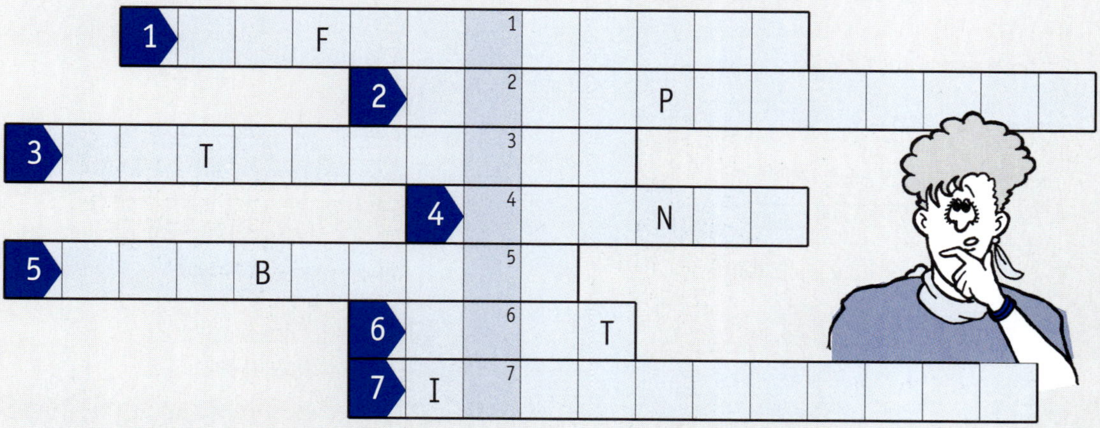

Pflege bei Lochien

Aufgabe 13
PH 12.12.1

Welche Aussagekombination trifft zu?

1) Die Vorlagen sollten häufig gewechselt werden,
2) weil diese einen optimalen Nährboden für Keime darstellen und das Aufsteigen von Keimen begünstigen können.

	Aussage 1	Aussage 2	Verknüpfung
A	richtig	richtig	richtig
B	richtig	falsch	sinnlos
C	richtig	richtig	falsch
D	falsch	falsch	richtig
E	falsch	richtig	sinnlos

Uterusrückbildung und Veränderung der Lochien

Aufgabe 14
PH 12.12.1

Nach der Geburt kehrt der Körper der Mutter langsam wieder in seinen normalen Zustand zurück. Dabei lassen sich im zeitlichen Verlauf typische Veränderungen beobachten.
Ihre Aufgabe besteht darin, die Lochien dem richtigen Zeitpunkt zuzuordnen.

Wochen nach Entbindung

1) Ende der 2. Woche
2) Ende der 1. Woche
3) Ca. 4 – 6 Wochen
4) Ende der 3. Woche
5) 1. Woche

Lochien

a) Blutig (Lochia rubra/cruenta)
b) Versiegen der Lochien
c) Dunkel-gelb (Lochia flava)
d) Grau-weiß (Lochia alba)
e) Braun-rötlich (Lochia fusca)

Wochenbettpflege

Aufgabe 15
PH 12.12.2

Einer von vielen wichtigen Aspekten der Wochenbettpflege findet sich in den Blasenentleerungsstörungen. Deswegen ist es gerade in den ersten Tagen nach einer Geburt wichtig, darauf zu achten, daß die Patientin regelmäßig Urin läßt. Ist dies nicht der Fall und haben andere konservative Hilfsmittel nicht geholfen, müssen Sie andere Maßnahmen einleiten.
Welche der folgenden Möglichkeiten ist richtig?

a) Die Gefahr einer Nierenschädigung indiziert eine möglichst rasche Versorgung mit einem suprapubischen Katheter.
b) Um die Harnproduktion zu steigern, kann man sogenannte Diuretika verabreichen.
c) Durch die volle Blase droht eine Überlaufinkontinenz, so daß man der Patientin im eigenen Interesse eine Windelhose anziehen sollte.
d) Mittel der Wahl ist das Einmalkatheterisieren, um eine aufsteigende Infektion der Harnleiter und Nieren zu verhindern.
e) Als Insidertip gilt die Reizung der Harnröhre. Zu diesem Zweck wird eine äußerst geringe Menge einer hyperämisierenden Salbe direkt in die Harnröhrenöffnung gegeben.

Wußten Sie schon, daß ... die Augenfarbe bei allen Menschen nach der Geburt blau und nach dem Tod grünbraun ist?

Ernährung nach der Geburt

Aufgabe 16
PH 12.12.2

Viele Frauen wünschen sich nach einer Schwangerschaft, daß sie ihre alte Figur möglichst schnell wiedererlangen.
Ist der folgende Tip in diesem Zusammenhang zu empfehlen?

Stillende Frauen haben einen erhöhten Energiebedarf. Diese Tatsache bietet sich geradezu an, um eine Schlankheitskur zu machen. Der Organismus der Mutter wurde durch die Schwangerschaft sehr in Anspruch genommen, so daß eine Gewichtsreduzierung nur von Vorteil sein kann.

a) Dieser Tip kann ohne Bedenken weiterempfohlen werden.
b) Dieser Tip ist für stillende Mütter keineswegs empfehlenswert.

Psychische Begleitung nach der Geburt

Aufgabe 17
PH 12.12.2

Unterstreichen Sie jeweils die richtige Aussage!

Viele Wöchnerinnen haben am 2.-4. Tag nach der - Geburt / Aufnahme / Empfängnis - einen „Heultag“ (Wochenbettdepression, maternity blues). Der Frau und ihrem - Kind / Partner / Teddy - erklären, daß dies völlig normal und kein Anlaß zur Besorgnis ist.
Wenige / Dumme / Viele - Frauen sind in ihrer neuen Rolle als Mutter unsicher, fragen sich, ob sie den Anforderungen gewachsen sein werden. Wöchnerin bestärken; bei anfänglichen Problemen mit dem Kind erklären, daß auch das - Kind / Personal / Stillen - Anpassungsschwierigkeiten hat und die Probleme nicht ein Zeichen dafür sind, daß sie alles falsch macht. Viele Wöchnerinnen sind - ruhebedürftig / unternehmungslustig / sexlüstern. Ruhezeiten / Besuch / Zuwendung - in Grenzen halten, vor allem bei mehreren Patientinnen in einem Zimmer.

Mastitisprophylaxe

Aufgabe 18
PH 12.13.1

Welche Aussagen zur Mastitisprophylaxe treffen zu?

a) Jeglicher Kontakt zwischen Lochien und Brust sollte vermieden werden.
b) Einreibungen der Brust mit einer heparinhaltigen Salbe sorgen für eine bessere Durchblutung und damit einer gesteigerten Abwehr gegen Krankheitskeime.
c) Rhagaden der Brustwarzen sofort behandeln, evtl. Stillhütchen benutzen lassen.
d) Kind richtig anlegen und Brust sorgfältig pflegen.
e) Regelmäßige Rachenabstriche beim Personal dienen der Kontrolle einer potenten Infektionsquelle.

Stillen

Ordnen Sie den einzelnen Punkten die jeweils passende Begründung zu!

Aufgabe 19
PH 12.12.4

1) Durch den Sog könnten beim Wegziehen des Säuglings Einrisse in der Brust entstehen, die Rhagaden und eine Mastitis begünstigen.

2) Die Wirkstoffe können unter Umständen über die Muttermilch auch auf den Säugling wirken.

3) Dient der allgemeinen Hygiene und verhindert eine Infektion der Brust durch Lochien.

4) Die Überbeanspruchung einer Brust führt oftmals zu einer Mastitis.

5) Dadurch ist die Nachtruhe (z.B. bei Rooming-in) gewährleistet.

a) Vor dem Stillen desinfiziert sich die Mutter die Hände (zu Hause reicht das Waschen der Hände).

b) Die maximale Stillzeit sollte 20 Minuten je Brust nicht überschreiten.

c) Nach dem Stillen einen Finger zuerst in den Mundwinkel des Kindes schieben und vorsichtig lösen, wenn das Kind am Finger saugt.

d) Während der Stillzeit sollte die Mutter keine Medikamente einnehmen.

e) Die Spätmahlzeit sollte das Kind gegen 22 Uhr bekommen.

Pflege von Kindern

Flüssigkeitsbedarf bei großer Hitze oder Fieber

Aufgabe 1
PH 13.1.1

Welche der Kombinationen stimmt?

1) Bei großer Hitze oder bei Fieber sollte den Säuglingen zusätzlich abgekochtes Wasser oder ungezuckerter Tee angeboten werden,
2) weil bei Säuglingen schnell ein bedrohlicher Flüssigkeitsverlust eintreten kann.

	Aussage 1	Aussage 2	Verknüpfung
A	falsch	falsch	sinnlos
B	richtig	richtig	falsch
C	falsch	richtig	sinnlos
D	richtig	richtig	richtig
E	richtig	falsch	sinnlos

Der Gebrauch von Thermoskannen

Aufgabe 2
PH 13.1.1

Thermoskannen bieten häufig einen guten Dienst beim Warmhalten von Flüssigkeiten. Warum sollte Milch jedoch nie in einer Thermoskanne warm gehalten werden?
Finden Sie die richtige Begründung heraus!

a) Thermoskannen eignen sich nur zum Warmhalten von Tee oder Kaffee.
b) Milch ermöglicht als idealer Nährboden für Bakterien eine rasche Keimvermehrung.
c) Durch Ausfällung von Chinin bekäme die Milch einen bitteren Geschmack.

Zubereitung von Fertignahrung

Aufgabe 3
PH 13.1.1

Bei der Zubereitung von Fertignahrung müssen einige Regeln beachtet werden.
Ordnen Sie den folgenden Aussagen die richtigen Begründungen zu!

1) So wird vermieden, daß die im Milchpulver vorhandenen hitzeempfindlichen Vitamine zerstört werden.

2) Diese dienen Krankheitskeimen als Nährboden und sollten daher nicht mehr verwendet werden.

3) Hier spielt sowohl der hygienische als auch der desinfizierende Effekt eine Rolle

4) Dadurch werden eventuell im Wasser vorhandene Keime abgetötet.

5) Dies gewährleistet, daß die Qualität der Nahrung einwandfrei ist.

6) So bekommt der Säugling seine optimal aufeinander abgestimmte Nahrung.

a) Flaschen, Sauger und benötigtes Zubehör werden mindestens einmal täglich fünf Minuten ausgekocht oder in einem Vaporisator behandelt.

b) Das Wasser wird vor Gebrauch mindestens fünf Minuten lang abgekocht.

c) Das Wasser sollte nach dem Abkochen auf 50-60°C abgekühlt sein, bevor das Pulver darin aufgelöst wird.

d) Die Dosierungen und Anweisungen auf der Packung der Fertignahrung müssen befolgt werden.

e) Jede Mahlzeit muß frisch zubereitet werden.

f) Reste werden immer verworfen.

Nabelpflege

Aufgabe 4
PH 13.2.1

Bei der Nabelpflege kommt unter anderem auch Puder zum Einsatz.
Welche Tips sind in diesem Zusammenhang zu empfehlen?

a) Puder darf keinesfalls in die Atemwege des Säuglings gelangen.

b) Puder trocknet stark aus und sollte deswegen nicht auf die umliegenden Hautpartien geraten.

c) Puder sollte wegen seiner positiven Eigenschaften möglichst großzügig und weitläufig aufgetragen werden.

d) Puder sollte sowohl auf den Nabelstumpfansatz als auch auf den Nabelgrund aufgebracht werden.

Das Waschen des Säuglings

Aufgabe 5
PH 13.2.4

Die Ganzkörperwaschung des Säuglings umfaßt viele Aspekte, die hier leider durcheinander geraten sind.
Bringen Sie die einzelnen Maßnahmen in die richtige Reihenfolge und vervollständigen Sie den Code!

a) Gesicht ohne Badezusatz waschen, dabei Augen von außen nach innen reinigen,
b) Oberkörper des Kindes entkleiden,
c) nacheinander Hals, Ohren, Hände, Arme, Achseln, Brust, Bauch, Rükken, Beine, Genitalbereich von vorne nach hinten waschen und dabei bereits gereinigte Körperteile trocknen,
d) Hygienemaßnahmen durchführen,
e) Oberkörper des Säuglings bekleiden, Windel unter Gesäß legen und Badetuch entfernen,
f) Körpergewicht bestimmen,
g) Beine und Gesäß entkleiden,
h) Gesicht sparsam eincremen und Haare kämmen,
i) Säugling wieder auf das zusammengefaltete Badetuch legen,
j) Raum vorbereiten,
k) evtl. Genitalbereich mit Öl nachreinigen,
l) Gesäß z.B. mit Öl nachreinigen,
m) Gesäß sparsam eincremen, Windel verschließen und Kind anziehen,
n) Haare bei Bedarf mit einem Waschlappen reinigen,
o) Nase und Ohren kontrollieren und bei Bedarf mit einem Wattestäbchen reinigen, aber nicht in den Gehörgang führen,
p) Materialien bereitlegen,
q) falls notwendig, nach entsprechender Händehygiene Nabelpflege durchführen,
r) Säugling auf das zusammengefaltete Badetuch legen,
s) Badezusatz sparsam dem Waschwasser hinzufügen,
t) eigene Hände waschen und desinfizieren,
u) Wasser vorbereiten,
v) bei Bedarf rektale Körpertemperatur kontrollieren.

j ... ... l ... ... b ... ... s ... ... h ... ... q ...

Das Baden des Säuglings

Aufgabe 6
PH 13.2.4

In der Abbildung sehen Sie, wie ein Säugling sicher in einer Badewanne gehalten werden kann.
Versuchen Sie nun, aus den Satzbruchstücken eine passende Beschreibung zusammenzustellen!

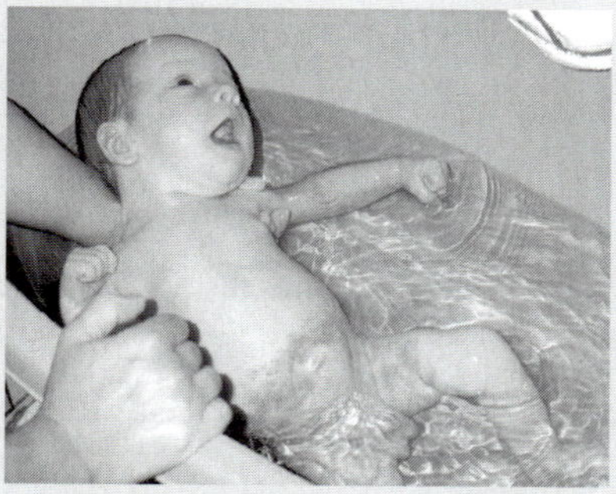

Der Kopf - wenn es sich bewegt. - in die Achselhöhle - ihre linke Hand greift - des Säuglings ruht - auf dem Unterarm - das Kind sicher, - der Pflegeperson, - und hält

....

....

....

Wickeln

Aufgabe 7
PH 13.2.5

Säuglinge werden ca. 5-8 mal täglich gewickelt. Wie das Wickeln richtig ausgeführt wird, steht im folgenden Text, in dem aber einige Wörter fehlen. Füllen Sie die Lücken mit den Wortstücken sinnvoll auf!

tere-ut-An-sam-Haut-Wärme-reiz-spar-Ha-us-keln-Haut-un-falten-ungen-Wic-lampe

Vor dem Wickeln wird für eine angemessene Raumtemperatur gesorgt, die .... kann zudem auch eingeschaltet werden.
Um später alle benötigten Materialien bereitliegen zu haben, werden diese vor dem .... zurechtgelegt. Dies wären zum Beispiel die Reini-

gungs- und Pflegematerialien, eine frische Windel und sicherheitshalber Ersatzkleidung.

Nachdem beim Säugling die .... Körperpartie entkleidet wurde, wird der Genitalbereich mit den sauberen Anteilen der Windel grob vorgereinigt. Die schmutzige Windel wird dann so zusammengelegt, daß das Kind auf den sauberen Anteilen der Windel zu liegen kommt. Ist dies nicht möglich, wird die Windel entsorgt und eine saubere Unterlage verwendet. Mit einem feuchten Waschlappen, mit Tüchern und Öl oder fertigen Öl- oder Reinigungstüchern wird die Windelregion und vor allem die .... gründlich gereinigt. Um die Haut dabei nicht unötig zu belasten, sollte man möglichst mit .... Öl oder getränkten Tüchern umgehen. Auch starkes Reiben ist zu vermeiden, da dies zu .... führen kann. Die Reinigungsrichtung verläuft bei Mädchen immer von der Scheide weg zum ...., um hier einer Keimverschleppung vorzubeugen. Beim Wickeln bietet sich genügend Gelegenheit, um die .... zum Beispiel auf Rötungen hin zu untersuchen.

Nun wird die frische Windel untergelegt und die Schmutzwindel entfernt. Das Gesäß und die Hautfalten können noch sparsam eingecremt werden. Zum Schluß wird die Windel verschlossen und das Kind wieder angezogen.

Aufsicht während der Pflege

Aufgabe 8
PH 13.2.5

Ist diese Aussage richtig?

Vergeßlichkeit kann jedem mal passieren und ist durchaus menschlich. Deswegen ist es auch in Ordnung, wenn man einen Säugling, sei es z.B. bei der Ganzwaschung oder beim Wickeln, kurz unbeaufsichtigt läßt, um noch etwas zu holen.

a) nein

b) ja

Ursachen der Windeldermatitis

Aufgabe 9
PH 13.2.5

Die Ursachen zur Entstehung einer Windeldermatitis sind zum Teil pflegerisch zu beeinflussen. Im folgenden Kreuzworträtsel wird nach den Ursachen der Windeldermatitis gefragt. Aus den Ziffern ergibt sich ein Lösungswort.

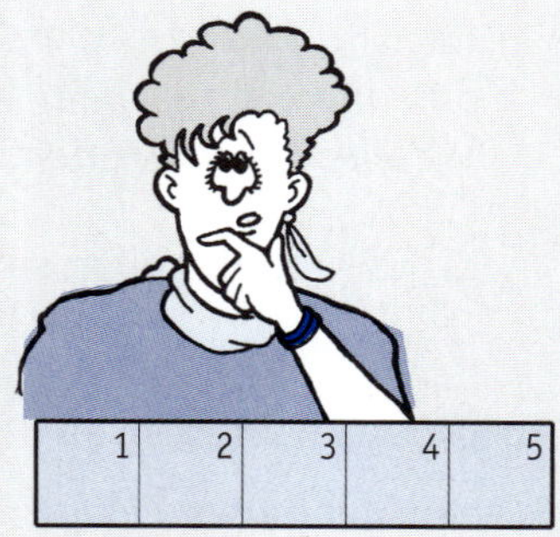

1) durch Hitze und schlechte Belüftung kommt es zu einem ???
2) Krankheitskeime, jedoch keine Viren
3) ??? ist hautreizend und macht die Windel naß
4) durch Wärmestau und ??? kommt es zu „feuchten Kammern"
5) die Hautreizung kann auch durch einen Befall mit Candida albicans verursacht sein. Dann spricht man von einem ???

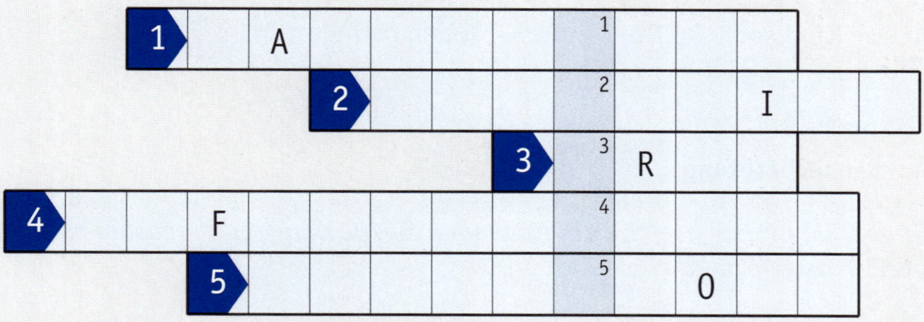

Anziehen des Säuglings

Aufgabe 10
PH 13.2.6

Der folgende Tip bezieht sich auf das Anziehen von Säuglingen. Dabei haben sich jedoch fünf Fehler eingeschlichen. Unterstreichen Sie die Worte, die nicht richtig sind oder überflüssig sind!

Frisch gewaschene Kleidung ist meistens etwas weiter, weil sich das Gewebe durch das Waschen zusammenzieht.

Deswegen ist das Anziehen eines Säuglings problemlos, weil sich die Engstellen am Hals und an den Händen und Füßen leicht beim Anziehen dehnen lassen. Der Säugling muß nicht am distalen Unterarm oder Unterschenkel angefaßt werden, da das Ziehen an den Armen oder Beinen keine Verletzungen verursachen kann.

Umgang mit kranken Kindern

Aufgabe 11
PH 13.3.1

Im Krankenhaus werden Kinder durch zahlreiche verschiedene Bezugspersonen in raschem Wechsel irritiert.
Welche der folgenden Maßnahmen schafft hier Abhilfe?

a) Die Eltern sollen sich als konstante Bezugsperson selber um ihr Kind kümmern.
b) Das Kind muß sich noch an diese neue Situation gewöhnen. Dem Kind muß daher Zeit gegeben werden, sich an das Personal und den Stationsablauf anzupassen.
c) Das Kind sollte im Bezugspflege-Modell betreut werden.

Krankenbeobachtung

Aufgabe 12
PH 13.3.3

Finden Sie heraus, welche der folgenden Begründungen am besten zu dieser Aussage paßt!

„Bei der Pflege von Kleinkindern muß besonderes Augenmerk auf Aktivität, Bewußtsein, Puls, Atmung usw. gelegt werden. Die Betreuung durch möglichst gleichbleibende Pflegepersonen ermöglicht es, auch kleinere Veränderungen schneller zu bemerken."

a) Kleinkinder und Säuglinge sind kaum in der Lage, Beschwerden zu äußern.
b) Die Eltern sollen das Gefühl haben, daß ihr Kind gut versorgt ist.
c) Kleinkinder haben einen äußerst anfälligen Kreislauf.
d) Diese Aussage ist in dieser Form inhaltlich nicht haltbar.
e) Diese Maßnahmen sind im Krankenpflegegesetz formuliert und müssen daher beachtet werden.
f) Durch die intensive Überwachung fühlen sich die Kleinkinder sicher und bekommen nicht so schnell Heimweh.

Kinder bei Untersuchungen/Behandlungen

Aufgabe 13
PH 13.3.4

Im folgenden Text fehlen einige Wörter. Füllen Sie die Lücken mit den Wortstücken aus der Liste auf!

Besch-zungen-nd-Schm-unbe-ern-erz-enbar-Ki-ützers-Verlet-Elt-rech

Kinder sind in ihren Reaktionen auf Schmerzen oder unangenehme Empfindungen .... Deshalb müssen Sie zum Schutz vor .... bei allen diagnostischen und therapeutischen Maßnahmen gut festgehalten werden. .... sind für diese Aufgabe selten geeignet, da sie das Leiden ihrer Kinder nur schwer ertragen und zudem nicht wissen, wie man ein .... richtig fixiert. Außerdem entsteht ein Rollenkonflikt: für das Kind hat die Mutter/der Vater die Rolle des .... !
Ein Kind, das geschickt abgelenkt und gut gehalten wird, verspürt häufig nur den halben ....

Fiebermessen bei Kindern

Aufgabe 14
PH 13.3.6

Bilden Sie durch Zuordnen sinnvolle Sätze!

a) Vor der Temperaturmessung sollte das Kind möglichst 30 (-60) Minuten geruht haben, ...

b) Der Ermittlung der Körpertemperatur kommt ein hoher Stellenwert zu, ...

c) Bei einer erhöhten Blutungsneigung sollte die Temperaturmessung nur axillär oder sublingual erfolgen, ...

d) Zur Fiebersenkung sollte keine Acetylsalicylsäure (ASS) verabreicht werden, ...

e) Es sollte jedoch nicht jedes banale Fieber unterdrückt werden, ...

1) ... da dies die Gefahr in sich birgt, ein Reye-Syndrom zu entwickeln.

2) ... da körperliche Aktivität die Körpertemperatur stärker als bei Erwachsenen ansteigen läßt.

3) ... da Fieber wahrscheinlich die Krankheitsabwehr unterstützt.

4) ... da dies zu den häufigsten Symptomen in der Pädiatrie gehört.

5) ... da beim Einführen des Thermometers in den Anus Verletzungen auftreten können.

Pflege bei Fieber

Aufgabe 15
PH 13.3.6

In diesem Kreuzworträtsel geht es um Begriffe, die bei Fieber beeinträchtig werden. Die Lösung hilft bei der Diagnose.

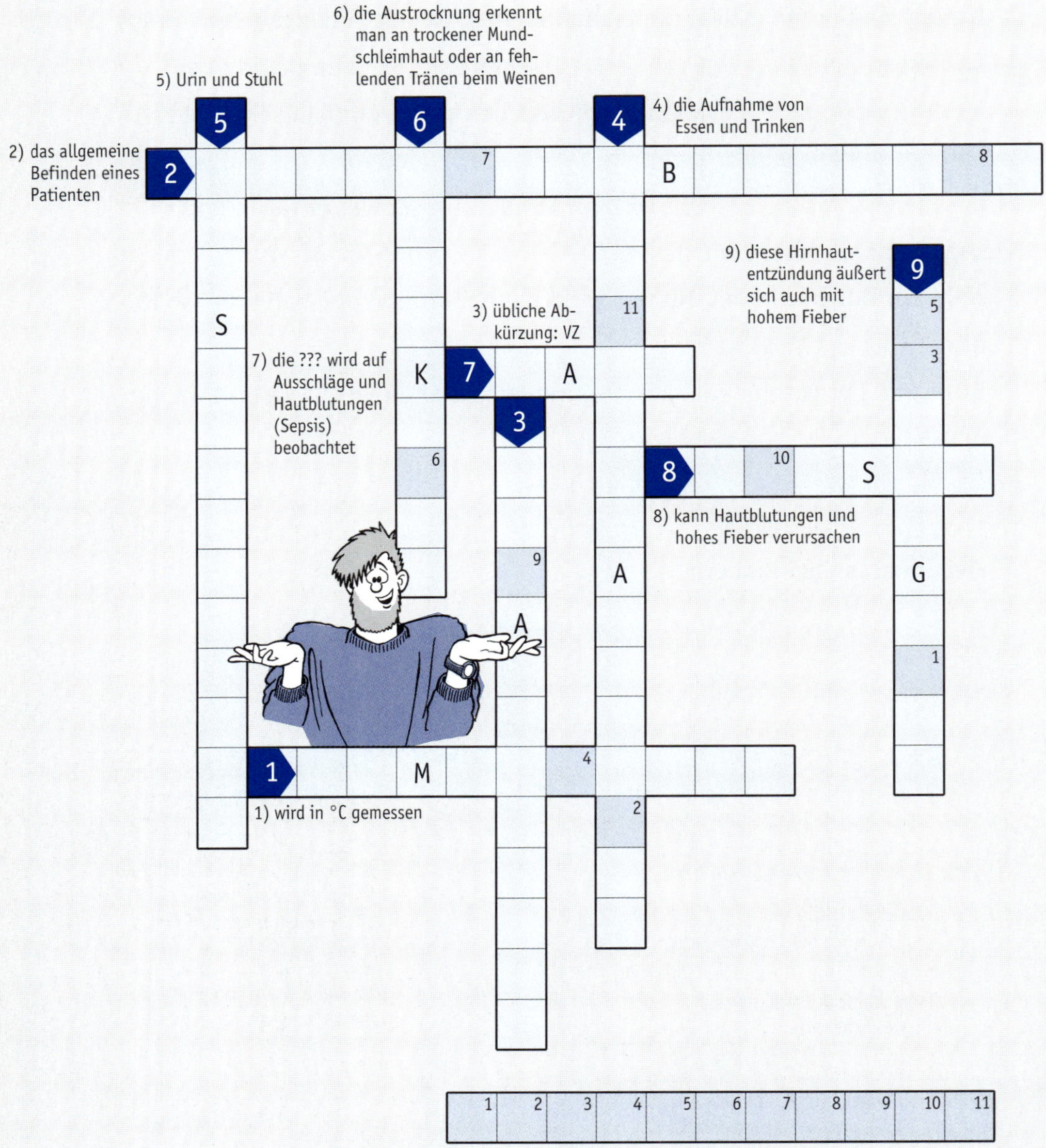

Zahnpflege

Aufgabe 16
PH 13.4.2

Welche der Aussagen sind richtig?

a) Die Zahnpflege muß bereits mit dem Durchbruch des ersten Milchzahnes beginnen.

b) Anfangs sollen entweder Wattestäbchen oder Kinderzahnpasta zur Zahnpflege verwendet werden.

c) Ab dem 4. Lebensjahr kann unter Kontrolle versucht werden, das Kind die Zahnpflege selbständig durchführen zu lassen.

d) Wichtig ist die Vorbildfunktion der Eltern, Geschwister, Erzieherinnen und auch des Pflegepersonals.

e) Das Putzen der Zähne sollte vor den Mahlzeiten, jedoch mindestens zweimal täglich erfolgen.

Atemstörungen

Aufgabe 17
PH 13.7.2

Atemstörungen beim Neugeborenen zeigen sich durch die Leitsymptome Apnoe und Dyspnoe.
Ordnen Sie den Leitsymptomen die richtigen Punkte zu!

1) Stöhnen während der Einatmung

2) Tachypnoe (Atemfrequenz >60/Min.)

3) Atempausen von über 15 Sekunden Dauer

4) „Nasenflügeln"

5) Einziehungen während der Einatmung (z.B. zwischen den Rippen, unter dem Brustbein und über den Schlüsselbeinen)

6) zentrale Atemstörung durch eine beeinträchtigte Atemsteuerung im ZNS

a) Apnoe

b) Dyspnoe

Aufgabe 18
PH 13.14.2
+ 13.14.5 +
13.14.6

Masern/Röteln/Windpocken

Gerade in der Pädiatrie ist die Krankenbeobachtung hinsichtlich der sog. „Kinderkrankheiten" wichtig.
Ordnen Sie den drei Hautbefunden bei Virusinfektionen die passenden Beschreibungen und die dazugehörigen Maßnahmen zu!

Hautbefund:	**Erkrankung:**
A) Bläschen und Krusten	1) Röteln
B) blaßrote, ineinanderfließende Flecken	2) Windpocken
C) kleine, nicht ineinanderfließende Flecken	3) Masern

Pflegemaßnahmen:

a) Hauptpflegeproblem ist der Juckreiz, der die Kinder bisweilen sehr quält und zum Aufkratzen der Bläschen mit nachfolgender Narbenbildung führt.
b) Die Krankenbeobachtung dient der rechtzeitigen Erkennung von Komplikationen wie Atemstörungen als Hinweis auf eine Pneumonie oder Bewußtseinsstörungen als Zeichen einer Enzephalitis.
c) Eine kausale Therapie ist nicht möglich, in der Regel aber auch nicht nötig, da die Erkrankung gerade bei Kindern kaum Komplikationen verursacht.
d) Hier hilft das regelmäßige Auftragen von Zinkschüttelmixturen.
e) Besonders bei kleinen Kindern sollten die Fingernägel kurz geschnitten und nachts Handschuhe angezogen werden.
f) Bei starkem Juckreiz werden auf Arztanordnung Antihistaminika verabreicht.
g) Die meisten Kinder bevorzugen aufgrund der Bindehautentzündung ein abgedunkeltes Zimmer.
h) Die Haare werden sehr vorsichtig gekämmt, um ein Aufkratzen der Bläschen auf der Kopfhaut zu vermeiden.

Pflege bei Fieberkrämpfen

Aufgabe 19
PH 13.17.2

Fieberkrämpfe treten nur bei Fieber auf. Dies hat sowohl für den Krankenhausaufenthalt als auch für zu Hause Konsequenzen.
Finden Sie heraus, welche der folgenden Aussagen in diesem Zusammenhang nicht richtig ist!

a) Bei erneutem Fieber kann wieder ein Krampfanfall auftreten.

b) Erste Maßnahme bei einem Fieberkrampf ist das Einlegen eines Beißkeils in den Mund des Säuglings/Kleinkindes.

c) Bei gefährdeten Kindern sollte auch mäßiges Fieber zur Prophylaxe gesenkt werden.

d) Tonisch-klonische und generalisierte Krampfanfälle sind typisch.

e) Beim aktuellen Krampfgeschehen wird ein krampfunterdrückendes Medikament gegeben.

Pflege alter Menschen

Veränderungen im Alter

Aufgabe 1
PH 14.1

Füllen Sie die Lücken im Text, indem Sie aus den vorgegebenen Silben Wörter bilden!

Ak - be - bens - bens - bio - bio - ent - Fa - Ge - ge - ge - ge - gen - gen - gi - gra - kei - ken - Le - Le - len - len - len - lich - lie - lo - lust - mi - mög - ne - nigt - ons - phi - schaft - schen - schen - schich - schleu - sell - so - so - so - stil - te - ten - ti - ti - tisch - Ver - vor - wir - zei - zia - zia - zia

Auch wenn das Altern .... verankert ist, wird der Zeitpunkt des Altwerdens von der .... und dem .... des Einzelnen entscheidend beeinflußt.
Man kann zwischen dem .... Alter, das dem Lebensalter entspricht, und dem .... Alter, das die aktuelle gesundheitliche Situation und Belastbarkeit einbezieht, unterscheiden.
Das Altern wird aber auch von der ...., dem .... Umfeld und der .... geprägt, so daß man zusätzlich noch von einem .... Alter sprechen kann; hiermit ist vor allem der .... sozialer Kompetenzen und .... gemeint.
Eine ungünstige soziale Umgebung führt zum .... Abbau von Lebenskräften und .... somit das Altern; Pflegende können dem ...., indem sie helfen, auch die .... Fähigkeiten des älteren Menschen nach Möglichkeit wiederherzustellen.

Unterstützung bei den ATL

Aufgabe 2
PH 14.2.2

Ordnen Sie den aufgestellten Behauptungen bzw. Maßnahmen zur Pflege älterer Menschen die richtige Begründung zu!

1) Laut und deutlich sprechen, den Patienten dabei anschauen. ...

2) Möglichst Merkblätter zur Erklärung verwenden. ...

3) Bei verwirrten Patienten Wegweiser, Tür- und Namensschilder erstellen. ...

4) Die Pneumonie-, Thrombose-, Dekubitus-, Kontrakturen- und Obstipationsprophylaxe sind besonders wichtig. ...

5) Vor dem Beginn körperlicher Bewegungsübungen werden Puls, Blutdruck und Atmung gemessen. ...

6) Bewegungsabläufe gemeinsam üben. ...

7) Ab und zu eine Ruhepause im Tagesablauf einplanen. ...

8) Hilfe beim Anziehen anbieten. ...

9) Die Haut sollte je nach Beschaffenheit der jeweiligen Hautpartie speziell gepflegt werden. ...

10) Zahnprothesen nie für längere Zeit herausnehmen. ...

11) Sorgfältige Fußpflege durchführen. ...

12) Gewohnte Kleidungsstücke anziehen, möglichst auf das „Flügelhemd" verzichten. ...

13) Waschbewegungen gegen den Haarwuchs, Eukalyptus- oder Rosmarin-Badezusatz verwenden. ...

14) Beim Waschen sollte die Berührung des Patienten und nicht die Sauberkeit im Mittelpunkt stehen. ...

15) Pneumonieprophylaxe ...

16) Für angemessene Umgebungstemperatur sorgen. ...

17) Eiweißreiche, fettarme Mischkost mit Ballaststoffen und Milchprodukten zubereiten. ...

18) 1,5 bis 2 Liter Flüssigkeit trinken. ...

19) Fortwährende Obstipationsprophylaxe. ...

20) Eine der Bewegungseinschränkung und Körpergröße angepaßte Betthöhe, ggf. Toilettenerhöhung. ...

21) Dem Patienten die Räumlichkeiten zeigen, die Rufanlage erklären und den Tagesablauf vorstellen. ...

a) Elastizität der Haut vermindert, Risiko einer Irritation erhöht, Wundheilung verlangsamt, Begleiterkrankungen

b) höhere Anfälligkeit für Infektionen, flachere Atmung, Immobilität

c) Verwirrte brauchen Orientierungshilfen, um nicht noch mehr verunsichert zu werden

d) Aufnahme ballaststoffarmer Kost wegen Kauproblemen, Bewegungsmangel, zu geringes Durstgefühl

e) Aktivierung, Mobilisation fördern

f) verminderte Hörfähigkeit

g) eingeschränkte Mobilität, Angst vor Stürzen

h) Scherzen, Tremor, Bewegungseinschränkung, Verwirrtheit, Depressionen, Bettruhe

i) herabgesetztes Temperaturempfinden

j) labiler Kreislauf, Gefahr der Überlastung

k) Unsicherheit verstärkt Angst und ggf. Verwirrtheit, Information fördert Selbstsicherheit

l) Angst vor Stürzen, Unsicherheit

m) Verschiebung des Nährstoffbedarfs im Alter

n) kleine Verletzungen können schnell zu Komplikationen führen

o) vermindertes Durstgefühl

p) körperliche Bewegungseinschränkung, Immobilität

q) gewohnte Kleidung fördert Genesung, man fühlt sich nicht so krank

r) Störung des Kurzzeitgedächtnisses, der Konzentration oder der Auffassungsgabe

s) Förderung der Sinneswahrnehmung und des Körperbewußtseins

t) Kiefer verformt sich sehr schnell

u) nachlassendes Leistungsvermögen, anderes Schlafverhalten

Besonderheiten in der geriatrischen Pflege

Aufgabe 3
PH 14.2.1

Finden Sie die drei richtigen Aussagen!

a) Prophylaxen sind bei alten Menschen nicht mehr so wichtig, weil sie durch ihr Alter schon so viele Infektionskrankheiten durchgemacht haben, daß sie weitgehend immun sind.

b) Weil sich im Alter einschneidende Lebensereignisse und Gedanken über das Sterben häufen, sinkt die psychische Belastbarkeit älterer Menschen.

c) Bei älteren Menschen muß man eher mit Komplikationen bei diagnostischen und therapeutischen Eingriffen rechnen, weil ihr Organismus nicht mehr so anpassungsfähig ist.d)Weil der Stoffwechsel bei alten Menschen herabgesetzt ist, müssen sie ca. 2 Drittel weniger essen, trinken und schlafen als ein Jugendlicher.

e) Viele Ältere leiden unter mehreren Krankheiten gleichzeitig, wobei sich die Krankheiten wechselseitig beeinflussen können.

f) Da das durchschnittliche Lebensalter sich im 20. Jahrhundert kaum verändert hat, die Medizin und Pflege aber effizienter arbeitet, sinkt der Bedarf an AltenpflegerInnen.

Pflegerische Hauptprobleme

Aufgabe 4
PH 14.3

Tragen Sie die Hauptprobleme des alten Patienten in die Kästchen ein! Das „ERNSTL“ ist schon vorgegeben.

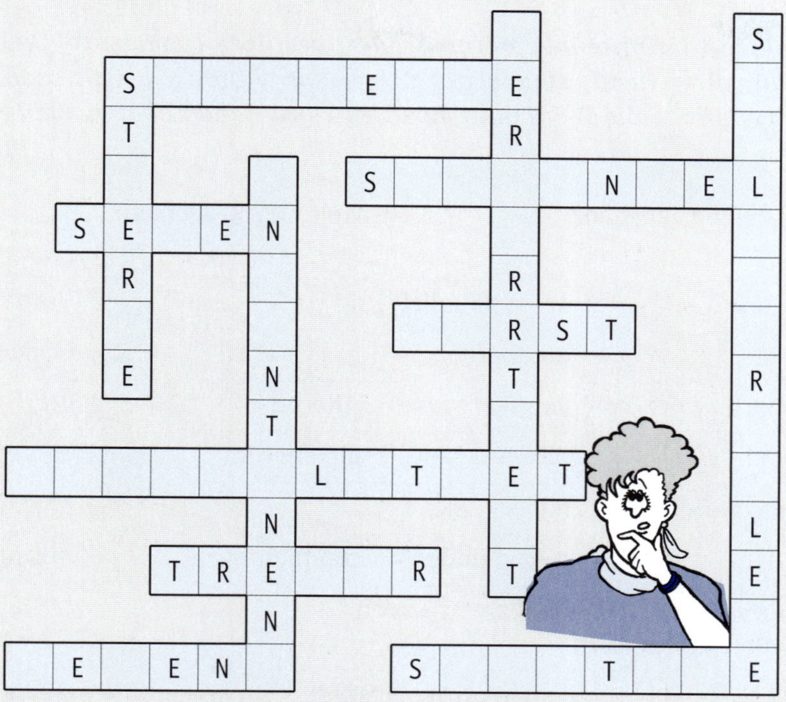

Symptome der Alzheimer-Demenz

Aufgabe 5
PH 14.5

Verbinden Sie die einzelnen Silben richtig miteinander.

ag	fä					
ängst	gres	en				
apa	kon	es				
des	lich	hei	bi			
gang	mungs	hig	gen			
in	ori	keit	keits	li		
in	stö	la	nenz	lo		
kon	streut	run	se	ons	lust	
merk	ter	si	ti	rung	sig	
stim	thie	ti	tie	tät	stö	keit
zer	zen	tra	vi	ver	tät	rung

Unterschiede zwischen Alzheimer- und Multiinfarkt-Demenz

Aufgabe 6
PH Tab. 14.16

Ordnen Sie die einzelnen Merkmale der jeweiligen Demenz zu! Wenn die Antworten richtig sind, ergibt sich je eine chinesische Spruchweisheit, wenn man die Wörter mit der Zahl 1 bzw. 2 von oben nach unten liest.

1) Alzheimer-Demenz   2) Multiinfarkt-Demenz

Beginn:	meist plötzlich		Verhaßte
	unmerklich		Gedenke
Verlauf:	langsam verschlechternd		der
	schubweise verschlechternd		Arbeit
Schlaganfälle:	meist keine		Quelle
	häufig in der Vorgeschichte		macht
Lähmungen/ Taubheitsgefühle:	häufig vorhanden		Dich
	fehlen normalerweise		wenn
EEG:	umschriebene Veränderungen		zum
	Allgemeinveränderungen		Du
CCT:	globale Hirnschrumpfung		trinkst
	umschriebene Defekte		Sklaven

1: ....

2: ....

15 Pflege in der Endphase des Lebens

Sterbephasen nach Kübler-Ross

Aufgabe 1
PH 15.2.1

Das Wissen um die Sterbephasen ermöglicht Ihnen vor allem die Fähigkeit, sich besser in die Situation eines Patienten hineinzudenken.
Ihre Aufgabe besteht jetzt darin, die genannten Sterbephasen in die richtige zeitliche Reihenfolge zu bringen.

1) Zorn
2) Verhandeln
3) Zustimmung
4) Depression
5) Nicht-Wahrhabenwollen und Isolierung

... – ... – ... – ... – ...

Umgang mit Phasenmodellen

Aufgabe 2
PH 15.2.3

Welcher Punkt trifft auf Phasenmodelle zu?

a) Phasenmodelle sind wissenschaftlich nicht gesichert und liefern keine immer gültigen Regeln.
b) Anhand von Phasenmodellen läßt sich gut voraussagen, in welcher Stimmung der Patient gerade ist.
c) Der Patient wird in den Phasenmodellen individuell betrachtet.
d) Die Phasenmodelle helfen dem Patienten, besser mit seinem Schicksal umzugehen.
e) Phasenmodelle sind ein wichtiges Instrument in der Praxis, gerade weil sie auf alle Situationen anzuwenden sind.

Aufgabe 3
PH 15.3.3

Das Nottestament

Bewerten Sie die Kombination dieser zwei Aussagen!

1) Beim Nottestament müssen drei Zeugen anwesend sein,
2) weil diese Testamentform auch das Dreizeugentestament genannt wird.

	Aussage 1	Aussage 2	Verknüpfung
A	falsch	richtig	richtig
B	richtig	richtig	richtig
C	richtig	falsch	falsch
D	falsch	falsch	falsch
E	richtig	richtig	sinnlos

Aufgabe 4
PH 15.4

Sterbebegleitung

Ist diese Aussage richtig?

Therapeutische und pflegerische Maßnahmen werden immer daran gemessen, ob sie den Zeitpunkt des Todes beeinflussen und ob sie dem Sterbenden noch Lebensqualität ermöglichen können. Jede Maßnahme wird auf ihre Finanzierbarkeit geprüft, um den Sterbenden nicht unnötig zu belasten.

a) Die Aussage ist falsch.
b) Die Aussage ist richtig.

Aufgabe 5
PH 15.4.4

Nottaufe

Stimmen Sie folgender Aussage zu?

Ungetaufte Kinder, die sich in konkreter Lebensgefahr befinden, werden von einem Pfarrer getauft. Reicht dafür die Zeit nicht mehr, so sollten Sie eine Nottaufe durchführen.

a) Diese Aussage trifft zu.
b) Diese Aussage ist falsch.

Unsichere und sichere Todeszeichen

Ordnen Sie zu!

Aufgabe 6
PH 15.6

1) Totenstarre
2) Ausfall der Spontanatmung
3) Muskelatonie und reflexlose Extremitäten
4) Ausfall der Hirnstammreflexe
5) Fäulnis- und Auflösungsprozesse
6) Bewußtlosigkeit
7) Totenflecke
8) Herz- und Kreislaufstillstand

a) sichere Todeszeichen
b) unsichere Todeszeichen

Rechtliches zur Reanimation

Aufgabe 7
PH 15.6

Bei manchen Patienten kann eine Reanimation aus schwerwiegenden Gründen bereits im Vorfeld ausgeschlossen werden. Welche Voraussetzung muß für dieses Vorgehen gegeben sein?

a) Die absehbaren Behandlungskosten wären einer Krankenkasse und damit der Solidargemeinschaft nicht zuzumuten.
b) Die Angehörigen müssen den Wunsch ohne äußeren Druck geäußert haben.
c) Es muß eine schriftliche Anordnung des behandelnden Arztes vorliegen, da sonst eine Reanimationspflicht vorliegt.
d) Der Patient muß bereits ein halbes Jahr zuvor einen schriftlichen Antrag bei der zuständigen Krankenhausbetriebsleitung stellen, damit dieser Regelung zugestimmt werden kann.
e) Dieser Abmachung muß eine Einverständniserklärung des Krankenhauspfarrers zugrunde liegen.

Aufgabe 8
PH 15.7.2

Versorgung des Toten

Ergänzen Sie den Lückentext mit den Wortstücken aus der Liste!

sich-schrift-Wür-lle-er-örigen-entf-Unter-Angeh-de-Sti-ernt

Die Versorgung des Leichnams findet in .... statt und bewahrt die .... des Verstorbenen. Die Pflegenden richten ihn so, daß er einem friedlich Schlafenden ähnelt.

Haben der Verstorbene oder die Angehörigen den Wunsch geäußert, daß der Verstorbene seinen Ehering oder seine Zahnprothese tragen soll, so werden diese belassen. Anderenfalls werden sie .... und .... verwahrt.

Ehe die .... das Zimmer des Toten betreten, wird dieses so aufgeräumt, daß nichts mehr auf einen „Todeskampf" hinweist.

Die Wertsachen des Toten dürfen nur dem Ehepartner oder der Krankenhausverwaltung gegen .... ausgehändigt werden. Andere Angehörige müssen einen Erbschein vorweisen, der ihr Erbrecht amtlich beglaubigt.

Aufgabe 9
PH 15.7.3

Umgang mit den Angehörigen

Auch die Angehörigen benötigen in dieser Situation individuellen Beistand.
Welche Antwort ist in diesem Zusammenhang nicht richtig?

a) Angehörige können auf unterschiedlichste Weise auf einen Todesfall reagieren.
b) Die erste Reaktion gegenüber den Pflegenden kann aufgrund des Schocks unfair sein.
c) Anschuldigungen der Angehörigen dürfen im Grundsatz nicht persönlich genommen werden.
d) Die Angehörigen sollten aus Selbstschutz möglichst wenig Zeit mit dem Verstorbenen verbringen.
e) Die passende Umgebung für Gefühlsäußerungen der Angehörigen wie Weinen oder Sentimentalitäten muß eingeräumt werden.

Phasen der Trauer nach Bowlby

Aufgabe 10
PH 15.8.1

Versuchen Sie, das Kreuzworträtsel zu lösen und das Lösungswort zu finden!
Ordnen Sie dann die einzelnen Phasen der richtigen Reihenfolge zu!

1) die mit dem Verstorbenen erlebte Zeit wird als Teil der eigenen Vergangenheit angenommen
2) diese Phase ist durch innere Kämpfe und große Niedergeschlagenheit gekennzeichnet
3) in den ersten Minuten nach Empfang der Todesnachricht
4) der Trauernde versucht dem Schmerz durch Vermeidung auszuweichen
5) der Trauernde begibt sich auf die Suche nach dem verlorenen Toten

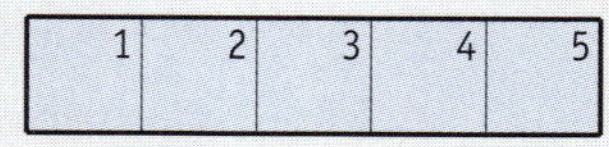

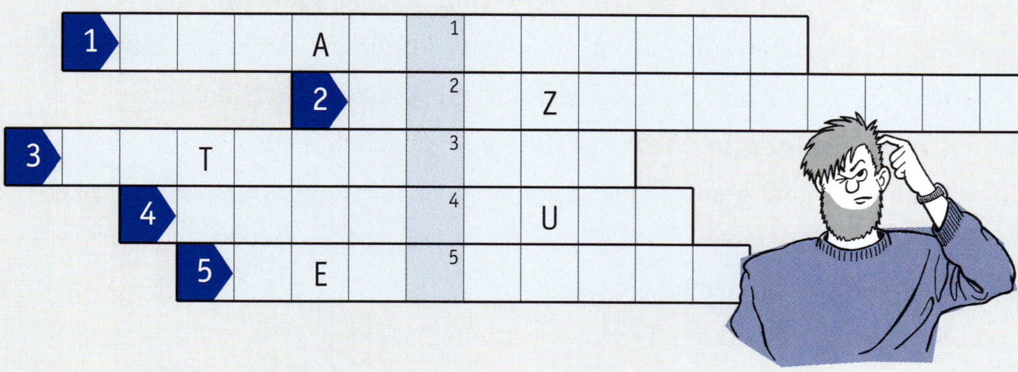

Burn-out-Prophylaxe

Aufgabe 11
PH 15.9.3

Unterstreichen Sie jeweils die richtige Aussage!

Die häufige Konfrontation mit dem - Tod / Leben / Versagen - kann zu chronischer Erschöpfung und Enttäuschung führen und den „inneren Ausstieg“ aus der Aufgabe Sterbebegleitung - vorbereiten / verhindern / erschweren. Es kann zu persönlichen - Erfolgserlebnissen / Hungeranfällen / Krisen - kommen, die von Verstimmungen und Kommunikationsstörungen bis zu schwersten Depressionen reichen. Daher ist es - notwendig / überflüssig / störend -, daß auch den Bedürfnissen der - Helfer / Angehörigen / Trauergemeinde - Raum gegeben wird.

Pflege von Schmerzpatienten

Grundregeln im Umgang mit Schmerzkranken

Aufgabe 1
PH 16.1

Unterstreichen Sie jeweils die richtige Aussage!

Nur der Patient nimmt den - Arzt / Schmerz / lieben Gott - wahr. Nur er weiß, wann, wo und in welcher Weise er Schmerzen hat. Alle seine Schmerzangaben sind - ernst / spaßig / hypochondrisch - zu nehmen, auch wenn sie zunächst nicht nachvollziehbar sind.

Schmerz bedroht die Integrität des Menschen und ist häufig begleitet von Angst und - Hunger / Ataxien / Depression; hierbei sollte der Patient nicht alleine gelassen werden. Schmerz hat eine kulturelle Dimension, denn er wird von Menschen aus unterschiedlichen gesellschaftlichen Gruppen verschieden - vergütet / erlebt / geliebt - und mitgeteilt.

Wichtig ist, mit schmerzleidenden Patienten - vorurteilslos / aufheiternd / herabspielend - umzugehen und zu versuchen, deren eigene Vorstellungen zu erkunden und darauf einzugehen.

Schmerz teilt etwas mit. Die Schmerzmitteilung kann eine - schizophrene / zielorientierte / aufheiternde - Funktion haben; meist ist es am besten, den Patienten auf vermutete Wünsche anzusprechen.

Wußten Sie schon, daß ... das Gehirn keine Nervenenden hat und somit schmerzunempfindlich ist? Kopfschmerzen werden von Blutgefäßen verursacht!

Schmerzformen

Aufgabe 2
PH 16.2.3

Tragen Sie die beschriebenen Wörter in die Kästchen ein. Das Lösungswort ist eine wichtige Komponente zwischenmenschlicher Beziehungen. Als kleine Hilfe sind schon einige Buchstaben vorgegeben. (ä=ae, ö=oe, ü=ue, ß=ss)

1) verursacht durch Schäden an Haut und Bindegewebe
2) entsteht in der Haut
3) Schmerzen aus den Eingeweiden
4) entspricht den projezierten Schmerzen
5) Schmerzen über einen Zeitraum von mindestens 6 Monaten
6) plötzlich auftretend
7) Schmerz als Zeichen einer Konfliktverarbeitung
8) entsteht an Muskeln und Gelenken

1	2	3	4	5	6	7	8

1		O			(1)			C											
2	(2)			R			A					N							Z
3			S				A	(3)											
4		(4)		R				N											
5	C		(5)					C											
6	(6)			T															
7			Y				G		(7)										
8	T						S						(8)						

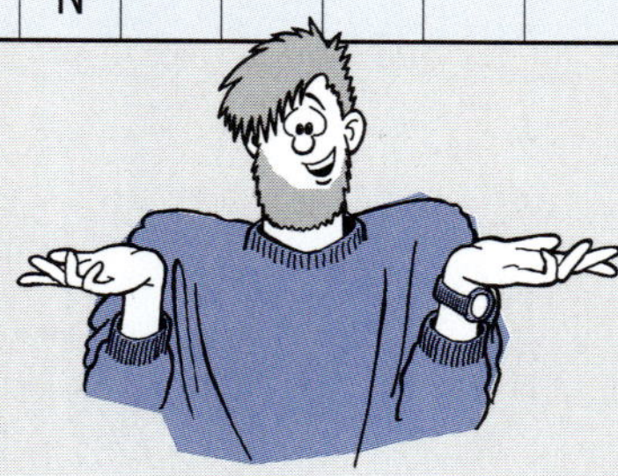

Einflüsse auf das Schmerzerleben

Aufgabe 3
PH 16.5.2

Finden Sie die vorgegebenen Begriffe; sie sind waagerecht, senkrecht, diagonal, vor- und rückwärts versteckt. Vorsicht, manche Buchstaben gehören zu mehreren Wörtern!
Haben Sie die gesuchten Einflüsse auf das Schmerzerleben gefunden, ergibt sich aus den übrigen Buchstaben - von oben nach unten gelesen - ein wichtiger Aspekt im Umgang mit Schmerzpatienten.

Alter - Angst - Annahme - Art - Charakter - Dauer - Fragen - Fraktur - Glaube - Hilfe - Ich - Individualität - Kolik - Kultur - Leid - Liebe - Lust - Neurose - Ort - Philosophie - Reiz - Religion - Ruhe - Schuld - Seele - Sinn - Stein - Tabelle - Tumor - Unfall - Unverständnis - Wunde - Wut - Zeit - Zukunft

I	N	D	I	V	I	D	U	A	L	I	T	A	E	T
S	G	C	Z	U	K	U	N	F	T	H	L	N	K	M
E	C	H	I	L	F	E	V	R	R	T	Z	G	O	I
S	A	N	N	A	H	M	E	T	E	A	W	S	L	N
R	U	H	E	R	A	T	R	R	Z	S	K	T	I	E
E	B	D	U	T	E	S	S	E	E	W	U	T	K	G
L	E	R	R	O	M	U	T	T	I	U	P	A	U	A
I	T	I	O	E	N	L	A	K	T	Z	A	T	N	R
G	L	T	S	A	L	B	E	A	U	S	S	D	F	F
I	R	I	E	C	E	H	N	R	W	L	L	M	A	S
O	N	C	E	L	E	I	D	A	E	U	T	R	L	E
N	Z	H	L	B	E	M	N	H	H	P	N	U	L	E
S	T	E	I	N	E	F	I	C	I	N	D	D	R	L
E	T	P	H	I	L	O	S	O	P	H	I	E	E	E

… … … … … … … … … … … , … … … … … … … … … … … … … … … … … …

… … … … … … !

Aufgabe 4
PH 16.4.1

Grundsätze der Schmerztherapie

Setzen Sie die richtigen Wörter in die Lücken ein; als kleine Hilfe sind die Buchstaben der gesuchten Wörter in Klammern angegeben.

Vor Einleitung einer Schmerztherapie muß immer nach der .... (acehrsu) der Schmerzen gesucht werden. Zuerst wird versucht, die dem

Schmerz zugrundeliegende .... (aehikknrt) zu heilen, also eine .... (aeikrtuv) Therapie. Gelingt dies nicht, so lassen sich dennoch oft durch .... (eeegiltz) Maßnahmen Schmerzen lindern oder beseitigen. Erst, wenn diese Therapien nicht greifen, sind .... (acheimmopsstty) Schmerztherapien angezeigt. Bei der ganzheitlichen Schmerztherapie erhält der Patient durch .... (aäbeeegggiilnnrssttuw) Hilfe zur Selbsthilfe. Gleichzeitig gehören aber auch .... (acehhiiklpssy) Therapieformen und .... (ceehilmmrsttz) zur ganzheitlichen Schmerztherapie.

Zeichen der Opiatvergiftung

Aufgabe 5
PH 16.4.5

Tragen Sie die gesuchten Symptome einer Opiatvergiftung in den Rätselwurm ein; die Vokale sind als Hilfe vorgegeben!

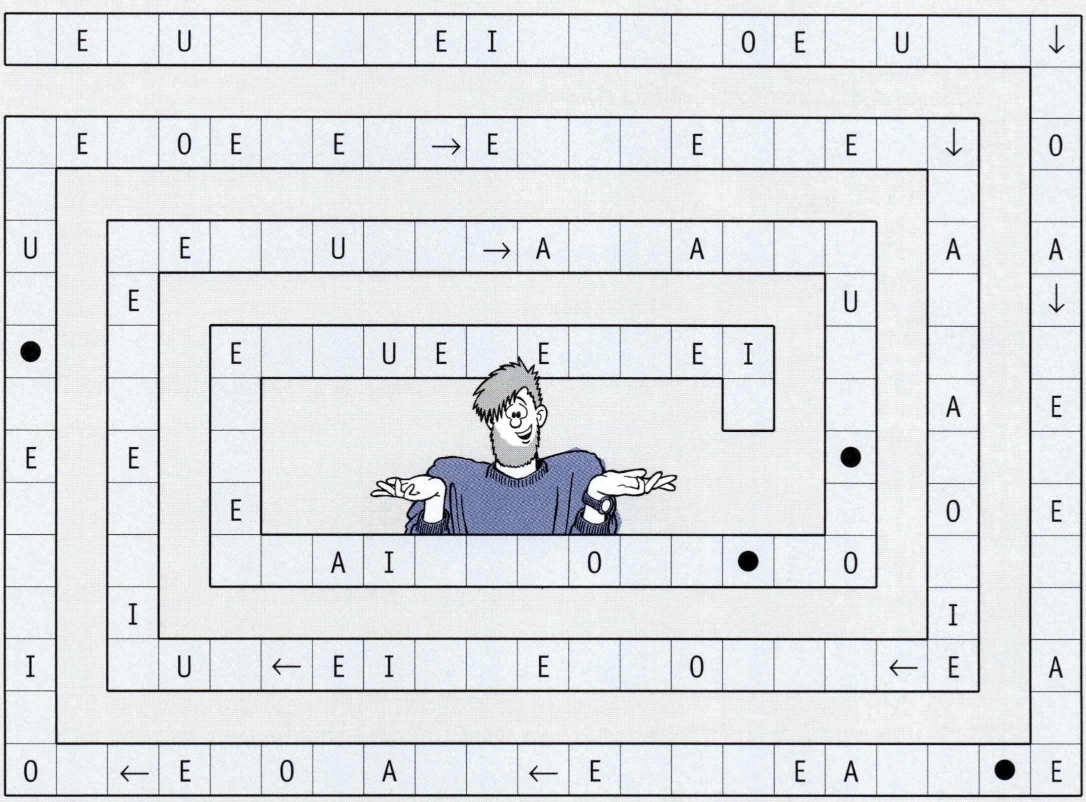

Aufgabe 6
PH 16.4.7

Systemische medikamentöse Schmerztherapie

Finden Sie die 3 richtigen Aussagen!

1) Der Patient muß lernen, seine Schmerzen zu akzeptieren und mit ihnen zu leben.
2) Starke Schmerzen bestimmen das ganze Leben und können zum Suizid treiben.
3) Bei akuten Schmerzzuständen gibt man meist ein kurzwirksames Medikament i.v. oder i.m.
4) PCA wird vor allem bei Wehen eingesetzt, weil sie dann bei Schmerzen sofort wirken kann.
5) Bei nicht-tumorbedingten chronischen Schmerzen weist die medikamentöse Schmerztherapie oft nur geringe Erfolge auf.
6) Das Schmerztagebuch wirkt wie ein Placebo für den Patienten.
7) Eine unregelmäßige Gabe von Schmerzmitteln bei Bedarf ist am sinnvollsten, weil nur der Patient weiß, wann er Schmerzen hat.

Aufgabe 7
PH 16.4.8

Lokale medikamentöse Schmerztherapie

Finden Sie die Therapieverfahren, indem Sie die richtigen Buchstabenfolgen verbinden!

In	äch	al	- Anästhesie
Lei	filtra	al	
Oberfl	idu	en	
Per	in	gs	
Sp	tun	tions	

Spezielle Formen der Schmerztherapie

Aufgabe 8
PH 16.4.9.
+ 16.4.10

Wählen Sie aus den vorgegebenen Wörtern die jeweils gesuchte Therapieform aus! Die Buchstaben, die an der in Klammern gesetzten Position des gesuchten Wortes stehen, ergeben von oben nach unten gelesen eine leider häufige Schmerzform.

Akupunktur - Berührung - Entspannungstechniken - Homöopathie - Kälte - Massage - Musiktherapie - Phytotherapie - Reizstrom - Sport - Strahlentherapie - Wärme

1) Antiphlogistische und analgetische Wirkung durch ionisierende ... ... (2).
2) Bei der Vibrationstherapie wird die Haut stimuliert durch ... ... (7).
3) Bei muskulären Verspannungen hilft meist eine ... ... (1).
4) Vielleicht durch den Placeboeffekt oder durch Psychotherapie wirkt die ... ... (2).
5) Pflanzen werden als Heilmittel benutzt in der ... ... (9).
6) Positive Gefühle können durch Aktivierung des Endorphinsystems hervorgerufen werden beim ... ... (1).
7) Autogenes Training und progressive Muskelrelaxation gehören zu den ... ... (15).
8) Belegt ist der schmerzlindernde Einfluß durch Klänge bei der ... ... (7).
9) Die Gefäße erweitern sich und die Muskulatur entspannt sich durch ... ... (4).
10) Die Schmerzrezeptoren im Gewebe werden direkt gehemmt durch ... ... (5).
11) Eine Harmonisierung der Lebensenergie bewirkt nach traditionellem chinesischen Verständnis die ... ... (10).
12) Die Reizleitung in den sensiblen Nerven wird beeinflußt durch ... ... (4).

... ...

Pflege in Notfallsituationen

Prüfung der Vitalfunktionen

Aufgabe 1
PH 17.2

Die Prüfung der Vitalfunktionen stellt die Entscheidungsbasis dar, ob sich der Patient tatsächlich in einem lebensbedrohlichen Zustand befindet.
Bringen Sie die folgenden Maßnahmen in die richtige zeitliche Reihenfolge und ordnen Sie diesen die richtige Beschreibung zu

1) Der Ersthelfer beugt seine Wange dicht über Mund und Nase des Verletzten und blickt gleichzeitig zu dessen Brustkorb.

2) Der Ersthelfer tastet mit den Fingerkuppen seitlich am Kehlkopf entlang und rutscht dann mit den Fingern in die seitliche Halsgrube.

3) Der Ersthelfer spricht den Verletzten an und setzt Schmerzreize, falls keine Reaktion auf die Ansprache erfolgt.

a) Prüfung des Bewußtseins

b) Prüfung des Pulses

c) Prüfung der Atmung

Vorgehen bei der Beatmung

Aufgabe 2
PH 17.3.2

Bei der kardiopulmonalen Reanimation gilt die Regel, daß bei gesichertem Herz- und Atemstillstand zuerst eine oder zwei Beatmungen und erst dann die externe Herzmassage erfolgen sollte.
Welche der folgenden Begründungen ist zutreffend?

a) Die ABCD-Regel gibt vor, mit dem A zu beginnen. Folglich kommt die Beatmung vor der Herzmassage.

b) Bevor das Blut durch die Herzmassage weitertransportiert wird, sollte es in den Lungen mit Sauerstoff angereichert worden sein. So erst gelangt sauerstoffreiches Blut zu den lebenswichtigen Organen.Durch die Beatmung am Anfang einer Reanimation befindet sich in den Lungen genügend Sauerstoff.

c) Durch eine Beatmung erhöht man den intrathorakalen Druck, der für einen vermehrten Blutrückstrom zum Herzen sorgt. Dies gewährleistet erst, daß genügend Blut im Herzen ist, das dann durch Herzmassage weitertransportiert werden kann.

d) Bei Patienten, die aufgrund einer Fremdkörperaspiration einen Kreislaufstillstand haben, ist die Beatmung das Mittel der Wahl, weil sich durch den Beatmungsdruck der Fremdkörper in der Luftröhre lösen kann. So würde sich die Herzmassage erübrigen, da die Ursache der Störung beseitigt ist.

e) Durch die Beatmung erhöht sich der Sauerstoffgehalt in der Lunge nachhaltig. Dies hat zur Folge, daß bestimmte Chemorezeptoren in den Bronchien ein Hormon produzieren, daß die Herzkraft steigert. Dies erhöht die Erfolgsaussichten einer Reanimation bedeutend.

Ein-Helfer-Methode/Zwei-Helfer-Methode

Aufgabe 3
PH 17.3.3

Bei einer Reanimation gibt es verschiedene Varianten, je nachdem, wieviele Helfer anwesend sind. Man unterscheidet zwischen der Ein-Helfer-Methode und der Zwei-Helfer-Methode.
Lesen Sie sich die folgenden Beschreibungen durch und ordnen diesen die jeweils passende Methode zu!

1) Ein-Helfer-Methode

2) Zwei-Helfer-Methode

a) Die Reanimation wird mit zwei Beatmungen begonnen und mit anschließend 15 Brustkompressionen fortgeführt. Danach wiederholt sich diese Abfolge, so daß sich nun zwei Beatmungen und 15 Brustkompressionen anschließen. Das Verhältnis beläuft sich dementsprechend auf 2:15.

b) Die Reanimation wird mit zwei Beatmungen begonnen und mit anschließend 5 Brustkompressionen fortgeführt. Danach schließen sich in der Abfolge jeweils eine Beatmung und 5 Brustkompressionen an. Das Verhältnis beläuft sich also auf 1:5.

Aufgabe 4
PH 17.3.3

Abbruch der Reanimation

Denken Sie sich konkret in eine Situation hinein, in der Sie eine Reanimation durchführen. Die unten genannten Abbruchkriterien sind alle erfüllt. Für welche der folgenden Alternativen würden Sie sich entscheiden?

Abbruch-Kriterien können sein:

a) Länger als 30 Minuten nach Beginn einer ordnungsgemäß durchgeführten Reanimation bestehender zerebraler Kreislaufstillstand (weite lichtstarre Pupillen, Bewußtlosigkeit, fehlende Spontanatmung). Ausnahme ist die Reanimation bei Unterkühlung oder Intoxikation, da hier die Überlebenszeit des Körpers länger ist.

b) Länger als 15 Minuten bestehende Zeichen des Herztodes im EKG (Asystolie).

c) Sie brechen die Reanimation ab, weil die Kriterien erfüllt sind.

d) Sie führen die Reanimation weiter fort, weil nur ein Arzt eine Reanimation abbrechen darf.

Aufgabe 5
PH 17.12

Erste Hilfe bei Kanülenverletzung

Ergänzen Sie die Lücken im Text durch die Wortstücke!

Meld-sonal-ung-harm-infi-Über-ektion-Blu-los-Pflege-Desinf-ten-ziert-per-tragung

Kanülenverletzungen sind beim .... recht häufig. Die Verletzung ist isoliert betrachtet .... Die Gefahr besteht jedoch darin, daß eine gebrauchte Kanüle mit Krankheitserregern .... ist. Dann droht eine .... von Hepatitis B oder HIV.

Deswegen sollten sich sofort folgende Maßnahmen anschließen:

- Stichkanal zum .... bringen, aber nicht ausquetschen.
- Gründliche .... (z.B. Fingerbad in Betaisodona®).
- Wundverband.
- Chirurgische Wundversorgung.
- Dokumentation im Verbandbuch der Station und .... der Verletzung an den Betriebsarzt („Durchgangsarzt-Verfahren“ zum Nachweis für Arbeitsunfall).

18 Pflege bei Herzerkrankungen

Bettruhe

Aufgabe 1
PH 18.2.1

Patienten mit akuten Herzerkrankungen müssen oftmals strenge Bettruhe zur Schonung einhalten. Wann darf mit der Mobilisation wieder begonnen werden?

a) Der Patient entscheidet dies nach seinem persönlichen Befinden.
b) Grundsätzlich schätzt das Pflegepersonal ein, wann der Patient mobilisiert werden darf.
c) Die Krankengymnasten haben diesbezüglich den besten Überblick und treffen eine Entscheidung.
d) Das weitere Vorgehen bestimmt das therapeutische Team durch Abstimmung.
e) Der behandelnde Arzt entscheidet über die zumutbare körperliche Belastung.

Herzbettlage

Aufgabe 2
PH 18.2.1

In der Abbildung sehen Sie einen Patienten in Herzbettlage. Tragen Sie die Beschreibung in das Kästchen ein und ordnen Sie die Wirkungen zu!

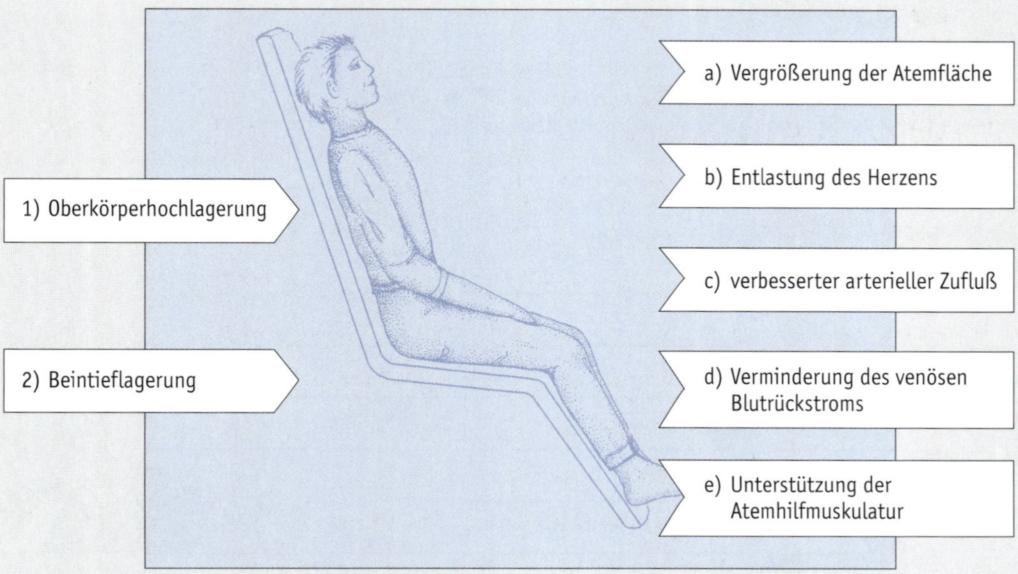

Obstipationsprophylaxe

Aufgabe 3
PH 18.2.1

Besonders bei Patienten mit Herzerkrankungen ist es wichtig, eine Obstipation zu verhindern.
Welche der folgenden Begründungen trifft zu?

a) Durch das vermehrte Pressen erhöht sich der Druck im Abdomen, wodurch das Herz mehr Pumparbeit leisten muß.

b) Besonders Herzpatienten erleiden häufig einen Ileus, der durch eine Obstipation begünstigt wird.

c) Durch starkes Pressen können kleine Gefäße platzen, die Luft ansaugen und so zu einer Luftembolie führen können.

d) Durch die fehlende Ausscheidung von Giftstoffen kann es zu einer Schädigung des Herzmuskels kommen.

e) Herzpatienten dürfen keine Laxantien erhalten, so daß eine Prophylaxe notwendig ist.

Messung des zentralen Venendrucks

Aufgabe 4
PH 18.2.2

Im Kreuzworträtsel wird nach wichtigen Begriffen gefragt, die für die Messung des ZVD von Bedeutung sind.
Lösen Sie das Rätsel, und ermitteln Sie das Lösungswort! Es beschreibt, worauf der Patient bei der Messung liegen sollte.

1) Mit dieser Flüssigkeit wird das Meßinfusionssystem gefüllt, die Abkürzung lautet NaCl.
2) Mit diesem verstellbaren Instrument mit eingebauter Wasserwaage bestimmt man den Nullpunkt.
3) Dieses Gerät ermöglicht mit Hilfe einer Luftblase die Prüfung einer geraden Lage.
4) Dieser zentrale Wert wird mit der Messung ermittelt.
5) Den Punkt, der auf der Höhe des rechten Vorhofes ist, nennt man so.
6) Hiermit wird der gemessene Punkt gezeichnet.
7) Der ZVK wird über dieses obere Blutgefäß bis zum Herzen geschoben.

1	2	3	4	5	6	7

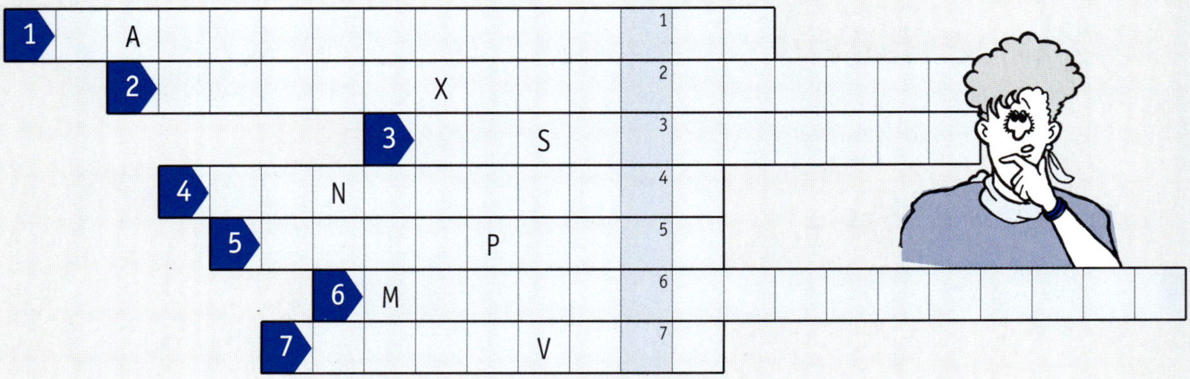

Messung des ZVD

Aufgabe 5
PH 18.2.2

Es gibt einige Besonderheiten, die beim ZVD beachtet werden müssen. Ordnen Sie diesen die jeweils richtige Begründung zu!

1) ZVD-Set alle 24-48 Stunden wechseln, ...
2) Die Beurteilung eines Wertes läßt kaum Rückschlüsse zu, ...
3) Falsch hohe Werte können z.B. bei beatmeten Patienten auftreten, ...
4) Die Messung sollte möglichst immer in flacher Rückenlage durchgeführt werden, ...
5) Ist die flache Rückenlage kontraindiziert, sollte immer bei gleicher Lagerung gemessen werden, ...

a) ... weil so die Messung einheitlicher und genauer durchgeführt werden kann.
b) ... weil dadurch eine mögliche Infektionsquelle ausgeschaltet wird.
c) ... weil nur so vergleichbare Werte erzielt werden können.
d) ... weil erst mehrere Werte in ihrem Verhältnis zueinander Informationen liefern.
e) ... weil der Druck im Brustkorb Einfluß auf den ZVD nimmt.

Erstmaßnahmen bei retrosternalem Schmerz

Aufgabe 6
PH 18.3.1

Überprüfen Sie die beiden Aussagen auf ihre Richtigkeit, und beurteilen Sie die Kombination beider Aussagen!

1) Der Arzt muß bei der nächsten Visite über die retrosternalen Schmerzen informiert werden,
2) weil bei diesen Symptomen sofort 1-2 Hübe Nitro vor RR-Kontrolle verabreicht werden müssen.

	Aussage 1	Aussage 2	Kombination
A	richtig	falsch	sinnlos
B	richtig	richtig	richtig
C	falsch	richtig	sinnlos
D	falsch	falsch	falsch
E	richtig	richtig	sinnlos

Vorbereitung eines EKGs

Aufgabe 7
PH 18.4.4

Tragen Sie die gesuchten Begriffe in den Rätselwurm ein!

1) Umgangssprachlich braucht man zuerst das EKG-???
2) Sieht aus wie eine Schnur, hat im Inneren jedoch Drähte.
3) Das EKG-Gerät druckt die Kurve auf spezielles EKG-???
4) Manche Geräte stellen das EKG auch papierlos auf einem ??? dar.
5) Die gibt es sowohl saugend als auch selbstklebend.
6) Diese Kontaktflüssigkeit kommt nicht ins Haar.
7) Anstelle von Gel wird auch dieses Spezialpapier benutzt.

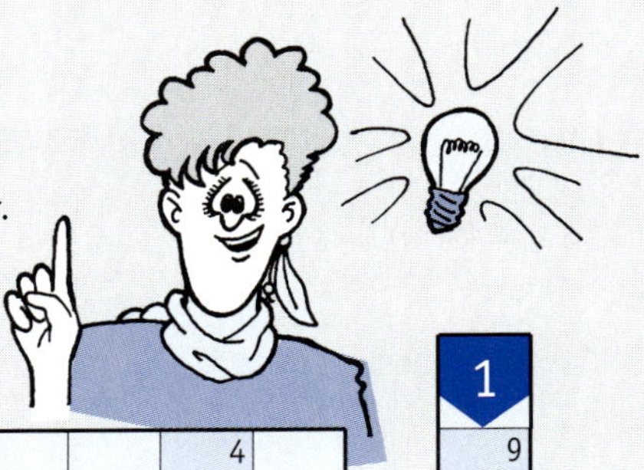

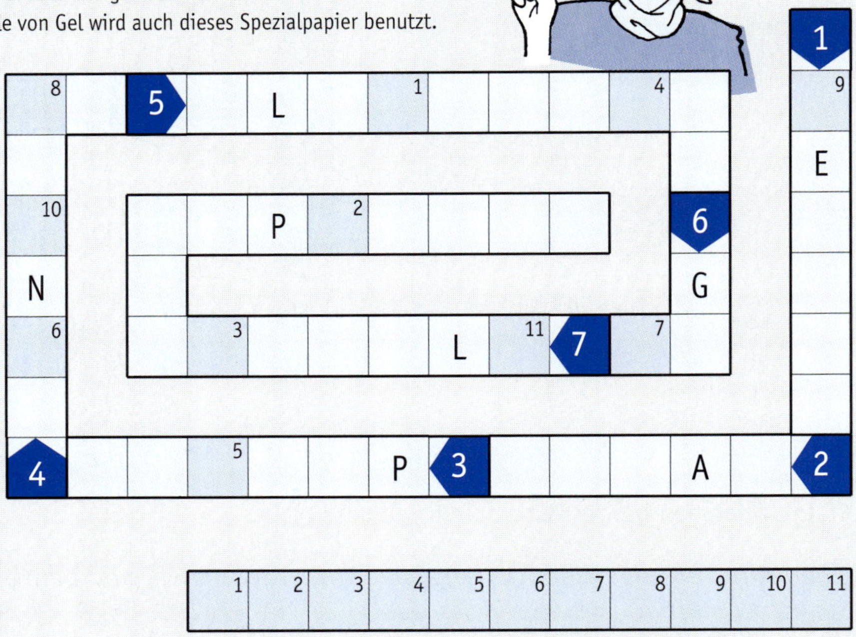

Pflege bei liegendem Rechtsherzkatheter

Aufgabe 8
PH 18.4.7

Ordnen Sie den Maßnahmen die richtigen Begründungen zu!

1) Der Verband wird täglich gewechselt.

2) Die korrekte Lage des Katheters muß häufig geprüft werden.

3) Die Katheterzuleitungen werden übersichtlich angeordnet und fixiert.

4) Die Einstichstelle wird regelmäßig auf Entzündungszeichen kontrolliert.

5) Die Lunge des Patienten wird abgehört, um einen Pneumothorax auszuschließen.

a) Entzündungen breiten sich schnell über den Katheter aus.

b) Beim Legen des Katheters kann die Lunge getroffen werden.

c) Infektionen sollen vermieden werden.

d) Der Überblick über die manchmal große Anzahl von Zuleitungen muß gewährleistet sein.

e) Durch Lageveränderungen des Katheters werden die Werte verfälscht.

Verhalten bei Angina pectoris

Aufgabe 9
PH 18.5.1

Die Ehefrau eines Patienten mit Angina pectoris bitte Sie um Erlaubnis, mit ihrem Mann etwas draußen an der frischen, kalten Luft spazieren gehen zu dürfen. Gibt es dagegen begründete Einwände?

1) Der Patient sollte Bettruhe einhalten.

2) Kälte begünstigt einen Angina-pectoris-Anfall.

3) Dies ist im Pflegestandard nicht vorgesehen.

4) Ein Patient darf das Krankenhausgebäude nicht verlassen.

5) Die Beine des Patienten müssen ständig hochgelagert werden.

a) Nur 1 ist richtig.

b) Keine der Antworten trifft zu.

c) Nur 1 und 2 sind richtig.

d) Nur 2, 3 und 4 sind richtig.

e) Nur 1, 2 und 5 sind richtig.

Pflege des Infarktpatienten

Aufgabe 10
PH 18.5.2

Unterstreichen Sie jeweils die richtige Aussage!

Patienten werden nach einem Herzinfarkt in den ersten - Tagen / Wochen / Monaten - auf der Intensivstation gepflegt. Dabei werden die Vitalzeichen - gelegentlich / engmaschig / vom Arzt - überwacht. Ebenso ist eine Flüssigkeitsbilanzierung angezeigt. Regelmäßige Temperaturkontrollen müssen durchgeführt werden, weil - durch / nach / vor - einem Infarkt Temperaturerhöhungen auftreten können. Weiteres Augenmerk liegt auf der Bewußtseinslage und dem Allgemeinbefinden des Patienten.
Am ersten Tag bleibt der Patient in der Regel nüchtern; danach wird die Ernährung - langsam / zügig / selten - wieder aufgebaut. Wichtig ist dabei eine nicht blähende oder stopfende Kost, da die - Bauchpresse / Übelkeit / Proteinsynthese - vermieden werden soll. Anfänglich hält der - Arzt / Delinquent / Patient - strenge Bettruhe ein. Die Mobilisation wird nach Arztanordnung in einem festgelegten Stufenschema langsam - vermindert / eingetragen / gesteigert.
Nicht zu vergessen ist der psychische Aspekt, denn ein Herzinfarkt bedeutet für den Patienten eine - einschneidende / tödliche / angenehme - Erfahrung.

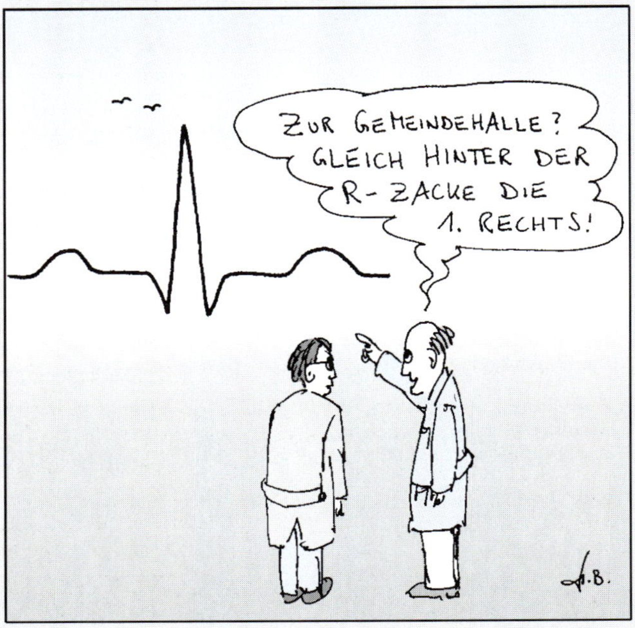
ZUR GEMEINDEHALLE? GLEICH HINTER DER R-ZACKE DIE 1. RECHTS!
A.B.

Pflege bei chronischer Herzinsuffizienz

Aufgabe 11
PH 18.6.1

Bei den Maßnahmen fehlen einige Wörter. Ergänzen Sie diese mit Hilfe der Wortstücke!

men-Nah-rsto-äße-ffbed-rungs-Psy-Gef-che-arf-Saue-el-öde-ung-mitt-Atm

Trotz Wunschkost auf kochsalzarme Kost und angemessene Trinkzufuhr achten, um die Entstehung von .... nicht zu begünstigen.
Auf blähende, fettreiche und schwer verdauliche .... sollte der Patient verzichten.
Lang andauernde Kälteeinwirkung vermeiden, da diese zu einer Engstellung der .... führt.
Um den .... zu reduzieren, sollte der Patient auf körperliche Schonung achten.
Patienten mit erhöhtem Oberkörper lagern, weil so die .... erleichtert wird.
Die .... des Patienten durch Anteilnahme und Zeit für Gespräche stärken.

Digitalisglykoside

Aufgabe 12
PH 18.41

Welche Probleme treten bei einem Patienten mit Digitalis-Überdosierung auf?.

1) Übelkeit
2) Erbrechen
3) Farbensehen
4) Kopfschmerzen
5) bradykarde Herzrhythmusstörungen

a) Alle Antworten sind richtig.
b) Nur 3, 4, 5 sind richtig.
c) Nur 3, und 5 sind richtig.
d) Nur 1, 2 und 4 sind richtig.
e) Keine der genannten Lösungen trifft zu.

Pflege bei Kreislauf- und Gefäßerkrankungen

Arterielle und venöse Durchblutungsstörungen

Aufgabe 1
PH 19.2.1

Man kann arterielle und venöse Durchblutungsstörungen unterscheiden. Die richtige Lagerung der Beine kann entlastend wirken, das sie oft betroffen sind.
Ordnen Sie die richtigen Aussagen einander zu!

a) Bei venösen Durchblutungsstörungen ...	1) ... wirkt sich eine Hochlagerung der Beine günstig aus, ...	A) ... weil durch diese Maßnahme die Durchblutung der Beine gefördert wird.
b) Bei arteriellen Durchblutungsstörungen ...	2) ... wirkt sich eine Tieflagerung der Beine günstig aus, ...	B) ... weil durch diese Maßnahme der Abtransport des Blutes aus den Beinen gefördert wird.

Wußten Sie schon, daß ... sich 55% des Blutvolumens in den Venen außerhalb des Brustkorbs befinden?

Akute Beinschmerzen

Aufgabe 2
PH 19.3.1

Welcher Punkt paßt nicht zu dem akuten Verschluß einer Beinarterie?

a) Typisch sind plötzlich einsetzende oder sich verschlimmernde Beinschmerzen.
b) Der Arzt muß unverzüglich informiert werden.
c) Der Patient muß Bettruhe einhalten und das betroffene Bein tieflagern.
d) Trotz fehlender Fußpulse ist das Bein nicht blaß und kalt.
e) Engmaschige Kontrolle von Vitalzeichen, Sensibilität, Motorik und Durchblutung sind durchzuführen.

Messen des Beinumfanges

Aufgabe 3
PH 19.3.2

Besonders bei Schwellungen und Ödemen ist eine Verlaufskontrolle durch Messen der Beinumfänge wichtig. Damit diese Meßwerte auch vergleichbar sind, muß auf einige Besonderheiten geachtet werden. Legen Sie die richtige Reihenfolge der Maßnahmen fest!

1) Das Maßband wird ohne Zug, aber eng angelegt.
2) Der Umfang des Beines wird gemessen.
3) Der Patient sollte bei jeder Messung die gleiche Position einnehmen.
4) Entlang dem Maßband werden einige wenige Stellen auf dem Bein des Patienten markiert.
5) Der angeordnete Meßpunkt (z.B. 15 cm oberhalb des inneren Knöchels) wird mit einem Maßband festgelegt und auf dem Bein markiert.

… – … – … – … – …

Pflege bei Ulcus cruris

Aufgabe 4
PH 19.3.4

Unterstreichen Sie jeweils die richtige Aussage!

Ein Ulcus cruris heilt nur ab, wenn die Ursache seiner Entstehung - beseitigt / verstärkt / fotografiert - wird, z.B. die Stauung bei - arteriell / diätetisch / venös - bedingten Erkrankungen. In diesem Fall muß dem erhöhten Innendruck in den - Knochen / Gefäßen / Schwellkörpern - ein erhöhter Außendruck entgegengesetzt werden, indem ein Kompressionsverband angelegt wird.

Statt - Diät / Krankengymnastik / Bettruhe - einzuhalten, sollte der Patient mit dem Kompressionsverband - wenig / nervös / viel - herumlaufen, damit das gestaute - Blut / Hormon / Wasser - abgepumpt wird.

Pflege bei Nekrose und Gangrän

Aufgabe 5
PH 19.3.5

Welche pflegerische Maßnahme ist richtig?

a) Eine kleine Nekrose oder Gangrän braucht dem Arzt nicht weitergeleitet zu werden.
b) Bei einer trockenen Gangrän besteht die Aufgabe im Trockenhalten und Vermeiden von Infektionen.
c) Eine Nekrose behandeln Sie mit einer systemischen Antibiotikatherapie.
d) Das gangränöse Bein muß abgebunden werden, damit Bakterien nicht hämatogen streuen können.
e) Bei beiden Erkrankungen ist eine Hochlagerung der Beine die beste Behandlung.

Pflege bei Hypertonie

Aufgabe 6
PH 19.5.1

Überprüfen Sie die beiden Aussagen auf ihren Wahrheitsgehalt, und beurteilen Sie die Kombination beider Aussagen!

1) Bei Patienten mit Hypertonie sollte der Blutdruck mindestens einmal an beiden Armen gemessen werden,
2) weil sich die unterschiedlichen Leistungen des linken und rechten Herzens durch die Meßdifferenzen feststellen lassen.

	Aussage 1	Aussage 2	Kombination
A	richtig	falsch	sinnlos
B	falsch	falsch	richtig
C	richtig	richtig	richtig
D	falsch	richtig	sinnlos
E	falsch	falsch	falsch

Pflege bei Hypotonie

Aufgabe 7
PH 19.5.3

Füllen Sie die Lücken im Text sinnvoll mit den Wortstücken auf!

oglyk-ne-toff-Ar-eren-sich-Hyp-Sau-Bei-nie-oto-zt-ämie-Hyp-ers

Nicht selten kollabiert ein Patient mit einer ...., z.B. bei einer längeren Stehbelastung. Pflegerische Erstmaßnahmen bestehen im .... Hinlegen des Patienten. Zur Autotransfusion werden die .... hochgelagert, so daß das Gehirn wieder ausreichend mit Blut und damit .... versorgt wird. Zudem sollte der .... umgehend verständigt werden. Nach einer Vitalzeichenkontrolle zur Diagnosesicherung werden nach ärztlicher Anordnung Medikamente verabreicht. Vorsichtshalber sollte ein Blutzuckerstix gemacht werden, um eine .... auszuschließen.

Risikofaktoren für Arteriosklerose

Aufgabe 8
PH 19.6.1

Im Kreuzworträtsel wird nach den wichtigsten Risikofaktoren für die Arteriosklerose gefragt. Versuchen Sie, das Rätsel zu lösen und das Lösungswort herauszufinden!

1) Der Mißbrauch von einem gängigen inhalativen Suchtmittel.
2) Bluthochdruck.
3) Störungen im Auf- und Abbau von Lipiden nennt man ???.
4) ??? mellitus.
5) Purinstoffwechselstörung, bei der sich Salze in den Gelenken einlagern und Schmerzen verursachen.
6) Adipositas.
7) Unzureichende körperliche Aktivität.
8) Die Hochdruckgefäße im Körper verlieren an Elastizität.

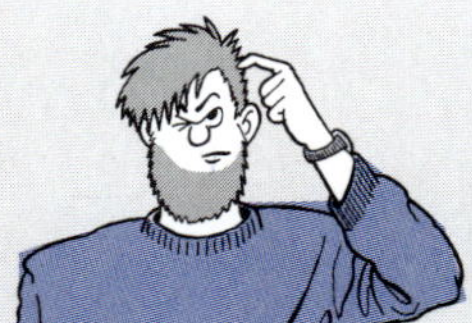

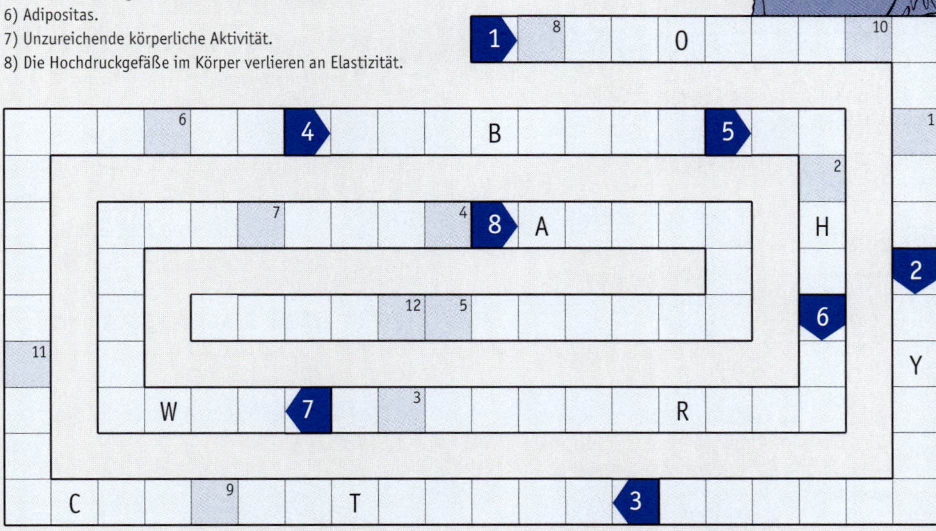

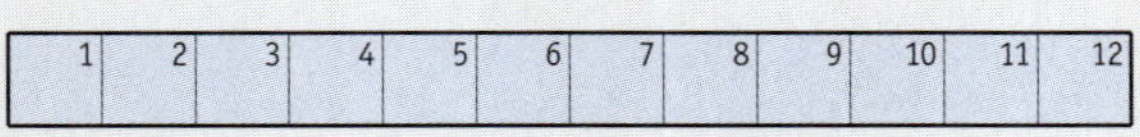

Aufgabe 9
PH 19.6.7

Pflege bei Bauchaortenaneurysma

Ordnen Sie den Maßnahmen die jeweils passende Begründung zu!

1) Vermeiden eines Blutdruckanstieges
2) Vermeiden von ruckartigen Bewegungen
3) Obstipationsprophylaxe

a) Das Gefäß kann durch den erhöhten inneren Druck weiter geschädigt werden.
b) Eine starke Bauchpresse kann das Aneurysma zum Platzen bringen.
c) Durch diese vermehrte mechanische Belastung kann die brüchige Aorta rupturieren.

Wußten Sie schon, daß ... die Aorta 40 cm lang ist und einen Durchmesser von 2 cm hat?

Aufgabe 10
PH 19.7

Antikoagulation und Lyse

Bekommt der Patient Marcumar®, so müssen pflegerisch einige Besonderheiten beachtet werden.
Finden Sie heraus, welche Aussagekombination zutrifft!

1) I.m.-Injektionen dürfen nach ausreichender Einwirkzeit verabreicht werden.
2) Eine Naßrasur ist wegen der Verletzungsgefahr zu vermeiden.
3) Es muß stets auf Blutungen und auf Teerstuhl geachtet werden.
4) Der Patient sollte den Marcumar-Paß immer bei sich führen.
5) Vitamin-K-haltiges Gemüse ist besonders gesund und sollte vermehrt gegessen werden.

a) Nur 2, 3 und 4 sind richtig.
b) Nur 1, 2, 3 und 5 sind richtig.
c) Alle Antworten sind richtig.
d) Nur 2, 3, 4 und 5 sind richtig.
e) Nur 1, 4 und 5 sind richtig.

Thrombophlebitis

Aufgabe 11
PH 19.8.2

Ist die folgende Aussage richtig?

Ursache einer bakteriellen Thrombophlebitis ist häufig ein liegender Venenkatheter. Erste Maßnahme sollte nach Möglichkeit das Entfernen der Ursache, also des Venenkatheters, sein.

a) falsch

b) richtig

Wußten Sie schon, daß ... der Ruhepuls eines Marathonläufers bei 35 Schlägen / Minute liegen kann?

Phlebothrombose

Aufgabe 12
PH 19.8.3

Worin besteht eine gefährliche Komplikation bei der tiefen Venenthrombose, die auch in den pflegerischen Maßnahmen berücksichtigt werden muß?

a) Exsikkose

b) Lungenödem

c) Lungenembolie

d) Herzinfarkt

e) Apoplex

Pflege bei Lungenerkrankungen

Pflege bei Sauerstofftherapie

Aufgabe 1
PH 20.2.1

Bilden Sie sinnvolle Aussagen, indem Sie die richtigen Ausdrücke unterstreichen!

Um Schleimhautschäden vorzubeugen, sollte man Sauerstoff immer mit - 0,9%iger Kochsalz-Lösung / 10%iger Kaliumchlorid-Lösung / destilliertem Wasser / 5%iger Glukose-Lösung - anfeuchten.

Um einer Kontamination vorzubeugen, ist auf - lautloses / steriles / zügiges / streng aseptisches - Arbeiten zu achten.

Ab 6 l/Min. muß der Sauerstoff zusätzlich - angewärmt / gefiltert / angefärbt / verdünnt - werden.

Der Patient sollte vor der Therapie die Nase - waschen / eincremen / schneuzen / tamponieren.

Die O_2-Nasensonde kann maximal - 3 / 5 / 8 / 10 - l/Min. fördern.

Die Sauerstoffbrille kann maximal - 3 / 5 / 8 / 10 - l/Min. fördern.

Die Sauerstoffmaske sollte zwischen - 3-5 / 6-10 / 10-12 / 12-15 - l/Min. fördern; hierbei sollte sie nicht unter 6 l/Min. laufen wegen - der Überdruckbeatmung / der Luftfeuchtigkeit / eines CO_2-Staus / des Flaschendruckes.

Wichtig ist die Überwachung von - Atmung / Puls / Ausscheidung / Sondenlage / Blutzucker / Bewußtseinslage / Blutdruck / Dosierung.

Wußten Sie schon, daß ... ein Mensch 11 Minuten den Atem anhielt - und dann weiteratmete?

20

Pflege bei Pleuradrainage

Aufgabe 2
PH 20.2.2

Tragen Sie die richtigen Wörter in die Lücken ein!

aseptischen - Blutdruck - dokumentieren - Infektionszeichen - Körperpflege - Patientenniveau - Pneumonieprophylaxe - Sekrets - Wasserschloß

Alle Prophylaxen, insbesondere die ...., sollten gewissenhaft durchgeführt werden. Atmung, Puls, ..., Temperatur und Allgemeinbefinden werden regelmäßig kontrolliert; bei der .... sollte dem Patienten Hilfe angeboten werden. Drainageaustrittstelle nach Bedarf unter .... Bedingungen verbinden; hierbei auf ...., Zeichen einer Blutung oder eines Hautemphysems achten und alle Befunde .... Regelmäßig die Sogstärke, den Wasserstand im .... und in der Saugkammer, die Durchgängigkeit des Systems, die Menge und Beschaffenheit des .... sowie die Aufhängung der Drainage unter .... kontrollieren.

Perioperative Pflege bei Lungenoperationen

Aufgabe 3
PH 20.2.3

Um wichtige Aspekte der Pflege nach einer Lungenoperation zu finden, bilden Sie aus den Silben sinnvolle Wörter!

Ate	blu	bi					
Atem	kör	ge	chen				
Drai	lek	gen	hoch	kon	ge		
Früh	mo	nie	kon	la	la		
Kon	mo	per	kon	phy	le	la	
Nach	na	ra	li	pro	le	la	
Ober	tal	ta	pie	pro	phy	le	
Pneu	the	tu	pro	sa	phy	on	
Schmerz	trak	tungs	ren	trol	ti	rung	xe
Vi	übun	zei	sen	trol	trol	xe	xe

Aufgabe 4
PH Tab. 20.17

Dyspnoe

Tragen Sie zu den Ursachen für eine Dyspnoe die möglichen zugrundeliegenden Erkrankungen in die Tabelle ein! Ordnen Sie zuerst die Prinzipien den Ursachen zu und dann die Erkrankung den Prinzipien.

Ursache	Prinzip	Erkrankung
pulmonal		
kardial		
extrathorakal		

Prinzip: Hyperventilation - Störungen d. Atemzentrums - Alveolendurchblutung ↓ - Emotionen - Atemwegswiderstand ↑ - Gasaustauschfläche ↓ / Lungendehnbarkeit ↓ - Adipositas - Körperliche Anstrengung (physiologisch)

Erkrankung: Urämie - Lungeninfarkt - Asthma bronchiale - Lungenembolie - Hirntumor - Perikarditis, Perikarderguß - chronisch-obstruktive Bronchitis - dekomp. Herzinsuffizienz - Schlaganfall - Pneumonie - Schock - Lungenemphysem

Aufgabe 5
PH 20.3.3

Hygieneregeln beim Umgang mit Sputum

Bringen Sie die Wörter in die richtige Reihenfolge!

Beim Handschuhe mit Umgang grundsätzlich Sputum tragen.

....

....

Sich anhusten vom direkt Patienten nicht lassen.

....

....

Bei Flächen und mit Sputum die betroffenen Kontamination Hautpartien desinfizieren.

....

....

Sputumbecher mindestens wechseln mehrmals einmal leeren, täglich täglich.

....

....

Papiertücher direkt in einen Patienten am Nachttisch entsorgen befestigten des Abwurfbeutel lassen.

....

....

Atemgeräusche

Aufgabe 6
PH 20.3.4

Tragen Sie Ihnen bekannte Atemgeräusche in die Rätselschnecke ein! Als kleine Hilfe sind die Konsonanten schon vorgegeben.

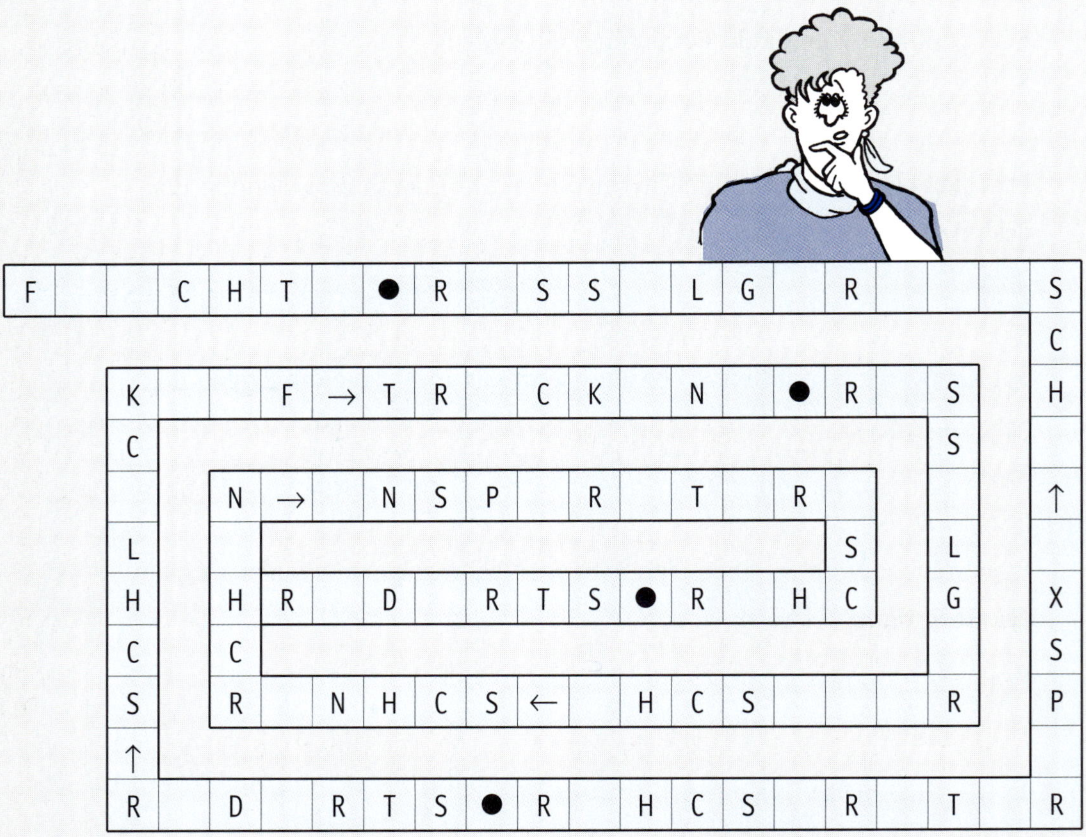

Atemgeruch

Aufgabe 7
PH 20.3.5

Verbinden Sie den Geruch mit seinem jeweiligen Charakter und mit der möglichen Ursache!

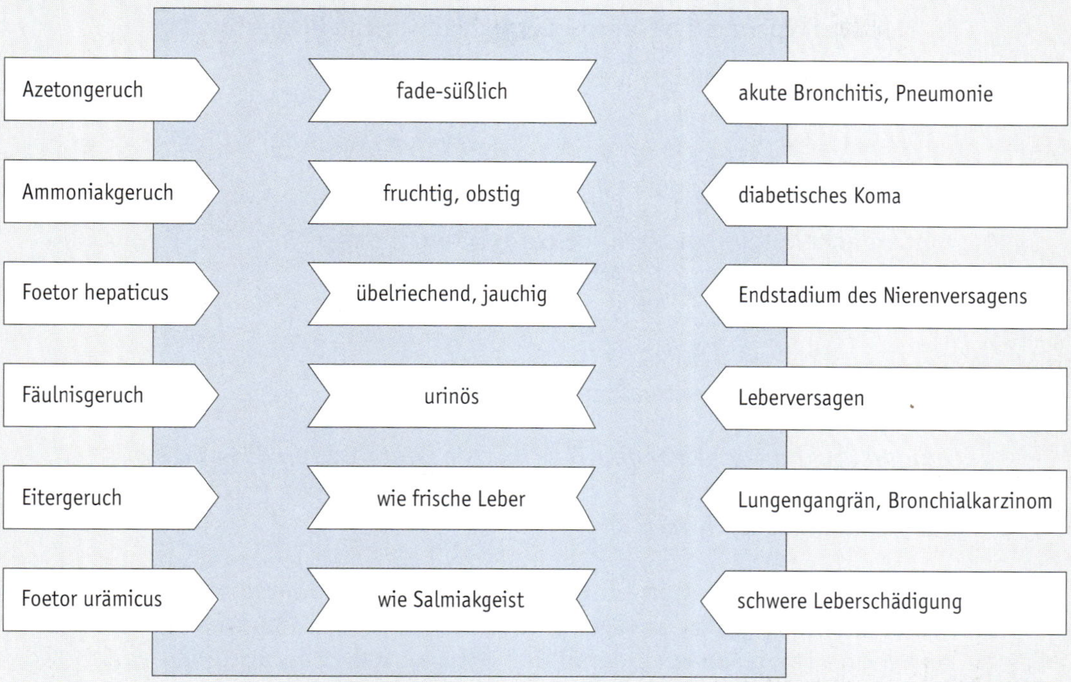

Atemintensität

Aufgabe 8
PH 20.3.5

Finden Sie die 4 richtigen Aussagen!

a) Schmerzen können zu einer Schonatmung führen, wodurch es zu einer Hypoventilation kommen kann.
b) Bei der Hypoventilation steigt die Atemfrequenz über 40 Atemzüge/ Minute.
c) Bei der Hyperventilation kommt es zu der typischen Nasenflügelatmung.
d) Hyperventilation kann entwicklungsgeschichtlich bedingt nur bei Frauen auftreten.
e) Die Hyperventilation kann zu einer Alkalose führen mit der typischen Pfötchenstellung der Hände.
f) Die Hyperventilation kann psychogen, metabolisch, hormonell oder medikamentös bedingt sein.
g) Bei der Hypoventilation soll der Patient in ein Giebelrohr atmen, damit

die Atemzüge tiefer werden und er wieder genug Sauerstoff bekommt.

h) Bei der Hyperventilation soll der Patient in eine Plastiktüte atmen, damit der pCO_2 steigt.

Wußten Sie schon, daß ... das Lungenvolumen eines Tauchers an der Oberfläche 6 Liter, in 20 m Tiefe nur 2 Liter beträgt?

Aufgabe 9
PH 20.4

Diagnose bei Lungenerkrankungen

Finden Sie die vorgegebenen Begriffe; sie sind waagerecht und senkrecht, vor- und rückwärts versteckt. Vorsicht, manche Buchstaben gehören zu mehreren Wörtern!

Anamnese - Auskultation - Blutentnahme - Blutgasanalyse - Bronchoskopie - Durchleuchtung - Lavage - Lungenszintigraphie - Perkussion - Pleurapunktion - Roentgen - Sonographie - Spirometrie - Thoraskopie - Tomographie

G	R	A	N	O	I	T	K	N	U	P	A	R	U	E	L	P	E	P
L	U	N	G	E	N	S	Z	I	N	T	I	G	R	A	P	H	I	E
A	N	A	R	G	O	Y	V	S	L	Y	X	N	S	A	R	I	H	R
N	T	M	A	I	R	N	O	A	E	R	E	U	T	N	E	C	P	K
S	O	N	O	G	R	A	P	H	I	E	H	T	A	I	B	K	A	U
E	L	E	E	I	P	O	K	S	A	R	O	H	T	M	U	E	R	S
I	N	S	P	E	K	T	I	O	N	D	L	C	S	A	P	O	G	S
R	O	E	N	T	G	E	N	R	T	W	O	U	C	K	R	T	O	I
B	R	O	N	C	H	O	S	K	O	P	I	E	R	E	R	D	M	O
E	G	R	V	X	A	L	A	U	S	K	U	L	T	A	T	I	O	N
L	U	T	B	L	U	T	E	N	T	N	A	H	M	E	E	D	T	K
S	H	A	W	L	O	P	E	R	B	F	R	C	E	G	A	V	A	L
A	E	H	M	S	P	I	R	O	M	E	T	R	I	E	P	L	K	W
N	E	S	Y	L	A	N	A	S	A	G	T	U	L	B	Y	S	F	G
A	K	L	O	E	W	S	C	H	B	A	D	D	R	E	D	B	A	W

Pflege bei Influenza

Aufgabe 10
PH 20.5.1

Füllen Sie die Lücken im Text, indem sie aus den in Klammern gesetzten Buchstaben das richtige Wort bilden!

Patienten mit Influenza sollten bis drei Tage nach Entfieberung .... (Beehrttu) einhalten. Daher sind eine Thrombose- Pneumonie- und Obstipationsprophylaxe .... (cdeefhilorrr).
Eine engmaschige Kontrolle der .... (aceehiilntVz) und der .... (aeemprrTtu) und von .... (eHnstu) sowie .... (mpStuu) sind besonders wichtig.
Da die Kranken stark .... (cehinstwz), müssen Bettwäsche und Kleidung oft .... (ceeeghlstw) werden.
Die Kost soll leicht .... (acdehilruv) und .... (acehiimnrtv) sein; wichtig ist eine ausreichende .... (eFfghiiklrssstuuüz).
Das hohe .... (efIiiikknnoorsst) für die Pflegenden kann durch Tragen eines .... (cdehMnsstuuz) vermindert werden.
Bei Verlassen des Patientenzimmers müssen die Hände .... (deefiiinrstz) werden.

Pflege bei Tracheobronchitis

Aufgabe 11
PH 20.5.2

Suchen Sie aus dem Wortwurm 9 Pflegemaßnahmen bei einer Tracheobronchitis!

Bettruhebeifieberleichtevitaminreichekostreichlichflüssigkeitszufuhrhuste ntechnikenanwendenraumluftanfeuchteninhalationenvibrationsmassageei nreibungmitätherischenölenausreichendfrischluft.

....

....

....

....

....

....

....

....

....

Wußten Sie schon, daß ... 33% der Deutschen rauchen und 25,6% Ex-Raucher sind?

Aufgabe 12
PH 20.5.3

Pflege bei Pneumonie

Durch das Entschlüsseln der vorgegebenen Wörter können Sie spezielle Pflegemaßnahmen bei einer Pneumonie finden!

etfahnessiweg eiparehtmeta: ....

edneztütsretnumeta gnuregal: ....

ednereilumitsmeta gnubiernie: ....

elleunam ednesölterkes nemhanßam: ....

....

evitalahni nemhanßam: ....

gnuztütsretnu mieb netsuhba nov terkes: ....

....

elleizeps egelfp ieb rebeif: ....

Aufgabe 13
PH 20.5.4

Pflege bei Lungentuberkulose

Bilden Sie sinnvolle Aussagen, indem Sie die richtigen Ausdrücke unterstreichen!

Besonders wichtig sind bei der Tuberkulose - täglicher Wäschewechsel / gewissenhafte Hygienemaßnahmen / die Epididymitis-Prophylaxe - um weitere Ansteckungen zu verhindern.

Meist ist bei infektiösen Patienten in den ersten Wochen nach Behandlungsbeginn - eine Isolierung / ein Vollbad / ein Hoher Einlauf - notwendig.

Der Patient darf sein Zimmer während dieser Zeit nicht - putzen / verlassen / alleine belegen.

Bei Husten sollte der Patient - einen Mundschutz tragen / die Augen schließen / die Nase zuhalten.

Das Personal muß zum Eigenschutz immer einen Mund-Nasen-Schutz, Schutzkittel und - Plastikschuhe / einen Ionisator / Handschuhe - anlegen.

Zur Desinfektion dürfen nur Desinfektionsmittel benutzt werden, die - wirksam / wasserlöslich / acetylenfrei - sind.

Besucher müssen sich vor Betreten des Patientenzimmers beim Stationspersonal melden und über Infektionsgefährdung und - Diätvorschriften / Pausenzeiten / Hygienemaßnahmen - informiert werden.

Pflege bei Asthma bronchiale

Aufgabe 14
PH 20.6.1

In manchen Wörtern sind einige Buchstaben vertauscht - schreiben Sie das richtige Wort in die Klammer!

Zentrales Pflegeziel bei einem Asthmaanfall ist es, heur (...............) zu bewahren.

Aufgeregte Mitpatienten oder seucherb (.........................) werden aus dem Zimmer gebeten.

Die tumang (.....................) sollte durch Oberkörperhochlagerung erleichtert werden.

Da der Patient sich eher balnorven (.....................) mitteilen wird, ist der Blickkontakt sehr wichtig.

Den Patienten soll man auf keinen Fall leinela (..................) lassen.

Man sollte edengeneb (.....................) Kleidung entfernen und das Fenster wegen der frischen fult (.....................) öffnen.

Aufgabe 15
PH 20.6.1

Korrekte Anwendung von Dosieraerosolen

Sie möchten einem Patienten den Gebrauch seines neu verordneten Dosieraerosols erklären, sind aber vor Aufregung ganz durcheinander. Wie wäre die Reihenfolge richtig gewesen?

1) ca. 5 Sekunden Luft anhalten
2) langsam wieder ausatmen
3) Aerosolbehälter schütteln
4) Schutzkappe abnehmen
5) während langsamer, tiefer Einatmung Druck auf den nach oben zeigenden Kanister ausüben
6) Mundstück in den Mund führen und mit den Lippen fest umschließen
7) tief ausatmen

... – ... – ... – ... – ... – ... – ...

Wußten Sie schon, daß ... man ab 1 m Tauchtiefe nur noch mit Hilfe eines Überdruckgerätes einatmen kann, weil die Atemmuskulatur zu schwach ist?

Aufgabe 16
PH 20.6.2

Pflege bei Chronischer Bronchitis

Ordnen Sie die Silben zu Ratschlägen bei chronischer Bronchitis!

bel - chen - den - Ge - Käl - kal - ke - mei - Ne - Rau - te - te - trän - und
che - Flüs - fuhr - keits - li - Reich - sig - zu
aero - An - des - do - dung - ge - Rich - sier - sols - ti - wen
be - die - für - gen - glich - Gym - keit - na - sche - sti - rax - Tho - Übun - we
Aus - Be - bei - dau - er - ge - ger - la - ning - rin - stung - trai
Atem - de - Maß - men - nah - stüt - ter - un - zen

....

....

....

....

....

....

Pflege bei Bronchialkarzinom

Aufgabe 17
PH 20.8.2

Finden Sie die Pflegeziele, indem Sie die richtigen Silben miteinander verbinden!

Angst	bens	dig		
Le	bi	heit	keit	
Mo	frei	la	li	
Pro	phy	li	tät	
Selb	stän	qua	xen	tät

Beobachtung bei Lungenembolie

Aufgabe 18
PH 20.10.1

Finden Sie anhand der möglichen Ergebnisse heraus, was Sie bei einer Lungenembolie beobachten und dokumentieren sollten!

	BZ: 120 mg/dl nüchtern	Blutzucker
1)	16 Züge/Minute	
2)	wach, ansprechbar	
3)	72 Schläge/Minute	
4)	120/80 mm Hg	
5)	rosig	
6)	38,4°C rec.	

Aufgabe 19
PH 20.10.1

Pflegerische Erstmaßnahmen bei Lungenembolie

Finden Sie die 5 richtigen Erstmaßnahmen!

1) Patienten absolute Bettruhe einhalten lassen.
2) Patienten etwas zu trinken anbieten.
3) Oberkörper des Patienten hochlagern.
4) Über die Rufanlage Hilfe holen; Patienten möglichst nicht alleine lassen.
5) Eine Plastiktüte vor Mund und Nase des Patienten halten.
6) Fenster öffnen.
7) Prophylaktisch 6 l O_2/Min. über Nasensonde geben, bis der Arzt eintrifft.
8) Raum verdunkeln.
9) Vitalzeichen kontrollieren, bei Schockzeichen Beine anheben.
10) Blutdruck messen, bei Schockzeichen Kopftieflage.

Aufgabe 20
PH 20.10.1

Pflege bei Lungenembolie

Bilden Sie aus dem Wortwurm Pflegemaßnahmen!

Bettruhebeilysetherapieerschütterungendesbettesvermeidenoberkörperhochlagerungdekubitusprophylaxeübernahmederkörperpflegekeinenaßrasurobstipationsprophylaxethromboseprophylaxemitkompressionsstrümpfenundbeinhochlagerungpneumonieprophylaxe.

....

....

....

....

....

....

....

....

....

21 Pflege bei Erkrankungen des Magen-Darm-Traktes

Nahrungsaufnahme und Stuhlausscheidung

Aufgabe 1
PH 21.1.1

Ist die folgende Aussage richtig?

Erkrankungen des Magen-Darm-Traktes sind oftmals durch Nahrungsaufnahme und Stuhlausscheidung sowohl verursacht als auch beeinflußbar. Aus diesen Gründen ist es um so wichtiger, daß das Pflegepersonal zum Patienten eine Vertrauensbasis aufbaut, damit der Patient zum Beispiel offen und ohne Scham über Ernährungsgewohnheiten oder Auffälligkeiten bei der Ausscheidung sprechen kann.

a) Diese Aussage ist richtig.

b) Diese Aussage ist falsch.

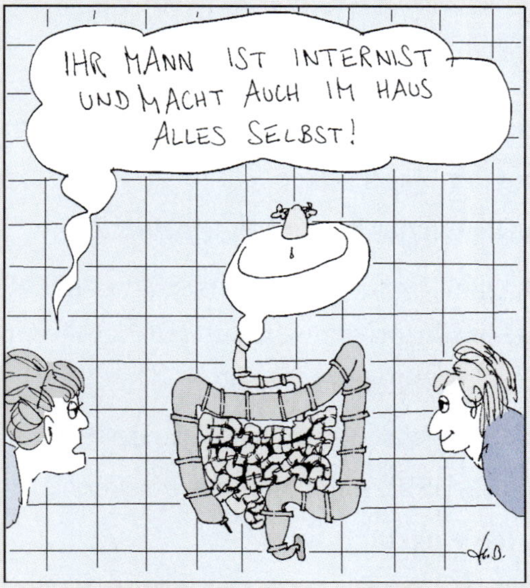
IHR MANN IST INTERNIST UND MACHT AUCH IM HAUS ALLES SELBST!

Magensonde

Aufgabe 2
PH 21.1.2

In der Abbildung sind die benötigten Materialien für das Legen einer Magensonde dargestellt.
Ordnen Sie den jeweiligen Gegenständen die richtige Bezeichnung und Funktion zu!

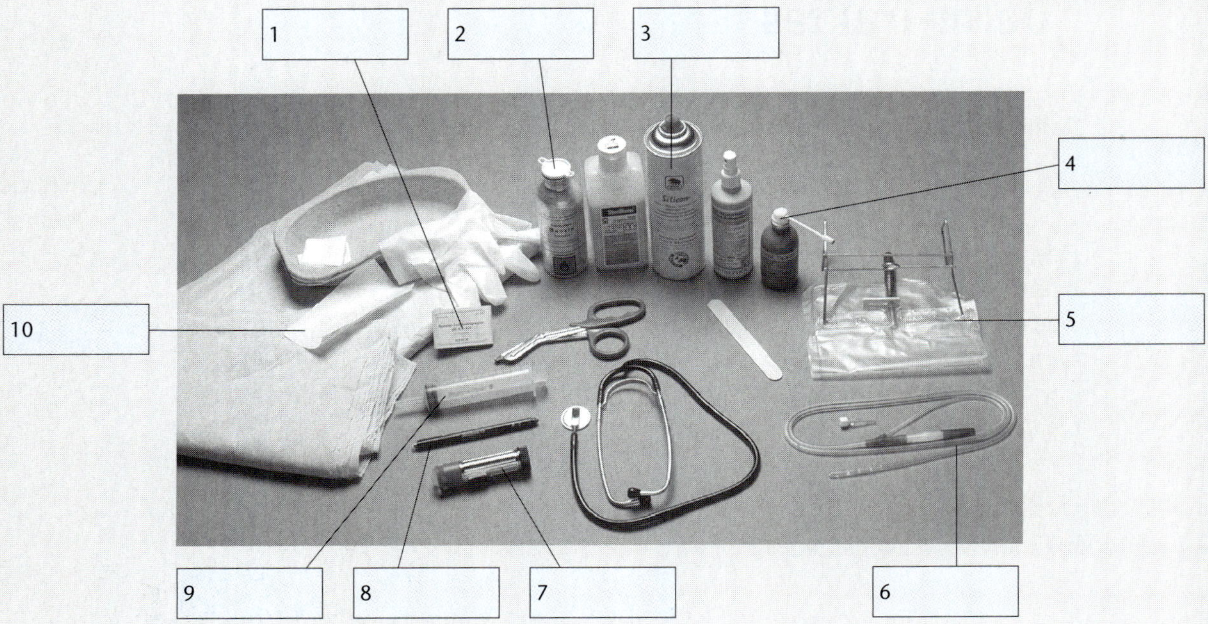

a) Aspiration von Magensäure oder Einspritzen von Luft
b) Lagemarkierung der Magensonde
c) erleichtert das Gleiten der Magensonde beim Legen
d) pH-Wert-Messung des aspirierten Sekrets zur Lagekontrolle
e) Auskultation beim Einspritzen von Luft zur Lagekontrolle
f) dient dem Schutz des Pflegepersonals
g) zum Fixieren der Magensonde an der Nase des Patienten
h) Entfetten der Nase für besseren Halt des Pflasters
i) flexibles Rohr, das eingeführt wird
j) zur besseren Betrachtung von Mund und Rachen
k) dient dem Auffangen des Magensekrets bei Ablaufsonden
l) macht die Rachenregion des Patienten unempfindlicher beim Legen der Sonde

1..., 2..., 3..., 4..., 5..., 6..., 7..., 8..., 9..., 10..., 11..., 12...

Pflege bei liegender Magensonde

Lösen Sie das Kreuzworträtsel zum Thema „Pflege bei liegender Magensonde"!
Sie erhalten ein Lösungswort, dessen Prophylaxe eine wichtige Rolle spielt.

Aufgabe 3
PH 21.1.2

1) Was muß regelmäßig, auch vor jeder Nahrungszufuhr kontrolliert werden?
2) Das Magen??? muß auf Menge, Geruch und Aussehen beobachtet werden.
3) Die ??? der Sonde täglich wechseln, dabei Lage der Sonde nicht verändern.
4) Die Pflege der Nase, also die ??? wird jeden Tag durchgeführt.
5) Die ???-Prophylaxe verhindert Entstehung von Mundpilz.
6) Durch Kauübungen und guter Mundpflege erreicht man die ???-Prophylaxe.
7) Da auch die Atmung eingeschränkt sein kann, ist die ???-Prophylaxe wichtig.

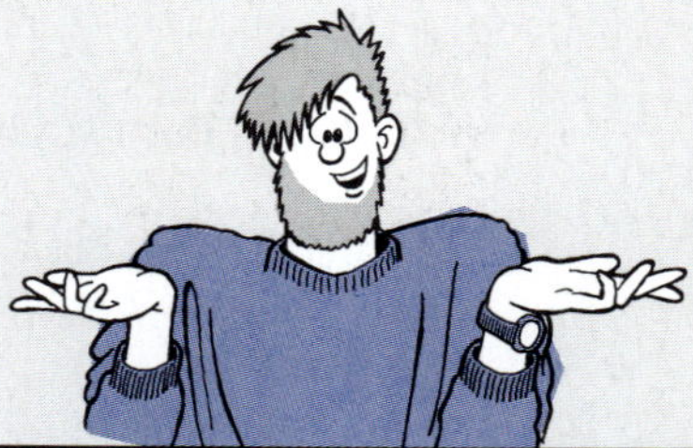

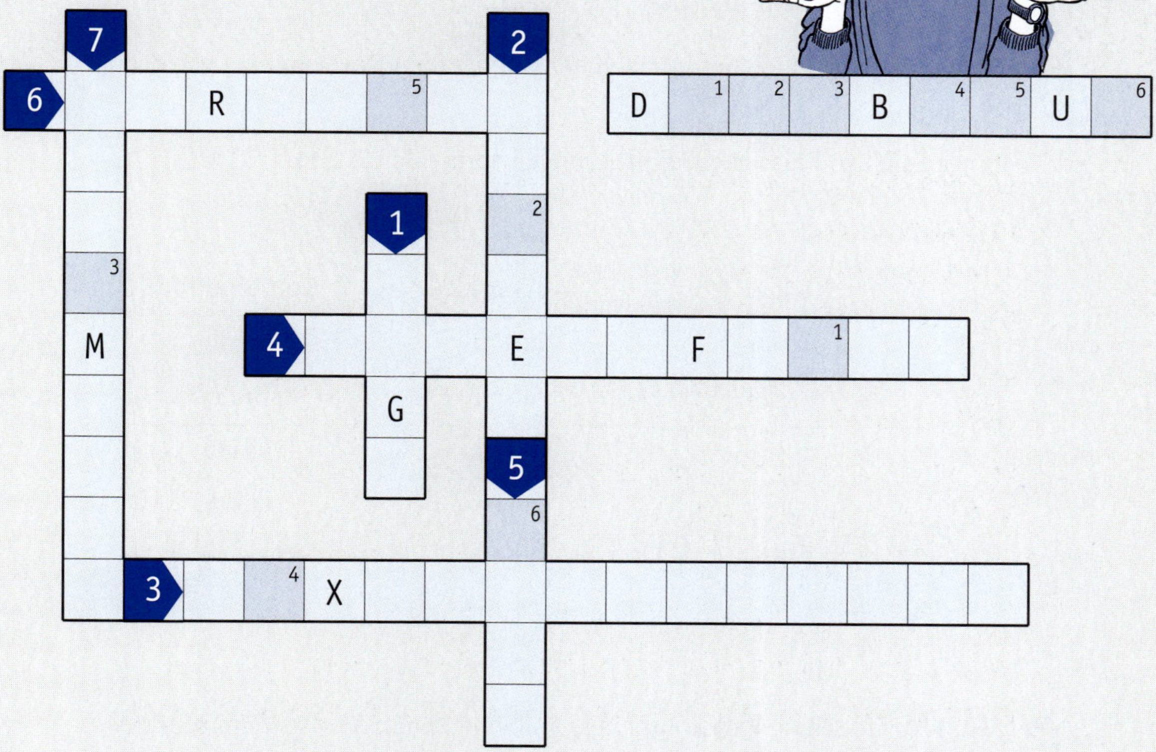

Ösophaguskompressionssonden

Aufgabe 4
PH 21.1.3

Welcher Punkt muß bei einer liegenden Ösophaguskompressionssonde besonders beachtet werden?

a) Der Patient muß reichlich trinken.
b) Die Atmung muß ständig beobachtet werden.
c) Eine frühzeitige Mobilisierung des Patienten ist angezeigt.
d) Der Patient kann auch auf einer Pflegestation betreut werden.
e) Der Patient darf nur passierte Kost zu sich nehmen.

Orthograde Darmspülung

Aufgabe 5
PH 21.1.5

Überprüfen Sie beide Aussagen auf ihre Richtigkeit, und bewerten Sie dann die Kombination beider Aussagen!

1) Der Patient sollte vor und nach der orthograden Darmspülung gewogen werden,
2) weil sich so Flüssigkeitseinlagerungen vermeiden lassen.

	Aussage 1	Aussage 2	Kombination
A	richtig	falsch	richtig
B	falsch	falsch	sinnlos
C	falsch	richtig	falsch
D	richtig	falsch	falsch
E	richtig	richtig	richtig

Wußten Sie schon, daß ... pro Tag 30 g Schleimhaut der Verdauungsorgane erneuert werden?

Darmeinläufe und Klistiere

Aufgabe 6
PH 21.1.6

Im Stationsalltag sind Darmeinläufe und Klistiere recht häufig anzutreffen. Wichtig ist jedoch, über Indikationen und insbesondere Kontraindikationen informiert zu sein.
Legen Sie fest, welche der genannten Situationen für oder gegen Darmeinläufe und Klistiere sprechen!

a) Diese Situation stellt eine Indikation für Darmeinläufe und Klistiere dar.

b) Diese Situation stellt eine Kontraindikation für Darmeinläufe und Klistiere dar.

1) Frühschwangerschaft
2) mechanischer Ileus
3) ausgeprägte Obstipation
4) postoperative Darmatonie
5) zum Einbringen von Medikamenten in den Darm
6) Vaginal- und Analfisteln
7) vor Dünn- und Dickdarmuntersuchungen
8) drohende Fehl- oder Frühgeburt
9) zum Kontrastmitteleinlauf
10) Perforation des Darmes

Stomaversorgung

Aufgabe 7
PH 21.1.7

Die Abbildungen zeigen einzelne Schritte bei der Versorgung eines Stomas. Ordnen Sie diesen Bildern die jeweils passende Beschreibung zu, und bringen Sie die Bilder dann in die richtige zeitliche Abfolge! Wenn Sie die richtige Reihenfolge gefunden haben, ergibt sich aus den Buchstaben ein Lösungswort.

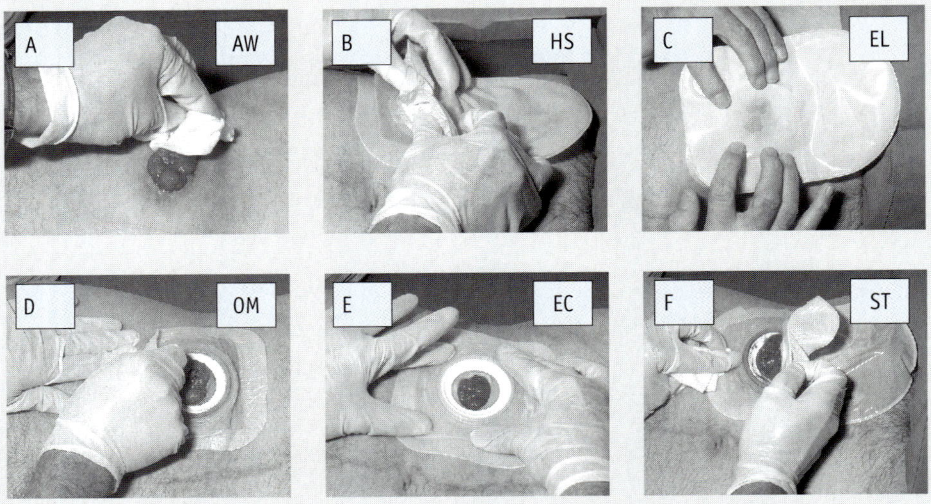

1) Der prall gefüllte Stomabeutel wird von der Basisplatte gelöst und entsorgt.
2) Die Basisplatte wird von der Haut vorsichtig abgezogen.
3) Die Haut wird mit Seife gereinigt und anschließend sorgfältig getrocknet.
4) Es wird eine neue Basisplatte aufgeklebt.
5) Man läßt einen neuen Beutel der Platte einrasten.
6) Der korrekte Sitz der Platte und des Beutels wird geprüft, auch durch den Patienten.

Lösung:

Übelkeit und Erbrechen

Aufgabe 8
PH 21.2.1

Bei Erkrankungen des Magen-Darm-Traktes sind Übelkeit und Erbrechen häufig. Welche Reaktion auf einen Patienten, der unter Übelkeit und Erbrechen leidet, ist angemessen?

a) Erklären Sie dem Patienten, daß diese Symptome völlig normal sind.
b) Klären Sie den Patienten auf, daß die Ursache häufig in der Psyche zu suchen ist.
c) Unterstützen Sie den Patienten, und lassen Sie den Arzt informieren.
d) Lösen Sie Alarm aus, weil ein Herzstillstand durch Elektrolytverschiebungen zu befürchten ist.
e) Verabreichen Sie eine Infusion mit Antiemetika.

Pflege bei Blähungen

Aufgabe 9
PH 21.2.3

Unterstreichen Sie jeweils die richtige Aussage!

Entsprechend der Ursachen hilft bei normalen Blähungen eine - Einstellung / Beibehaltung / Umstellung - der Ernährungsgewohnheiten. Große / Kleine / Zähe - Bissen sowie langsames und gründliches Kauen verhindern übermäßiges Luftschlucken. Blähende Nahrungsmittel sollten - abgekocht / gemieden / bevorzugt - und kohlensäurefreie Getränke getrunken werden. Als Teeaufguß zubereitete Kräuter - lindern / fördern / machen - zusätzlich die Beschwerden. Nur in seltenen Fällen ist eine medikamentöse Therapie - erforderlich / unnötig / kostenlos.

Wußten Sie schon, daß ... ein durchschnittlicher „Pups“ aus 40 ml Gas besteht?

Bluterbrechen und Teerstuhl

Aufgabe 10
PH 21.2.5

Das Pflegepersonal muß gezielt Stuhl und Erbrochenes beurteilen können, um bedenkliche Beobachtungen an den Arzt weiterleiten zu können.
Ordnen Sie die genannten Beobachtungen den passenden Ursachen zu!

1) Blutungsquelle in Ösophagus, Magen oder Duodenum

2) Blutungen in den unteren Darmabschnitten

a) Erbrechen von Blut

b) schwarzer Stuhl

c) blutige Auflagerungen beim Stuhlgang

d) kaffeesatzartiges Erbrechen

Ursachen der chronischen Obstipation

Aufgabe 11
PH 21.2.7

Unterstreichen Sie jeweils die richtige Aussage!

Eine chronische Obstipation ist vor allem bedingt durch - ballaststoffreiche / ballaststoffarme / vegetarische - Kost, - Übermaß / Mangel / Spaß - an körperlicher Bewegung, Schwangerschaft wegen der - enzymatischen / hormonellen / psychischen - Umstellung und endokrinologische Erkrankungen wie Diabetes mellitus. Einige Medikamente wie Opiode, Sedativa oder Diuretika, besonders häufig aber ein Laxantienabusus führen ebenfalls zur - chronischen / akuten / gewollten - Obstipation.

Laxantien

Aufgabe 12
PH 21.5.5

Laxantien kommen häufig zur Anwendung. Welche Aussage trifft zu?

a) Abführmittel sollten nur in Absprache mit dem behandelnden Arzt eingenommen werden.

b) Laxantien eignen sich hervorragend zur Therapie eines Ileus.

c) Patienten nach Herzinfarkt dürfen keine Laxantien bekommen.

d) Eine Dauereinnahme von Abführmitteln stellt eine wirksame Obstipationsprophylaxe dar.

e) Bei der Gabe von Laxantien sind keine Gegenanzeigen zu berücksichtigen.

Wußten Sie schon, daß ... im Darm bei normaler Kost 15 ml Gas und nach Genuß von Bohnen 176 ml Gas pro Stunde gebildet werden?

Nachweis okkulten Blutes im Stuhl

Aufgabe 13
PH 21.3.2

In manchen Krankenhäusern fällt der Nachweis okkulten Blutes im Stuhl in den Aufgabenbereich des Pflegepersonals. Dabei muß auf Fehlerquellen geachtet werden, die den Test verfälschen könnten.
Ordnen Sie den geschilderten Situationen die richtigen Maßnahmen zu!

1) Bitten Sie den Arzt, den Patienten über die Funktion und die Notwendigkeit des Tests aufzuklären.

2) Der Test ist unbrauchbar und muß wiederholt werden. Schließen Sie Faktoren aus, die den Test verfälschen könnten.

3) Der Test wird keine verläßlichen Ergebnisse zeigen und kann abgebrochen werden.

4) Dies ist ein Grund, um den Termin für den Test zu verlegen.

5) Der Test ist unter diesen Bedingungen aussagekräftig und braucht nicht wiederholt zu werden.

a) Der Patient befindet sich momentan in der Testphase und berichtet über Zahnfleischbluten.

b) In zwei Tagen soll der Test beginnen. Die Patientin erzählt ihnen, daß sie Vorlagen wegen ihrer anstehenden Periode benötigt.

c) Nach dem Test erfahren Sie beiläufig, daß der Patient vor einem halben Jahr Nasenbluten gehabt hat.

d) Eine Patientin verweigert den Test, weil sie normalen Stuhlgang habe.

e) Während des Tests stellen Sie fest, daß der Patient Eisenpräparate eingenommen hat.

Aufgabe 14
PH 21.3.4

Pflege nach Endoskopie

Der Lückentext beschreibt die Pflege und Krankenbeobachtung nach endoskopischen Untersuchungen.
Füllen Sie die Lücken mit den Wortstücken sinnvoll auf!

enten-oskop-ngen-rsuch-Blutd-dungen-ie-Unte-End-ruck-Stuhla-ungen-Blutu-usschei-Pati

Hauptkomplikationen aller gastroenterologischer .... sind .... und Perforation. Deshalb wird nach der .... auf das Allgemeinbefinden des .... und auf ...., Puls und Hautfarbe geachtet. Weiterhin liegt das Augenmerk auf Veränderungen des Abdomens und der ....

Aufgabe 15
PH 21.4.2

Pflege bei Refluxösophagitis

Unterstreichen Sie jeweils die richtige Aussage!

Weniger / Ebenso / Gar nicht so - wichtig wie Medikamente sind folgende Allgemeinmaßnahmen:
Der Patient sollte sich nach den Mahlzeiten - nicht / kurz / lange - hinlegen und nur mit erhöhtem Oberkörper schlafen.
Hilfreich ist es, häufig kleine Mahlzeiten zu sich zu nehmen und auf die Auswahl der Nahrungsmittel zu achten. Da bei Übergewicht ein großer Druck auf dem Ösophagussphinkter lastet, kann eine Gewichtsreduktion Linderung - verschaffen / vermeiden / ausschließen. Auch enge Kleidung - verhindert / kontrolliert / begünstigt - den Reflux. Rauchen verringert den Schutz der Schleimhaut und sollte deswegen - gesteigert / aufgegeben / aufgeschrieben - werden.

Pflege bei akuter Gastritis

Aufgabe 16
PH 21.5.2

Welche Punkte passen zur Pflege bei akuter Gastritis?

a) Überwachen der Nahrungskarenz

b) Durchführen von lokaler Kälteanwendung

c) Patienten anhalten, Kaffee, Alkohol und Nikotin zu meiden

d) unnötige Medikamente auf Arztanordnung weglassen

e) Gabe von verordneten krampflösenden und säurehemmenden Medikamenten

Ernährung nach Gastrektomie

Aufgabe 17
PH 21.5.4

Patienten nach Gastrektomie müssen sich in ihren Ernährungsgewohnheiten einschränken.
Welche Aussagen treffen zu?

1) Der Patient sollte zu den Mahlzeiten möglichst viel Flüssigkeit zu sich nehmen.

2) Reichlich Zucker wirkt sich positiv auf die eingeschränkte Verdauung aus.

3) Milch und Milchprodukte sollten auf ihre Verträglichkeit hin getestet werden.

4) Vitamin B12 muß unbedingt künstlich substituiert werden.

5) Die Ernährung sollte auf Dauer über eine Dünndarmsonde erfolgen.

a) Alle Aussagen treffen zu.

b) Nur 1, 3 und 4 stimmen.

c) Nur 2, 4 und 5 stimmen.

d) Nur 3 stimmt.

e) Nur 3 und 4 stimmen.

Pflege bei Ileus

Aufgabe 18
PH 21.6.2

Hier wird nach den pflegerischen Maßnahmen bei einem Ileus gefragt. Lösen Sie das Kreuzworträtsel, und vervollständigen Sie den Lösungssatz!

1) der Patient verläßt sein Bett nicht
2) der Patient ißt und trinkt nicht
3) die Gesamtheit der Maßnahmen, die der Verhütung von Krankheiten dienen
4) Überprüfung der ???, also der Lebensparameter
5) insbesondere die ??? wie Stuhl und Urin werden kontrolliert
6) der Patient wird nach ??? befragt, nach Arztanordnung Gabe von Analgetika

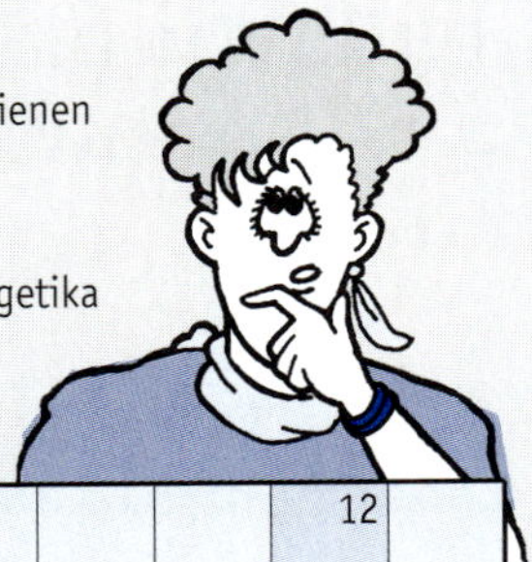

1		2					4							
2			10										12	
3								5						
4												6		
5			8		3			7					11	
6		9		1										

Bei einem

1	2	3	4	5	6	7	8	9	10	11	12

Ileus sind Einläufe und Abführmittel kontraindiziert!

Ernährung bei Morbus Crohn und Colitis ulcerosa

Aufgabe 19
PH 21.6.5

Legen Sie fest, ob die beiden Aussagen inhaltlich richtig sind, und beurteilen Sie dann die Kombination beider Aussagen!

1) Sowohl bei Morbus Crohn als auch bei Colitis ulcerosa müssen die Patienten teilweise umfangreiche Einschränkungen bei der Ernährung hinnehmen,
2) weil wegen der relativ häufigen Milchunverträglichkeit bei Colitis ulcerosa Milch und Milchprodukte gemieden werden müssen.

	Aussage 1	Aussage 2	Kombination
A	falsch	falsch	richtig
B	falsch	richtig	richtig
C	richtig	richtig	sinnlos
D	falsch	richtig	sinnlos
E	richtig	falsch	falsch

Maßnahmen bei Appendizitisverdacht

Aufgabe 20
PH 21.6.6

Ergänzen Sie die Lücken im Text mit Hilfe der Wortstücke!

le-arenz-ring-zt-Stat-küh-Nahr-Schmer-tale-rollen-Ar-Kont-ge-rek-zen-ungsk-ion

Bei .... ausgeprägter Symptomatik kann unter engmaschigen .... zunächst abgewartet werden.
Dabei werden die Patienten zunächst zur Beobachtung auf die .... aufgenommen. Dort steht die axilläre und .... Temperaturkontrolle sowie die Vitalzeichenkontrolle im Vordergrund. Ebenso wird der Patient nach seinem Allgemeinbefinden und nach .... befragt. Bei Auffälligkeiten ist unmittelbar der .... zu informieren. Zur Linderung der Schmerzen eignen sich .... Auflagen.
Der Patient sollte solange .... einhalten, bis eine Appendizitis sicher vom Arzt ausgeschlossen wurde.

Wußten Sie schon, daß ... einmal eine Frau in 6 Jahren 334 kg abgenommen hat und ein Mann in 7 Tagen stolze 91 kg zunahm?

Aufgabe 21
PH 21.6.10

Pflege bei Kolonresektion

Worauf brauchen Sie bei der postoperativen Pflege nach einer Kolonresektion nicht zu achten?

1) Blutung
2) Blasenentleerungsstörungen
3) Obstipation
4) Anastomoseninsuffizienz
5) verlängerte Darmatonie

a) Nur 3 ist richtig.
b) Alle Antworten sind richtig.
c) Nur 1, 3 und 5 sind richtig.
d) Nur 2, 4 und 5 sind richtig.
e) Keine Antwort ist richtig.

Aufgabe 22
PH 21.7.2

Pflege bei Hämorrhoiden

Unterstreichen Sie jeweils die richtige Aussage!

In frühen Stadien von Hämorrhoiden kann mit - lokaler / systemischer / psychischer - Applikation von schmerzstillenden und entzündungshemmenden Salben und Zäpfchen sowie durch Sitzbäder mit entzündungshemmenden Zusätzen wie - Finalgon® / Kamille / Kaliumpermanganat - eine Linderung der Beschwerden erreicht werden. Kalte - trockene / dicke / feuchte - Umschläge ermöglichen manchmal durch ihre - abschwellende / nekrotisierende / durchblutungsfördernde - Wirkung ein Hineindrücken von vorher nicht reponiblen prolabierten Knoten in den - Analkanal / Dünndarm / Ösophagus.

22 Pflege bei Erkrankungen der Leber, Bauchspeicheldrüse und Milz

Allgemeine Pflege

Tragen Sie die gesuchten Begriffe in die Kästchen ein! Als kleine Hilfe ist das „ERNSTL" vorgegeben.

Aufgabe 1
PH 22.1

1) Maßnahme der sekundären Prävention
2) Viele Patienten mit chronischen Lebererkrankungen leiden unter einer Einschränkung ihrer ???
3) Ist bei Patienten mit einer Virushepatitis besonders wichtig
4) Erkrankung von Leber, Gallenblase oder Pankreas, die meist sehr spät diagnostiziert wird
5) Patienten mit Lebererkrankungen vertragen ihn meistens nicht
6) Diätvorschrift bei Lebererkrankungen und Bauchspeicheldrüsenleiden
7) Einschränkung der Ernährung
8) Bereich der Pflege bei Tumorpatienten
9) Darauf sollten Patienten mit Lebererkrankungen verzichten
10) Sie sollten von Patienten mit Gallensteinen gemieden werden
11) Ausscheidung bei Pankreaserkrankungen
12) Maßnahme zur Ruhigstellung bei akuter Pankreatitis
13) Die fettlöslichen sollten bei einer gestörten Fettverwertung parenteral zugeführt werden
14) Zu 80% ist eine Leberzirrhose an diesem dicken Bauch schuld
15) Die Chinesen haben keinen, auch wenn ihre Haut so aussieht

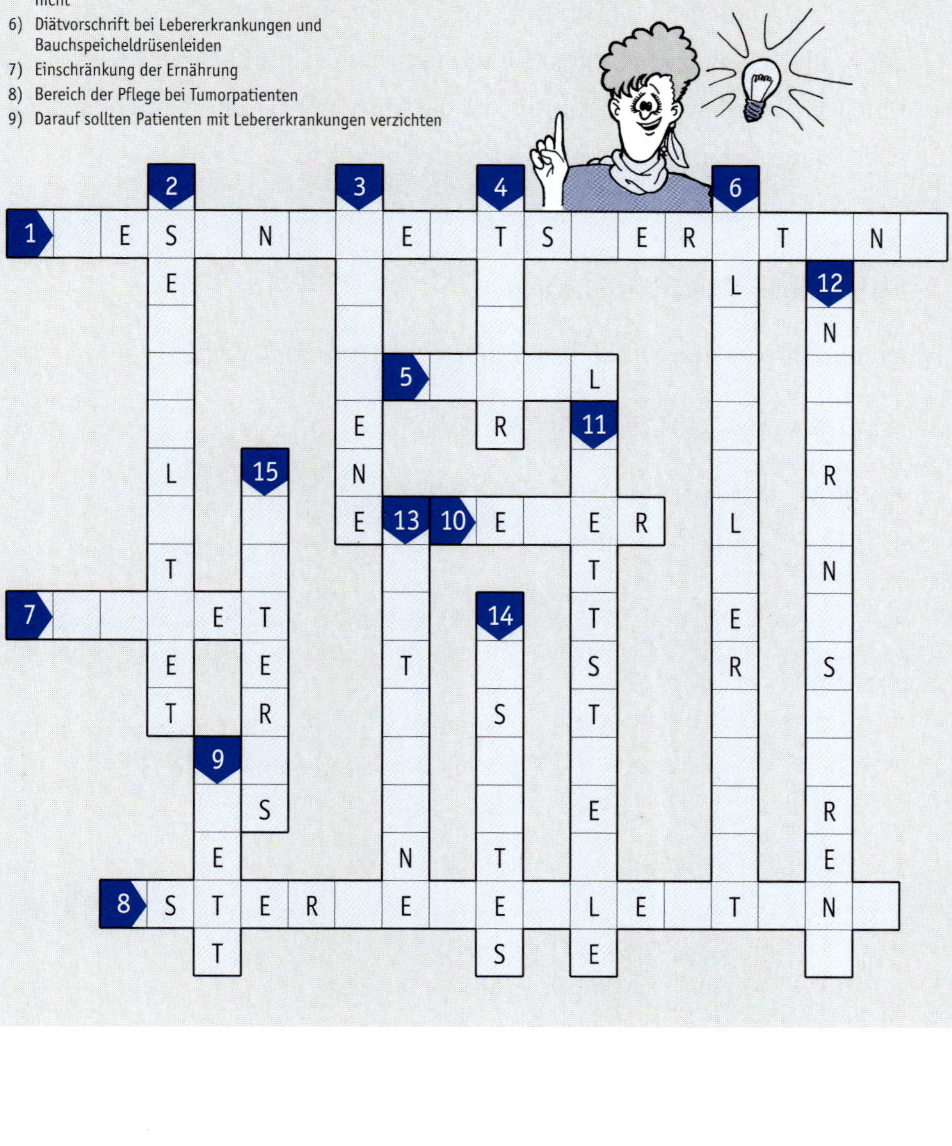

Aufgabe 2
PH 22.2.2

Pflege bei Aszites

Unterstreichen Sie den richtigen Begriff!

Patienten mit Aszites sollten - sich viel bewegen / Bettruhe einhalten / in der Trendelenburg-Lage liegen.
Die Flüssigkeitszufuhr sollte - unter 500 ml / unter 1000 ml / über 1000 ml - pro Tag liegen.
Eine genaue - Flüssigkeitsbilanzierung / rektale Untersuchung / Überwachung der Vitalzeichen - ist besonders wichtig.
Zur Verlaufskontrolle sollte der Patient täglich - eine Stuhlprobe abgeben / photographiert werden - gewogen werden.
Eine Pneumonieprophylaxe sollte wegen - der eingeschränkten Atmung / der Keimverschleppung / dem Blasenhochstand - durchgeführt werden.
Eine weitere pflegerische Aufgabe ist die Mithilfe bei - der Krankengymnastik / einer Aszitespunktion / der Labordiagnostik.

Aufgabe 3
PH 22.3.3

Vorbereitung der Aszitespunktion

Bilden Sie aus den Silben Maßnahmen zur Vorbereitung!

Bauch	se	ent	er	en	la	
Bla	stich	fang	le	mit	las	ge
Ein	te	links	lee	ra	rich	ren
leich	te	ria	li	ren	sie	sen
Ma	um	stel	sei	ten	teln	ten

Pflege bei akuter Virushepatitis

Aufgabe 4
PH 22.4.2

Finden Sie die im Wortwurm versteckten Maßnahmen!

Patientenüberhygienemaßnahmeninformierenhandschuheundschutzkitteltragenhändedesinfizierenkontaminiertebettwäscheundverbandmaterialkennzeichnenundgesondertentsorgenseparatetoiletteduschenachgebrauchdesinfizierengelockertebettruheabsolutesalkoholverbotkrankenbeobachtung.

....

....

....

....

....

....

....

....

....

Wußten Sie schon, daß ... allein die Leber 25 % des Energie-Grundumsatzes des Körpers verbraucht?

Pflege bei Leberzirrhose

Aufgabe 5
PH 22.4.6

Entschlüsseln Sie die Pflegemaßnahmen!

etulosba zneraklohoklA ....

ehciernimativ tsokhcsiM ....

gnurednimreV red rhufuzßiewiE ....

exalyhporpsutibukeD ....

exalyhporpesobmorhT ....

exalyhporpsnoitkefnI ....

exalyhporpnerutkartnoK ....

egitläfgros gnuthcaboebneknarK ....

Aufgabe 6
PH 22.4.6

Krankenbeobachtung bei Leberzirrhose

Finden Sie den gesuchten Parameter anhand des Ergebnisses!

	BZ: 120 mg/dl nüchtern	Blutzucker
1)	wach, ansprechbar	
2)	140/70 mm Hg	
3)	rosig	
4)	104 Schläge/Min.	
5)	82 kg	
6)	4 cm H_2O	
7)	21 Züge/Min.	
8)	104 cm (Nabelhöhe)	
9)	37,1°C ax.	
10)	400 ml/24 Std.	

Aufgabe 7
PH 22.5.2

Pflege bei Cholezystektomie

Füllen Sie die Lücken mit Hilfe der Buchstaben in Klammern!

Die Rasur vor einer Cholezystektomie erfolgt von den .... (Brstwrzn) bis zu den .... (Lstn).
Bei einer laparoskopischen Cholezystektomie darf der Patient bereits am .... (prtnsbnd) aufstehen und .... (schlckws) Tee trinken, am 1. p.o. Tag .... (nbgrnzt) Tee und am 2. p.o. Tag .... (lcht Vllkst) zu sich nehmen. Am 3. p.o. Tag kann er dann in der Regel .... (ntlssn) werden.
Bei konventioneller Cholezystektomie wird der Patient p.o. mit leicht erhöhtem .... (brkrpr) gelagert; am Abend des Operationstages darf er an der .... (Bttknt) sitzen. Am 1.-2. p.o. Tag wird die .... (Mgnsnd) entfernt, ab dem 2. p.o. Tag darf der Pati-

ent .... (T trnkn). Wenn der Patient .... (Sthl-gng) hatte, wird die Kost ab dem 3. p.o. Tag nach Schema .... (fgbt).

Pflege nach Choledochusrevision

Aufgabe 8
PH 22.5.2

Unterstreichen Sie die richtige Aussage!

Die Besonderheiten der Pflege nach einer Choledochusrevision resultieren aus der - Hormonstörung / T-Drainage / hohen Sterblichkeitsrate.
Der Sekretbeutel wird unter - Bettniveau / Körperniveau / Infusionsniveau - des Patienten befestigt. Ab dem 5. postoperativen Tag die Drainage intermittierend - ausleeren / anspülen / abklemmen.
Verläuft alles planmäßig, kann der T-Drain am 10. postoperativen Tag - gezogen / geröntgt / gekürzt - werden. Nach der Entfernung der Drainage wird der Patient noch 24 Stunden - flüssig ernährt / beobachtet / isoliert. Die Sekretmenge wird regelmäßig gemessen und - verköstigt / dokumentiert / aufbewahrt. Wenn der Patient einen Ikterus entwickelt, über Juckreiz oder Druckgefühl im Oberbauch klagt, kann der T-Drain - verstopft / gewachsen / in das Duodenum gerutscht - sein.

Pflege bei akuter Pankreatitis

Aufgabe 9
PH 22.6.2

Finden Sie die Begriffe, indem Sie die Wortfetzen richtig verbinden!

AU	ENS	ARE	AU
IN	ENSI	DU	DE
INT	FUS	FB	EN
KN	IER	ICH	EN
KO	LZE	ION	LE
MAG	RUNGSK	OL	NG
NAH	SSCHEI	ON	NZ
VITA	STAU	VSTA	TION

Pflege bei Pankreaskarzinom

Aufgabe 10
PH 22.6.4

Tragen Sie die vorgegebenen Aspekte der Pflege passend in die Kästchen ein! Tip: mit langen Wörtern anfangen

Rasur (5) - fettarm (7) - Vitamine (8) - Infusionen (10) - Kostaufbau (10) - Bauchumfang (11) - Insulingabe (11) - Alkoholverzicht (15) - Intensivstation (15) - Oberkoerper hoch (15) - Allgemeinbefinden (17) - Reinigungseinlauf (17) - Blutzuckerkontrollen (20)

Rasur (5)
fettarm (7)
Vitamine (8)
Infusionen (10)
Kostaufbau (10)
Bauchumfang (11)
Insulingabe (11)
Alkoholverzicht (15)
Intensivstation (15)
Oberkoerper hoch (15)
Allgemeinbefinden (17)
Reinigungseinlauf (17)
Blutzuckerkontrollen (20)

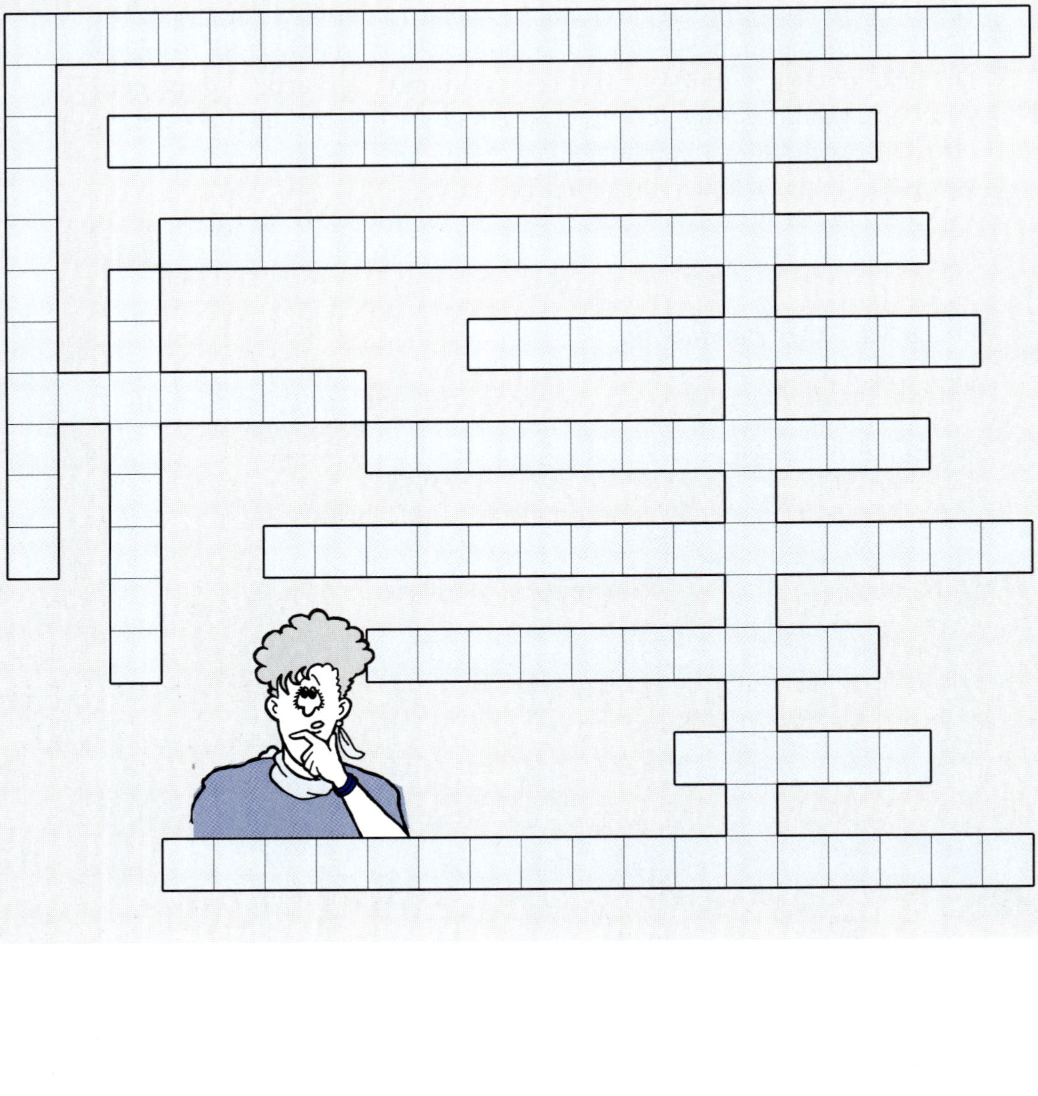

23 Pflege bei endokrinologischen, stoffwechsel- und ernährungsbedingten Erkrankungen

Pflege bei Schilddrüsenszintigraphie

Aufgabe 1
PH 23.4.1

Bereits in der Vorplanung muß berücksichtigt werden, daß vier Wochen vor der Untersuchung einige Besonderheiten beachtet werden müssen. Welche dieser Besonderheiten ist in diesem Zusammenhang richtig?

a) Schilddrüsenhormone verfälschen das Ergebnis und werden vor der Untersuchung zeitig abgesetzt.

b) Vor der Untersuchung darf der Patient zwei Tage keine Nahrung zu sich nehmen.

c) Untersuchungen mit jodhaltigem Kontrastmittel sollten nach der Szintigraphie durchgeführt werden.

d) Jodhaltige Desinfektionsmittel sollten bei dem Patienten vor der Untersuchung keine Anwendung finden.

e) Thyreostatika sind ebenfalls für falsche Ergebnisse verantwortlich und werden zuvor abgesetzt.

Schilddrüsenoperationen

Aufgabe 2
PH 23.4.2

Bei Schilddrüsenoperationen müssen bei der postoperativen Pflege und Krankenbeobachtung einige Besonderheiten beachtet werden. Versuchen Sie, das Kreuzworträtsel zu lösen und das Lösungswort zu finden!

1) diese Störung der Stimmbildung weist auf eine Schädigung des N. recurrens hin
2) eine zweiseitige Recurrensparese äußert sich in Dyspnoe, also ???
3) damit ??? besser abfließen kann, wird der Oberkörper hochgelagert
4) Hypotonie und gleichzeitige Tachykardie sind Zeichen einer ??? symptomatik z.B. bei Blutverlust
5) ungeplante Blutverluste nach einer OP nennt man ???; es besteht auch die Gefahr einer Kompression der Trachea

1	2	3	4	5

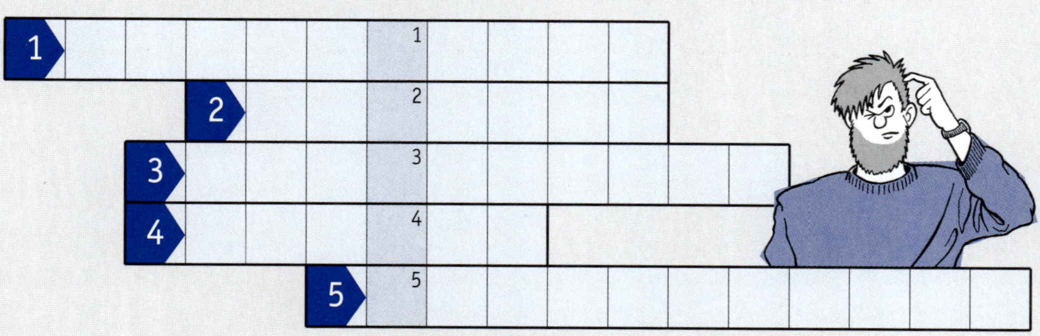

Pflege und Krankenbeobachtung bei Hyperthyreose und Hypothyreose

Aufgabe 3
PH 23.4.3
+ 23.4.4

Ordnen Sie die genannten Besonderheiten der jeweiligen Erkrankung zu!

a) Hypothyreose

b) Hyperthyreose

1) Bei dieser Erkrankung tritt oft eine Tachykardie auf.

2) Patienten leiden unter Übergewicht.

3) Durchfälle passen zum Krankheitsbild.

4) Die Patienten fallen durch geistige und motorische Verlangsamung auf.

5) Warme Räume sollten Patienten mit dieser Krankheit bevorzugen.

6) Hier ist eine Obstipationsprophylaxe angezeigt.

7) Manche Patienten müssen zu Eigenaktivität motiviert werden.

8) Bradykardie kann man bei diesen Patienten häufig finden.

9) Wegen trockenem Hautzustand ist eine gute Hautpflege notwendig.

10) Diese Patienten benötigen eine ruhige Umgebung ohne Hektik.

Ketoazidotisches Koma

Aufgabe 4
PH 23.6.3

Diese Form des diabetischen Komas äußert sich in einigen Symptomen. Welche der genannten Symptome paßt jedoch nicht dazu?

a) Hypoglykämie

b) Bewußtseinseintrübung

c) Acetongeruch in der Ausatemluft

d) Kußmaul-Atmung

e) Verschiebungen in der BGA in den sauren Bereich

Hypoglykämischer Schock

Aufgabe 5
PH 23.6.4

Es werden zwei Aussagen zum hypoglykämischen Schock gemacht. Prüfen Sie, ob diese Aussagen stimmen, und bewerten Sie dann die Aussagen im Zusammenhang!

1) Bei der sogenannten „Unterzuckerung" sollte ausschließlich Glukose gegeben werden,

2) weil normaler Würfelzucker oder Süßigkeiten den Blutzuckerspiegel nur langsam beeinflussen können.

	Aussage 1	Aussage 2	Kombination
A	richtig	falsch	richtig
B	falsch	falsch	sinnlos
C	falsch	richtig	falsch
D	richtig	richtig	richtig
E	falsch	richtig	richtig

Insulinlagerung

Aufgabe 6
PH 23.6.6

Da Insulin in den Körper eingebracht wird, ist es wichtig, daß das Produkt in einem einwandfreien Zustand ist. Dies erfordert jedoch unter anderem die Einhaltung der korrekten Lagerung.
Ordnen Sie die jeweils richtige Lagerungsform der passenden Situation zu!

1) Lagerung im Kühlschrank bei einer Temperatur von +2 bis +8 °C.

2) Lagerung bei Raumtemperatur ist ausreichend.

3) Darf nicht im Kühlschrank gelagert werden.

a) Ein Fläschchen Insulin ist angebrochen worden und ist weiter im Gebrauch.

c) Ein Pen ist mit einer neuen Patrone versehen worden.

b) Eine Patrone für den Pen soll bis zum Anbruch sicher gelagert werden.

d) Ein Fläschchen Insulin soll als Vorrat aufbewahrt werden.

Aufbau eines Insulin-Pens

Aufgabe 7
PH 23.6.6

Insulin-Pens ermöglichen immer mehr Patienten die eigenständige und unabhängige Insulinverabreichung. Für das Anlernen eines Patienten und auch für die einwandfreie Funktion des Pens ist es wichtig, den Aufbau zu kennen. In der Abbildung ist ein solcher Pen dargestellt. Ordnen Sie den einzelnen Komponenten die jeweils passende Beschreibung zu!

a) Mit dem Dosierknopf kann die gewünschte Insulinmenge in I.E. eingestellt werden.

b) Unter der Schutzkappe, die vor Stichverletzungen schützen soll, verbirgt sich die Nadel, die für mehrere Injektionen verwendet werden kann.

c) Im Sichtfenster werden die mit dem Dosierknopf eingestellten Einheiten als Zahlen angezeigt. So ist eine sichere und einfache Dosierung gewährleistet.

d) Ein weiteres Sichtfenster gibt den Blick auf die eingelegte Insulinpatrone frei. So kann sowohl kontrolliert werden, ob das richtige Insulin verwendet wird, als auch geprüft werden, ob das Aussehen und die Menge des Insulins in Ordnung sind.

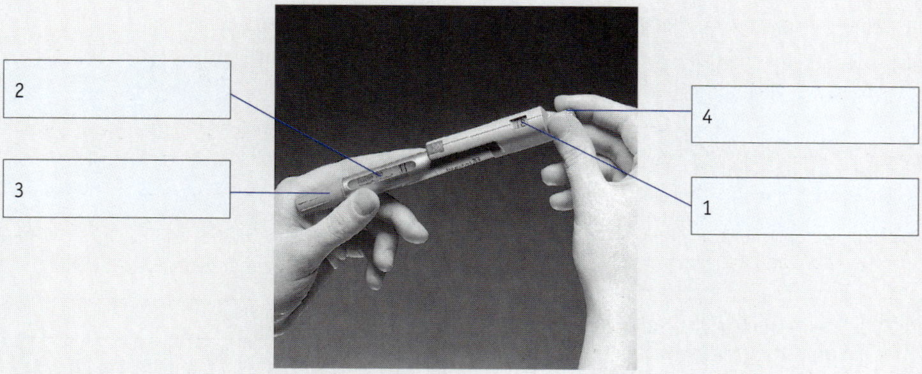

Fußpflege des Diabetikers

Aufgabe 8
PH 23.6.10

Unterstreichen Sie jeweils die richtige Aussage!

Viele Diabetiker haben diabetische Folgeschäden im Bereich der - Füße / Knie / Ohren. Da diese sehr - selten / angegriffen / häufig - sind und durch ihre Komplikationen gefährlich werden können, sollte der Fußpflege besonderes Augenmerk geschenkt werden. Viele vertreten die Meinung, daß die Fußpflege in die Hände einer professionellen - Pflegekraft / Maniküre / Pediküre - gelegt werden sollte. Die Zehennägel dürfen niemals -

morgens / gerade / rund - geschnitten werden, da dies zu Einwachsungen und Entzündungen der Zehennägel führt. Weiterhin sollte der Patient - häufig / nicht / nur - barfuß gehen, um Verletzungen vorzubeugen. Grundsätzlich ist darauf zu achten, daß Verletzungen jeder Art im Bereich der Füße vermieden werden, da Sensibilitätsstörungen und - Wundheilungsstörungen / Phantomschmerzen / Hühneraugen - fatale Folgen bedeuten können.

Aufgabe 9
PH 23.7.1

Pflege bei Patienten mit Überfunktion der Nebennierenrinde

Welche Maßnahmen passen zur speziellen Pflege bei diesen Patienten?

1) Tägliche Gewichtskontrolle wegen der Gefahr der Flüssigkeitsretention durchführen.

2) Bei Depressionen evtl. auf Arztanordnung ein psychiatrisches Konsil anfordern.

3) Kalorien- und salzarme, jedoch kaliumreiche Kost bestellen.

4) Wegen Hautveränderungen ist eine sorgfältige und schonende Hautpflege angezeigt.

5) Regelmäßige Vitalzeichenkontrolle ist geboten.

a) Alle Antworten sind richtig.

b) Nur 1, 3, 4 und 5 sind richtig.

c) Nur 2 und 3 sind richtig.

d) Nur 1, 2 und 5 sind richtig.

e) Nur 3, 4 und 5 sind richtig.

Pflege bei Patienten mit Unterfunktion der Nebennierenrinde

Aufgabe 10
PH 23.7.2

Sie beobachten bei einem Patienten mit bekannter Unterfunktion Schwäche bei gleichzeitiger Unruhe, Übelkeit, Erbrechen und Verminderung der Urinmenge.
Welche Aussage beschreibt die richtige Vorgehensweise?

a) Sie legen einen Blasenkatheter zur genauen Flüssigkeitsbilanzierung.
b) Sie vermuten ein thyreotoxisches Koma und informieren den Arzt.
c) Die Symptomatik läßt auf eine Addison-Krise schließen. Sie behandeln die Situation als Notfall.
d) Die erste Maßnahme besteht im Anbringen von Bettgittern, damit der Patient nicht stürzt.
e) Die Beobachtungen sind aufgrund der gestellten Diagnose durchaus normal.

Pflege bei Glukokortikoidtherapie

Aufgabe 11
PH 23.4.7

Im Text sind einige Lücken offengeblieben, die Sie mit Hilfe der Wortstücke füllen sollen!

werden-Tempe-zungen-tuhl-blut-enden-flege-Teers-Besch-ratur-Verlet-Hautp

Unter Glukokortikoidtherapie kommt es oft zu .... Magen- und Zwölffingerdarmgeschwüren, ohne daß der Patient nennenswerte .... hat. Daher muß auf das Auftreten von .... geachtet werden.
Auch Infektionen können maskiert sein, deshalb ist die .... oft zu kontrollieren. Auf Ernährung und Gewicht ist aus vielfältigen Gründen besonders zu achten. Da nach langjähriger Medikation die Haut oft sehr brüchig ist und nur schwer heilt, ist auf eine sorgfältige .... und Schutz vor .... zu achten.

Aufgabe 12
PH 23.8.1

Pflege bei Adipositas

Überprüfen Sie die Richtigkeit der beiden Aussagen, und beurteilen Sie die Aussagen im Zusammenhang!

1) Bei adipösen Patienten ist es wichtig, die Körperfalten bei der Körperpflege gründlich abzutrocken,
2) weil die Patienten dies aufgrund ihres Übergewichtes nicht mehr alleine schaffen.

	Aussage 1	Aussage 2	Kombination
A	falsch	richtig	falsch
B	richtig	richtig	richtig
C	richtig	falsch	falsch
D	falsch	falsch	sinnlos
E	richtig	richtig	falsch

Aufgabe 13
PH 23.8.2

Anorexia nervosa

Bei dieser Erkrankung sind meistens Frauen betroffen, die eine ausgeprägte Magersucht haben. Um den Patientinnen helfen zu können, müssen klare Verhaltensweisen eingehalten werden.
Untertstreichen Sie jeweils die richtige Aussage!

Die Behandlung ist außerordentlich schwierig, da bei praktisch allen Betroffenen die - Krankheitseinsicht / Krankenversicherung / Intelligenz - fehlt. Ganz wichtig ist, daß alle Mitglieder des - psychologischen / therapeutischen / ärztlichen - Teams konsequent eine - einheitliche / mehrdeutige / liebevolle - Haltung gegenüber den Patientinnen vertreten. Diese sind nämlich häufig vordergründig - kooperativ / desinteressiert / verliebt -, versuchen aber gleichzeitig, die Therapie zu unterlaufen und dafür auch einzelne - Patienten / Mitglieder / Situationen - des therapeutischen Teams gegeneinander auszuspielen.

23

Pflege bei Fettstoffwechselstörungen

Aufgabe 14
PH 23.8.4

Im Rätselwurm wird nach den Maßnahmen bei Fettstoffwechselstörungen gefragt. Tragen Sie Ihre Lösungen der Reihe nach ein und finden Sie das Lösungswort!

1) Regelmäßige körperliche ??? hält auch den Kreislauf aktiv.
2) ??? wie Bier oder Wein soll gemieden werden.
3) Cholesterin muß gemieden, also ??? Ernährung bevorzugt werden.
4) Nikotin ist ein weiterer Risikofaktor, deswegen das ??? aufgeben.
5) ??? sind kein unnötiger Ballast, sondern senken den Blutfettspiegel.
6) ??? ist für den Therapieerfolg entscheidend, da ein Motiv Mut und Energie gibt.
7) Adipöse Patienten sollten ihr ??? reduzieren.

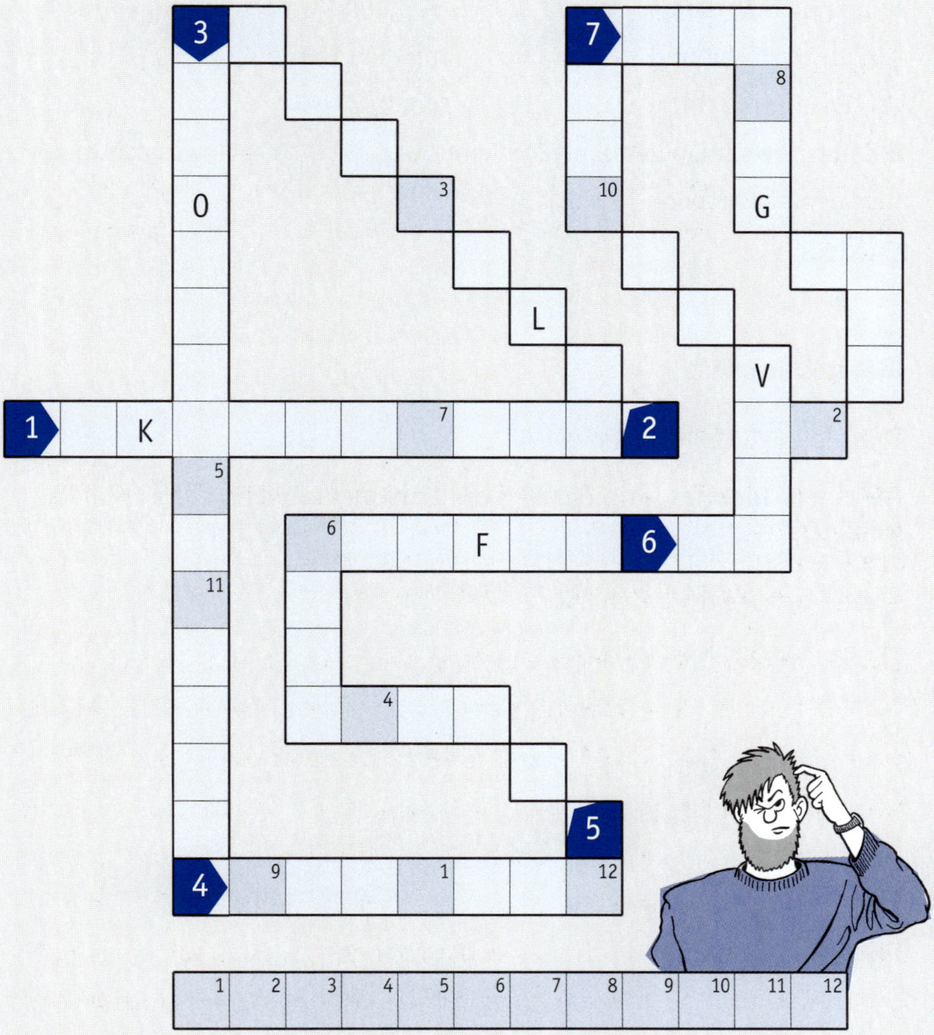

Aufgabe 15
PH 23.9

Pflege bei Hyperurikämie und Gicht

Es sind einige Punkte zur speziellen Pflege aufgeführt. Einige Wörter fehlen jedoch. Füllen Sie diese Lücken sinnvoll mit den Wortstücken auf!

ende-lang-ngung-trin-puri-Anstre-same-narm-kühl-ken

Im akuten Gichtanfall wirken .... Alkohol-Umschläge und Ruhigstellung des betroffenen Gelenkes lindernd.

Bei der Behandlung mit Urikosurika muß der Patient viel ...., um einer Harnsäuresteinbildung vorzubeugen.

Extreme körperliche .... und Unterkühlung können Anfälle auslösen und sollten daher vermieden werden.

Die Ernährung sollte .... sein.

Bei übergewichtigen Patienten ist eine .... Gewichtsnormalisierung anzustreben.

Aufgabe 16
PH 23.10

Diabetes insipidus

Ist die folgende Aussage richtig?

Bei einem Diabetes insipidus darf die Trinkmenge nicht eingeschränkt werden.

a) Die Aussage trifft nicht zu.

b) Die Aussage ist richtig.

24 Pflege bei hämatologischen und onkologischen Erkrankungen

Psychische Betreuung von Tumorkranken

Aufgabe 1
PH 24.2.1

Unterstreichen Sie jeweils die richtige Aussage!

Der Patient darf mit Informationen über Diagnose und Prognose - nicht / bedenkenlos / meist - allein gelassen werden. Es muß - unterlassen / versucht / vermieden - werden, den Patienten über die erste Phase der tiefen Depression hinweg zu - aktiver / passiver / selbstzerstörerischer - Mitarbeit bei der Therapie zu motivieren. In diesem Zusammenhang ist es - wichtig / zweitrangig / verheerend -, daß der Patient die Diagnose „Krebs" nicht mit seinem Todesurteil gleichsetzt.

Angehörige des Tumorkranken

Aufgabe 2
PH 24.2.1

Welcher Umgang mit Angehörigen von Tumorkranken ist professionell?

a) Auch die Angehörigen müssen in ihrem Schmerz und ihrer Trauer unterstützt werden.
b) Die Angehörigen benötigen Rückhalt bei ihrer Hilflosigkeit.
c) Den Kontakt der Angehörigen zum Patienten sollte das Pflegepersonal im Interesse beider Seiten stark einschränken.
d) Es hilft den Angehörigen sehr, wenn sie in die Pflege einbezogen werden.
e) Der Wunsch der Angehörigen, sich über die Erkrankung im allgemeinen zu informieren, sollte durch die Pflegenden ernst genommen werden.

Psychische Situation der Pflegenden

Aufgabe 3
PH 24.2.1

Die Belastung des Pflegepersonals darf nicht unterschätzt werden und bedarf eingehender Beachtung.
Beurteilen Sie in diesem Zusammenhang die beiden Aussagen alleine und im Zusammenhang!

1) Die Pflegenden dürfen sich nicht mit dem eigenen Tod auseinandersetzen,
2) weil diese durch die Begegnung mit dem Tumorpatienten und der Trauer seiner Angehörigen auch mit der eigenen Sterblichkeit konfrontiert werden.

	Aussage 1	Aussage 2	Kombination
A	richtig	richtig	richtig
B	falsch	falsch	sinnlos
C	richtig	falsch	falsch
D	falsch	richtig	falsch
E	falsch	richtig	richtig

Aufgabe 4
PH 24.2.2

Sich als Frau oder Mann fühlen und verhalten

Diese Aktivität erlebt besonders in diesem Krankheitserleben eine immense Belastung, nicht nur in sexueller Hinsicht. Der Patient erlebt viele Ängste und Enttäuschungen in diesem Bereich.
Lösen Sie das Kreuzworträtsel, und finden Sie das Lösungswort heraus!

1) insbesondere der körperliche ??? mindert das Selbstwertgefühl
2) durch eine Chemotherapie leidet der Patient häufig unter diesem Verlust. Eine Perücke kann etwas Abhilfe schaffen
3) die Patienten befürchten eine zunehmende ??? vom Partner, ein Angewiesensein
4) Angst besteht auch vor einer fortschreitenden ???bedürftigkeit durch den Kräfteverfall
5) Sorgen bereitet oft die ??? der Partnerschaft durch die vermutete „Belastung" und Mühe

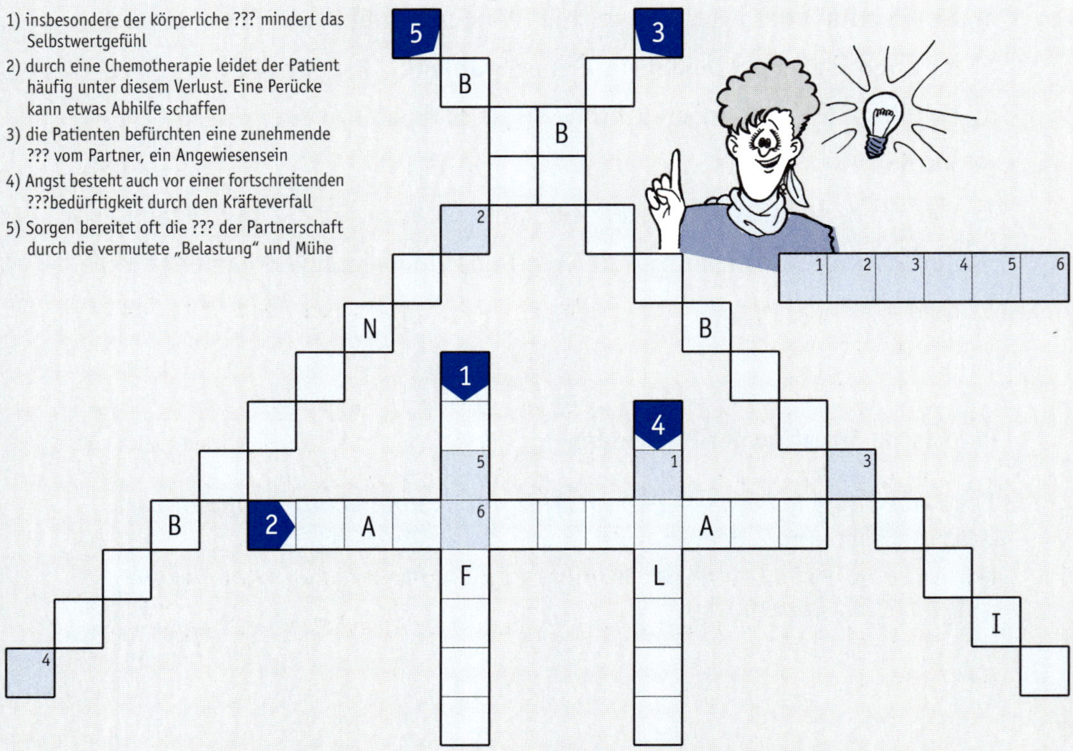

Bedside-Test

Der Bedside-Test stellt eine wichtige Sicherung dar, um die Gabe falscher Blutkonserven zu vermeiden. Aus diesem Grund ist ein sorgfältiger Umgang wichtig.
In wessen Aufgabenbereich fällt die Durchführung des Bedside-Testes?

Aufgabe 5
PH 24.4.4

a) Pflegepersonal

b) Arzt

c) Laborant

d) Apotheker

e) Arzthelfer

Vorgehen bei Paravasaten

Laufen Infusionen mit Zytostatika paravenös, also in das umliegende Gewebe, so spricht man von Paravasaten.
Stimmt die angeführte Vorgehensweise?

Aufgabe 6
PH 24.5.1

Bei einem Paravasat wird die Infusion sofort gestoppt und der Arzt informiert, damit dieser einen neuen Venenzugang legen kann. Der unbrauchbar gewordene Zugang wird gezogen, und die betroffene Stelle mit einem Heparinsalbenverband verbunden. Dabei sollte der Verband einen möglichst starken Druck auf das Gewebe ausüben, damit die ins Gewebe gelaufene Infusionsflüssigkeit wieder in die Venen gepreßt wird.

a) Die beschriebene Vorgehensweise ist korrekt.

b) Die beschriebene Vorgehensweise ist falsch.

Umgang mit Zytostatika

Im Text fehlen einige Wörter. Füllen Sie die Lücken mit Hilfe der Wortstücke sinnvoll auf!

Aufgabe 7
PH 24.5.1

rper-Schwan-tmung-Kö-Zytost-gesch-Eina-atika-ultes-gere

Zytostatika schädigen den .... bei Hautkontakt sowie bei .... und oraler oder perkutaner Aufnahme.
Nur speziell .... Pflegepersonal darf mit Zytostatika umgehen. .... und Jugendliche dürfen auf keinen Fall mit .... arbeiten.

Pflege der bestrahlten Haut

Aufgabe 8
PH 24.5.2

Ordnen Sie den einzelnen Pflegemaßnahmen die jeweils passende Begründung zu!

1) Die künstlichen Fasern könnten Allergien auf der empfindlichen Haut auslösen.

2) Diese Einflüsse schädigen die Haut weiter.

3) So wird die zu behandelnde Körperstelle besser zur gesunden Haut abgrenzbar.

4) Die Bestrahlung schädigt die Haut auch nach Durchtritt durch den Körper.

5) Wasser und Seife lassen die geschädigte Haut aufquellen. Die Haut wird für Infektionen und Verletzungen anfälliger.

a) Das bestrahlte Hautareal wird mit einem wasserfesten Stift markiert.

b) Die betroffene Hautstelle darf nicht gewaschen werden.

c) Es sollte keine Synthetikkleidung mit der Hautstelle in Kontakt kommen.

d) Die Haut auf der gegenüberliegenden Körperseite muß auch wie bestrahlte Haut behandelt werden.

e) Extreme Temperatureinwirkungen und Sonneneinstrahlung ist zu vermeiden.

Transfusionsbesteck

Aufgabe 9
PH 24.5.6

In der Abbildung sehen Sie ein Transfusionsbesteck. Benennen Sie die einzelnen Elemente, und tragen Sie diese in das Kreuzworträtsel ein! Haben Sie das Kreuzworträtsel gelöst, erhalten Sie ein Lösungswort.

Aufgabe 9 a

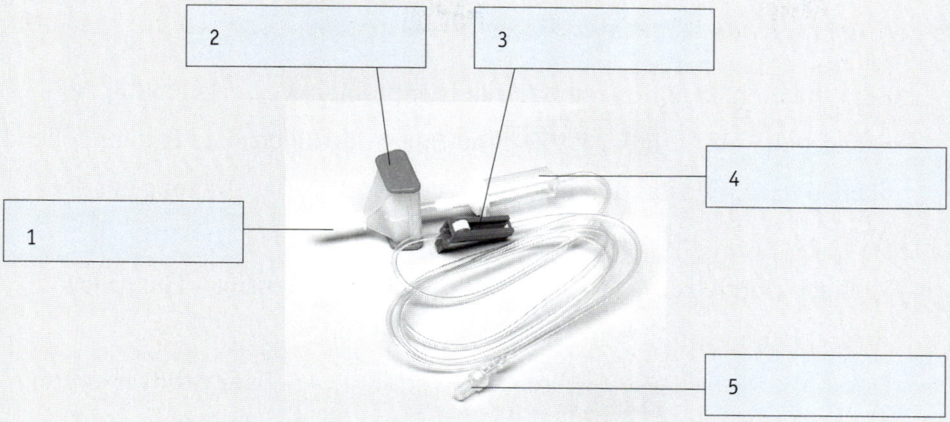

Aufgabe 9 b

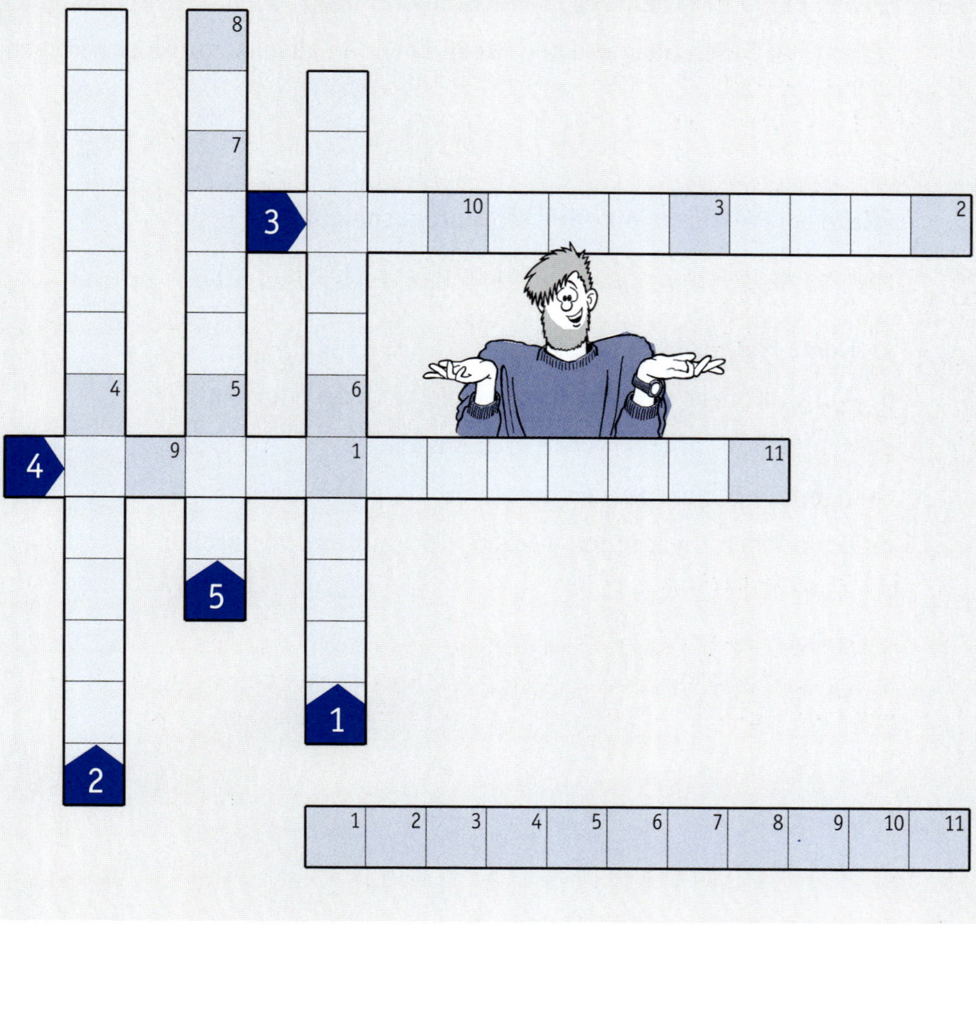

Pflege bei Eisenmangelanämie

Aufgabe 10
PH 24.6.2

Unterstreichen Sie jeweils die richtige Aussage!

Bei schweren Anämien mit Kreislaufsymptomen wird regelmäßig der - Hirndruck / Blutdruck / ZVD - und Puls kontrolliert. Die Patienten benötigen je nach - Zustand / Aufstand / Verstand - Unterstützung bei den ATL.

Schäden durch trockene Haut muß durch eine intensive - Hautpflege / Augenpflege / Ernährung - vorgebeugt werden.

Durch die - gesteigerte / gebremste / verminderte - Sauerstoffversorgung der Haut ist eine sorgfältige Dekubitusprophylaxe notwendig.

Bettgitter auf Anordnung können durch Sauerstoffmangel Verwirrten - Sicherheit / Unterhaltung / Angst - bieten.

Eisentabletten werden wegen Wechselwirkungen - nicht / ausschließlich / gerne - mit Milch oder anderen Medikamenten gleichzeitig eingenommen.

Pflege bei Patienten mit erhöhter Blutungsneigung

Aufgabe 11
PH 24.9.2

Welche Maßnahme paßt zur Pflege von diesen Patienten?

a) Keine Naßrasuren durchführen.
b) Auf Blutungen achten, zum Beispiel im Urin oder Stuhl.
c) Schutz des Patienten vor Verletzungen.
d) Zahnpflege nur mit weicher Zahnbürste durchführen.
e) Bei nötigen Injektionen werden diese nur i.m. verabreicht.

25 Pflege bei rheumatologischen und System-Erkrankungen

Sich bewegen

Aufgabe 1
PH 25.1.3

Unterstreichen Sie jeweils die richtige Aussage!

Kernproblem des Rheumapatienten ist seine schmerzhaft - eingeschränkte / übersteigerte / gewonnene - Beweglichkeit.
Die Beweglichkeit wird jedoch nicht nur durch - Schmerzen / Vergeßlichkeit / Nahrungsmittel - eingeschränkt, sondern auch durch bereits eingetretene Deformierungen und - Frakturen / Blasen / Kontrakturen.
Trotz dieser Probleme darf - jeder / der gestreßte / kein - Patient mit einer rheumatischen Erkrankung auf Bewegung verzichten.
Langes Ruhen läßt die Muskulatur einsteifen und führt - selten / langfristig / hoffentlich - zu Kontrakturen.

Wußten Sie schon, daß ... der größte gemessene Menschenknochen 76 cm lang war und sein Besitzer stolze 2,40 m in die Höhe ragte?

Morgensteifigkeit

Aufgabe 2
PH 25.1.3

Patienten mit rheumatischen Erkrankungen leiden häufig unter Morgensteifigkeit.
Welche der folgenden Antworten ist falsch?

a) Kontrakturen durch richtige Lagerung sowie aktives und passives Durchbewegen der Gelenke vorbeugen.
b) Rheumamedikamente möglichst früh am Morgen einnehmen lassen.
c) Aktives und passives Bewegen der Gelenke während der Morgensteifigkeit vermeiden.
d) Tagesablauf an die Morgensteifigkeit anpassen.
e) Gelenke vor besonderen Belastungen zur Schmerzlinderung rechtzeitig kühlen.

Für Sicherheit sorgen

Aufgabe 3
PH 25.1.3

Überprüfen Sie beide Aussagen auf ihren Inhalt, und legen Sie fest, ob die Kombination beider Aussagen richtig ist!

1) Die Umgebung eines Rheumapatienten muß so sicher wie möglich gestaltet werden,
2) weil die Patienten aufgrund ihrer Schmerzen und ihrer Bewegungseinschränkungen erhöht sturzgefährdet sind.

	Aussage 1	Aussage 2	Kombination
A	falsch	richtig	falsch
B	richtig	richtig	richtig
C	richtig	richtig	sinnlos
D	falsch	falsch	richtig
E	richtig	falsch	richtig

Trockenheit von Mund und Augen

Aufgabe 4
PH 25.2.5

Bei rheumatischen Erkrankungen können oftmals das sogenannte trockene Auge und ein trockener Mund beobachtet werden. Ordnen Sie diesen Begleiterscheinungen die passenden Maßnahmen zu!

1) Patienten zum Trinken anhalten
2) Schleimhaut mit Butter ausstreichen
3) geeignete Salbe in den Bindehautsack einbringen
4) Medikamente und Maßnahmen auf Arztanordnung durchführen
5) Tropfen als Ersatz der serösen Flüssigkeit einträufeln

a) trockenes Auge
b) trockener Mund

Ernährung

Aufgabe 5
PH 25.4.3

Man nimmt an, daß die Ernährung Einfluß auf rheumatische Beschwerden nimmt.
Im Kreuzworträtsel werden einige sinnvolle Ernährungstips erwähnt.
Finden Sie heraus, welches Lösungswort gesucht ist, indem Sie das Kreuzworträtsel lösen!

1) diese Kostform entspricht einer ausgewogenen Ernährung mit genügend Ballaststoffen
2) dieses ölige Produkt aus Meerestieren schafft Linderung
3) da Fleisch oft die Erkrankung negativ beeinflußt, sollte sich der Patient probeweise ??? ernähren
4) der Patient sollte sich ??? ernähren, um die Krankheit beeinflussende Nahrungsmittel zu ermitteln
5) Möhren oder Brokkoli gehören hierzu
6) neben A, B, C oder D wirkt sich besonders ??? E günstig aus

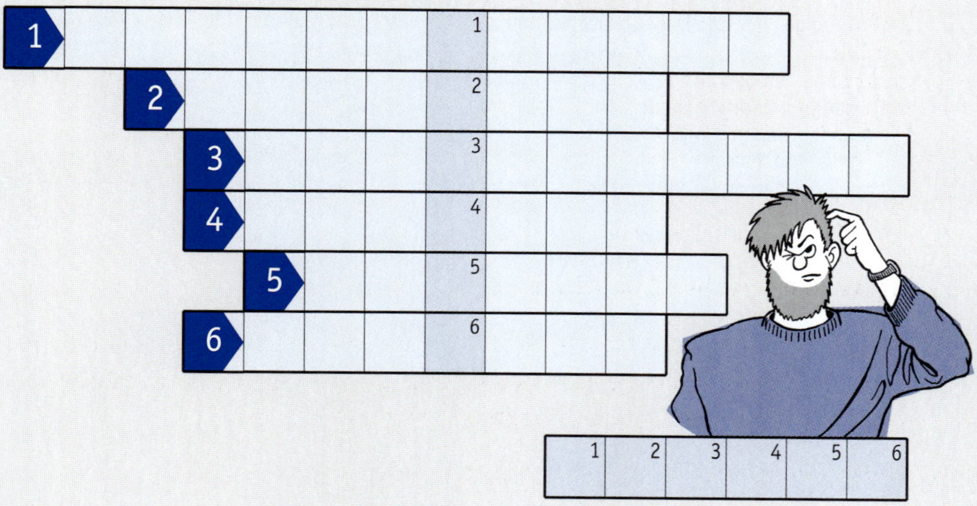

Pflege bei systemischen Lupus erythematodes

Aufgabe 6
PH 25.6.1

Diese Autoimmunerkrankung hat mehrere vermutete Auslöser. Ordnen Sie diesen die entsprechenden Maßnahmen zu!

1) Vermeidung nosokominaler Infektionen
2) Patienten nicht direkt ans Fenster legen
3) Körpertemperatur kontrollieren
4) Wirkungen der Medikamente beobachten
5) Patienten informieren, daß er Sonnenbank und langen Aufenthalt im Freien meiden soll
6) Patienten nach bisherigen Unverträglichkeiten bei der Medikation fragen

a) Sonnenlicht (UV-Bestrahlung)
b) Medikamente
c) Infektionen

Pflege bei progressiver systemischer Sklerodermie

Aufgabe 7
PH 25.6.2

Bei dieser Erkrankung kommt es u.a. zu einer Verhärtung der Haut. Dadurch sind die Patienten teilweise sehr in ihrer Beweglichkeit eingeschränkt. Ist die folgende Maßnahme hilfreich, um dieser Bewegungseinschränkung vorzubeugen?

Um die Schrumpfung der Haut zu verzögern und die wichtige Handbeweglichkeit zu erhalten, soll der Patient so oft wie möglich eine schonende Handhaltung wählen.

a) ja

b) nein

26 Pflege in der Orthopädie

Allgemeine Pflege in der Orthopädie

Aufgabe 1
PH 26.2

Entschlüsseln Sie die allgemeinen Pflegemaßnahmen!

gnuregaL ni rehcsigoloisyhp gnulletslettiM ....
....

ehcsirtemosi negnubüsgnunnapsnA nerälkre ....
....

ehcilgömtsehürf noitasiliboM ....

lettimsfliH ruz gnuztunebnettelioT neztesnie ....
....

edneztütsretnumeta nemhanßaM ....

serablletsrevnehöh tteB ....

ehcilgömtsehürf nemhanßamsnoitatilibaheR ....
....

Wußten Sie schon, daß ... das Skelett des Neugeborenen aus 350, das des Erwachsenen aus 215 Knochen besteht?

Allgemeine postoperative Pflege nach orthopädischen Eingriffen

Aufgabe 2
PH 26.2.2

Füllen Sie die Lücken im Text sinnvoll mit den vorgegebenen Wörtern!

Arztanordnung - Belastung - Drainagen - Eisbehandlung - Fäden - Medikamente

Alle folgenden Maßnahmen werden nur auf .... hin ausgeführt!
Postoperativ verabreichte .... sind vor allem Analgetika, Antibiotika und Medikamente zur Thromboseprophylaxe sowie die lokale ....
Lagerung, Mobilisation und .... sind individuell vom Arzt festzulegen. Der erste Verbandwechsel erfolgt meist am 2. p.o. Tag durch

den Arzt. .... und Laschen werden meist am 2. oder 3. p.o. Tag entfernt. Die .... werden zwischen dem 7. und 12. p.o. Tag gezogen.

Aufgabe 3
PH 26.2.2

Pflege nach Eingriffen an der oberen Extremität

Unterstreichen Sie den richtigen Begriff!

Die Pflegenden kontrollieren die obere Extremität regelmäßig auf - Durchblutung / allergische Reaktionen / Motorik / Sensibilität / Viskosität.
Die operierte Extremität wird so lange unterlagert und gekühlt, bis die - Schwellung abgeklungen / 24-Stunden-Grenze erreicht / Blutungszeit wieder normal - ist.
Eine - Wundrevision / Entfernung der Drainage / Frühmobilisation - ist oft bereits am OP-Tag möglich.
Die Pflegenden sorgen dafür, daß der Patient sich möglichst alleine helfen und - sich beschäftigen / das Bett alleine machen / seinen Verband selbst wechseln - kann.
Sie machen den Patienten gezielt auf seine - üble Situation / nässende Wunde / Ressourcen - aufmerksam.

Aufgabe 4
PH 26.2.2

Pflege nach Operationen an Becken oder Hüftgelenk

Suchen Sie aus dem Wortwurm die passenden Pflegemaßnahmen!

Durchblutungmotorikundsensibilitätprüfendrainagenundverbändekontroll
ierenoperierteextremitätinleichterabduktionlagernbeinenichtkreuzenkopfe
ndedesbettesnichtüberfünfundvierziggradpneumonieprophylaxedekubitus
prophylaxethromboseprophylaxemobilisationundbelastungnacharztanord
nungaktiveundpassivebewegungsübungen

....

....

....

....

....

....

....

....

....

....

Pflege nach Operationen an Bein oder Knie

Aufgabe 5
PH 26.2.2

Finden Sie die Schlüsselwörter für die Pflegemaßnahmen, indem Sie die Wortfetzen zusammenbauen!

Dur	chblu	ax	ät
Ei	hla	ffsch	en
Frühm	hyl	geru	iene
Hoc	ibi	i	k
Knieu	nterp	lit	laxe
Mo	obili	ndl	ng
Prop	sbeha	olste	ng
Scha	ßpro	phy	on
Sens	tor	sati	rung
Spitzfu	umsto	tu	ung

Pflege nach Eingriffen an der Wirbelsäule

Aufgabe 6
PH 26.2.2

Füllen Sie die Lücken im Text! Die Konsonanten in Klammern helfen Ihnen dabei.

Die Pflegenden überprüfen regelmäßig .... (Mtrk) und .... (Snsbltt) und achten dabei auch auf die Blasen- und .... (Mstdrmfnktn).

Wegen der .... (Nchbltngsgfhr) sind engmaschige Verbands- und .... (Drngkntrlln) erforderlich.

Der Patient wird .... (flch) auf den .... (Rckn) gelagert und der .... (Bttbgl) entfernt.
Da der Patient bei der .... (Flchlgrng) nur nach oben an die Decke blickt, können .... (Lshlfn) oder ein .... (Spgl) hilfreich sein.
Eine sorgfältige Kontrakturen-, Pneumonie-, Thrombose- und vor allem .... (Dkbtsprphylx) wird durchgeführt.
Wegen einer möglichen reflektorischen .... (Mgn-Drm-tn) ist auf regelmäßigen und weichen .... (Sthlgng) zu achten.
Der Patient wird so bald wie möglich .... (mblsrt), wobei die Wirbelsäule in der Regel mittels .... (Mdr) oder .... (Krstt) stabilisiert wird.

Stabilität der Wirbelsäule

Aufgabe 7
PH 26.2.2

Ordnen Sie den Beschreibungen die jeweilige Stabilität zu!

1) instabil
2) drehstabil
3) lagerungsstabil
4) mobilisationsstabil
5) belastungsstabil

a) der Patient kann in den ersten p.o. Tagen ohne Hilfsmittel aufstehen
b) der Patient kann nach einigen Tagen mit Hilfsmitteln aufstehen
c) der Patient kann zum Betten auf die Seite gedreht werden
d) die Wirbelsäule ist nicht belastbar
e) der Patient kann auf Seiten und Rücken gelagert werden

Anlegen eines Gipsverbandes

Beschreiben Sie die jeweils dargestellten Arbeitsschritte beim Anlegen einer dorsalen Unterarmgipsschiene mit Gipslongette!

Aufgabe 8
PH Abb. 26.7

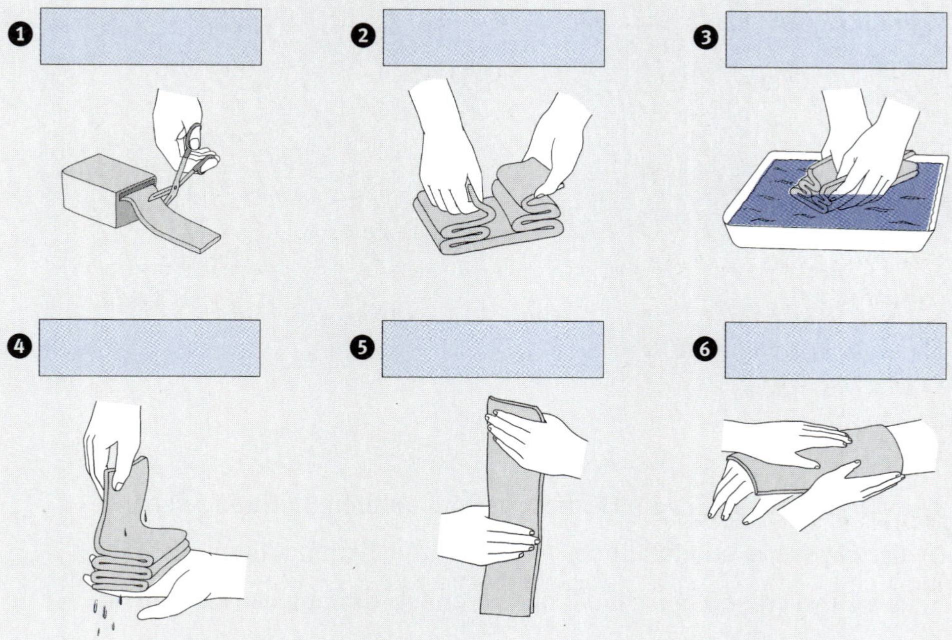

Wußten Sie schon, daß ... der größte Mann eine Armspannweite von 2,9 m hatte?

Gipsarten

Tragen Sie in die Tabelle die Beschreibung und Indikation für die jeweilige Gipsart ein!

Aufgabe 9
PH 26.2.3

Gipsart	Beschreibung	Indikation
Geschlossener Gips		
Gespaltener Gips		
Gipsschiene / -schale		
Gipstutor		
Rumpfliegeschale		
Gipskorsett		

Beschreibung:

1) zwei Gipsschalen, vom Becken bis zum unteren Sternum reichend
2) der Gipsverband umfaßt nur einen Teil des Extremitätenumfanges
3) der Gipsverband umschließt den gesamten Umfang der Extremität
4) Rückenschale und Bauchdeckel getrennt
5) ehemals geschlossener Gips, bei dem längs ein 1cm breiter Streifen entfernt wurde
6) Gipshülse um eine Extremität

Indikation:

a) noch zu erwartende Weichteilschwellung
b) Ruhigstellung mindestens zweier Gelenke
c) Nachbehandlung stabiler Wirbelkörperfrakturen
d) der Patient kann sicher und stabil gedreht und in die Bauchlage gebracht werden
e) Ruhigstellung eines Gelenkes
f) wenn ein geschlossener Gips wegen Gefahr einer Weichteilschwellung erforderlich ist

Gipsverband

Aufgabe 10
PH 26.2.3

Ordnen Sie die Bestandteile eines Gipsverbandes so, wie sie von innen nach außen sein sollten!

1) Kreppapier
2) Hautschutz
3) Polsterung
4) Wundauflage
5) Gipsbinde

… – … – … – … – …

Gipskontrolle

Aufgabe 11
PH 26.2.3

Tragen Sie die Buchstaben der Reihe nach in die Lösungstabelle ein, um die drei Grundprinzipien der Gipskontrolle zu erfahren!

11 T		20 E		2 E		18 N		22 A		6 G		15 H
	8 N		26 N		14 C		23 S		3 F		25 E	
5 A		17 E		9 B		1 B		13 A		24 T		4 R
	21 T		19 B		7 E		13 R		10 E		16 T	

1	2	3	4	5	6	7	8

9	10	11	12	13	14	15	16	17	18

19	20	21	22	23	24	25	26

Pflege nach Anlegen eines Gipsverbandes

Aufgabe 12
PH 26.2.3

Sie haben einen Patienten mit einem zirkulären Unterschenkelgips auf die Station bekommen. Eine Schülerin aus dem Unterkurs fragt Sie, was sie denn nun zu tun und worauf sie zu achten habe. Welche Ratschläge geben Sie ihr?

1) Großflächige Lagerung auf einer flachen Unterlage, weil der Gips innerhalb von 1-2 Tagen noch brechen kann und sich eindrücken läßt.
2) Hochlagerung mit Schaumstoffschiene, um eine Gewebeschwellung zu verhindern.
3) Sandsäcke links und rechts neben der Extremität zur zusätzlichen Stabilisierung.
4) Zusätzlich kann das Fußteil des Bettes hochgestellt werden.
5) Den frischen Gipsverband nicht zudecken, sondern an der Luft trocknen lassen.
6) Gummilaken oder saugfähige Unterlage auf die Matratze legen, weil der frische Gips Unmengen von Wasser abgibt.
7) Die nicht eingegipsten Gelenke mehrmals täglich aktiv bewegen lassen.
8) Frühzeitige Mobilisation zur Thromboseprophylaxe.
9) Das Duschen ist mit Hilfe eines geeigneten Plastiksackes, der über den Gips gestülpt wird, möglich.

Spitzfußprophylaxe

Aufgabe 13
PH 26.13.17

Finden Sie die Maßnahmen zur Prophylaxe eines lagerungsbedingten Spitzfußes aus dem Wortwurm heraus!

Ruhigstellungdesoberensprunggelenkesinneutralstellungzurlagerungmögli
chstkissenstattbettkisteverwendendruckderbettdeckeaufdiefüßevermeiden
mobilisationbeiruhigstellendenverbändenaufgutepolsterungachten.

....

....

....

....

....

Wußten Sie schon, daß ... die größte Frau 35,5 cm lange Füße hatte und Chinesin war?

Hauptbeschwerden und Diagnostik

Tragen Sie die gesuchten Wörter in die Kästchen ein! Das „ERNSTL" ist als kleine Hilfe schon vorgegeben.

Aufgabe 14
PH 26.3
+ 26.4

1) unterschiedlich lange untere Extremitäten bei 75% der Bevölkerung
2) sie wird durch einen Gips eingeschränkt
3) der Untersucher schaut sich z.B. Haltung und Körperbau an
4) lat. für Gelenkspiegelung
5) häufig verwendetes bildgebendes Verfahren; Knochen werden weiß dargestellt
6) Zweig der Medizin, der sich mit den Nerven befaßt
7) Anstechen eines Hohlraumes, z.B. eines Gelenkes, und Entnahme von Flüssigkeit
8) umgangssprachliche Kurzform der Ultraschalluntersuchung
9) der Untersucher ertastet z.B. Schwellungen und Schmerzpunkte
10) Störung von Rhythmus und Symmetrie des Gangbildes
11) Entzündungsreaktion; Verdickung
12) er wird durch Nerven weitergeleitet und durch Analgetika meist getötet
13) Test, ob es richtig geht, z.B. des Finger-Boden-Abstands beim Vornüberbeugen
14) anatomische Normalstellung eines Gelenkes
15) umgangssprachliche Kurzform für die Lehre des Lebenden; Schulfach

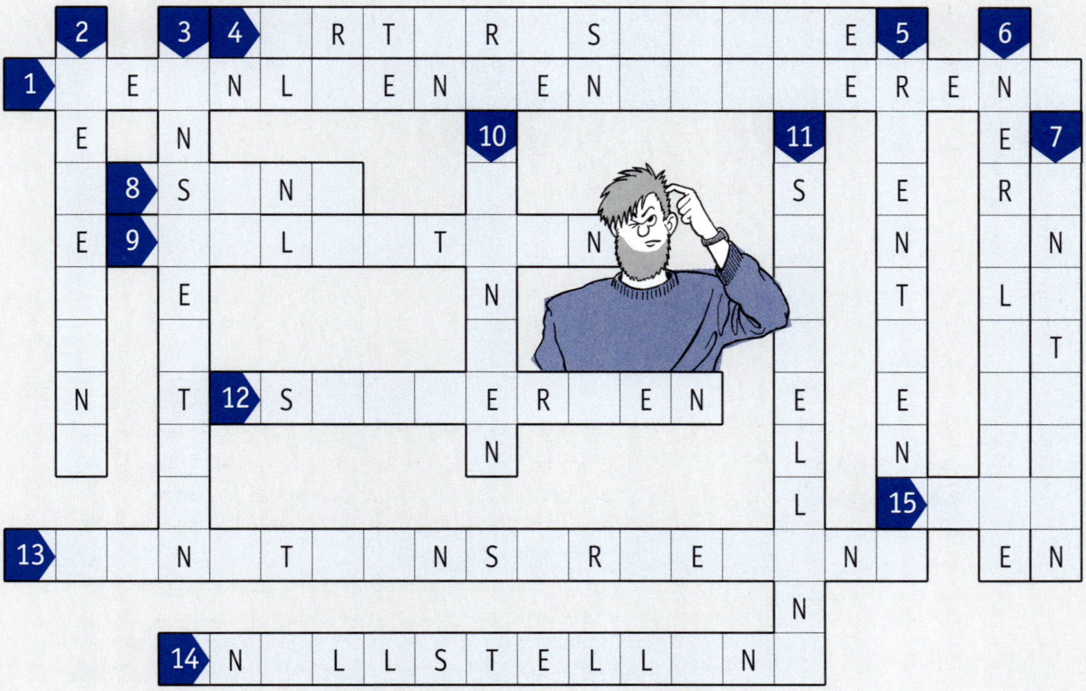

Aufgabe 15
PH 26.5.1

Verbände

Ordnen Sie den Abbildungen den dargestellten Verband sowie die Indikation zu!.

I

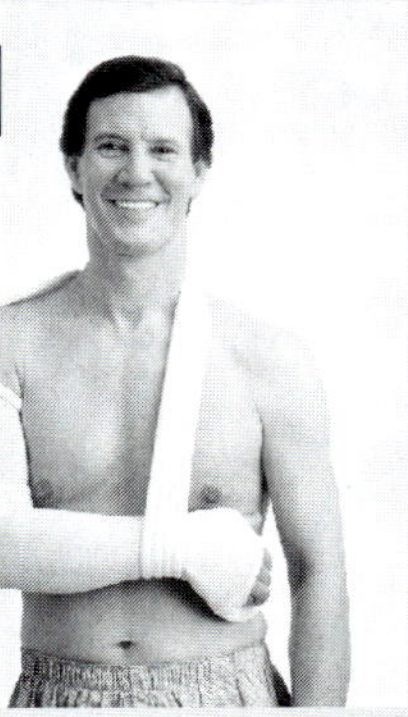

Verband:
Indikation:

II

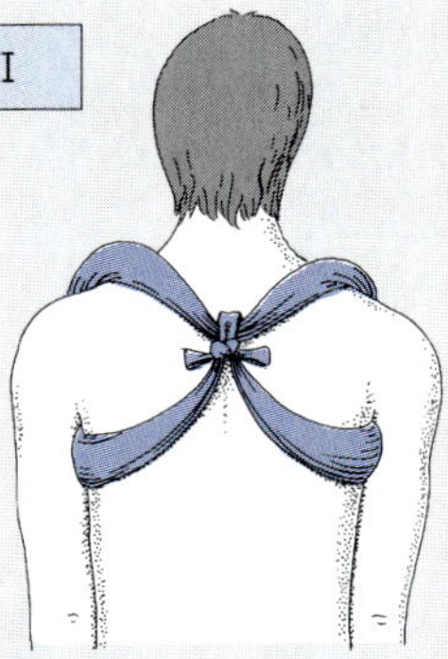

Verband:
Indikation:

III

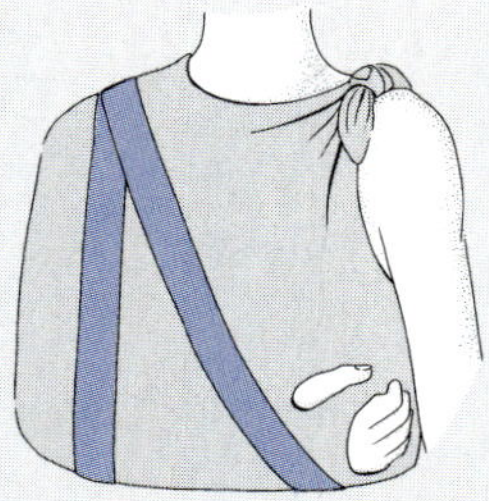

Verband:
Indikation:

IV

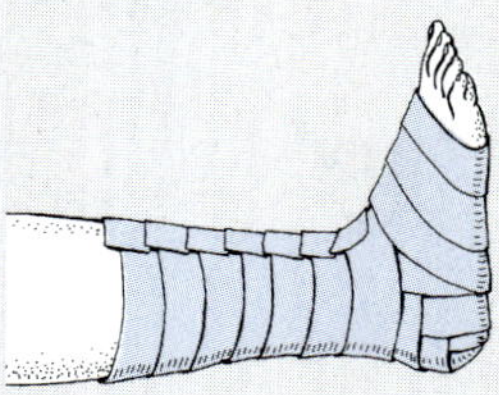

Verband:
Indikation:

V

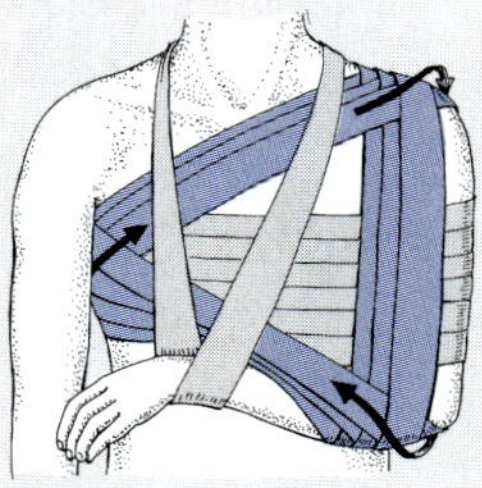

Verband:
Indikation:

1) Desault-Verband
2) Velpeau-Verband
3) Gilchrist-Verband
4) Tapeverband
5) Rucksackverband

a) Muskelzerrungen, Sehnenscheidenentzündungen, Schwäche des Kapsel-Band-Apparates, chronische Überlastungsreize
b) Verletzung des Schultereckgelenkes, Fraktur des Oberarmkopfes bei älteren Menschen
c) kurzzeitige Ruhigstellung der Schulter und des Ellenbogengelenkes mittels Binden
d) Ruhigstellung der Schulter, vor allem nach Klavikulafraktur
e) kurzzeitige Ruhigstellung der Schulter und des Ellenbogengelenkes mittels Trikotschlauch

Operative Verfahren

Tragen Sie die verschiedenen operativen Verfahren in die Kästchen ein! Als kleine Hilfe ist das „ERNSTL“ schon vorgegeben.

Aufgabe 16
PH 26.5.2

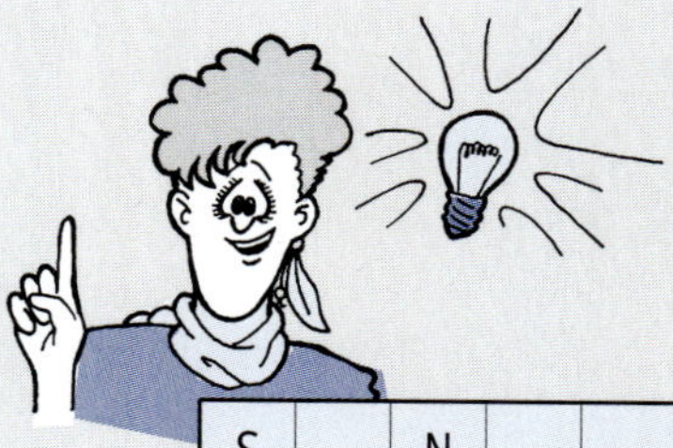

Amputation	HEP	Synovektomie
Arthrodese	Knochenresektion	Tenodese
Arthrolyse	Myotomie	TEP
Arthroplastik	Osteosynthese	Umstellungsoperation
Endoprothese	Osteotomie	

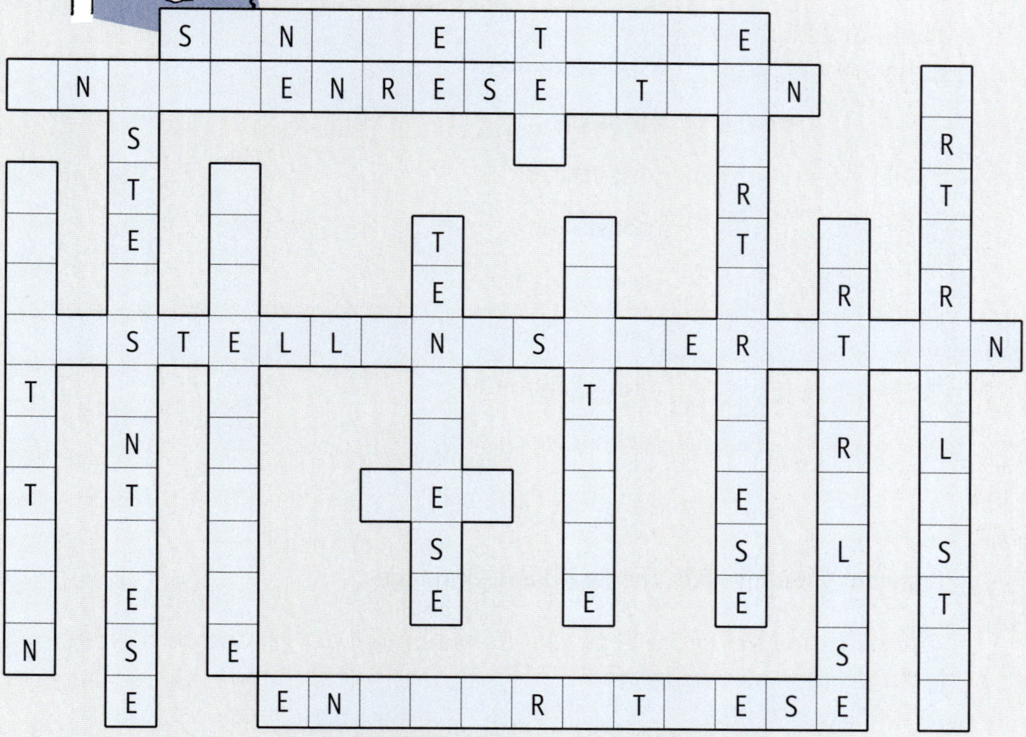

Aufgabe 17
PH 26.5.3

Hilfsmittel, Orthesen, Prothesen

Finden Sie die gesuchten Begriffe, indem Sie die Buchstaben in Klammern entschlüsseln!

Hilfsmittel sind z.B.:	(ekcötsheg)	
	(gen-geh-wa)	
	(nellirb)	
	(ge-hör-te-rä)	
	(elhütsllor)	
Funktionen von Orthesen sind z.B.:	(Stblsrng-aiiieu)	
	(noitaxif)	
	(ung-last-ent)	
	(gnuztüts)	
	(er-rd-se-is-no)	
	(mobi-sa-im-li-tion)	
	(gnureisilibom)	
	(negnäl-hcielgsua)	

Aufgabe 18
PH 26.6.1

Pflege bei Osteomyelitis und Spül-Saug-Drainage

Füllen Sie die Lücken im Text! Die Konsonanten der gesuchten Wörter sind in Klammern angegeben.

Da Patienten mit einer Osteomyelitis strenge .... (Bttrh) einhalten müssen, ... (ntrsttzn) die Pflegenden sie bei den beeinträchtigten Aktivitäten und führen alle notwendigen .... (Prphylxn) durch.

Viele Kranke sind zudem .... (psychsch) niedergeschlagen, haben .... (ngst) vor einem .... (chrnschn) Verlauf und brauchen .... (fmntrng).

Alle .... (Mtrln), die mit dem infizierten Gebiet in .... (Brhrng) gekommen sind, gelten als ....

(nfkts).

Durch .... (Spln) mit bis zu 5 l Ringerlösung täglich wird die infizierte .... (Wndhhl) mechanisch .... (grngt).

Die Wunde wird nach den Regeln des .... (sptschn Vrbndswchsls) versorgt.

Die .... (nlfgschwndgkt) der Spüllösung wird regelmäßig .... (kntrllrt) und die Spülmenge .... (blnzrt).

.... (Mng), ... (Frb) und .... (Bmngngn) der ablaufenden Lösung werden beobachtet und dokumentiert.

Pflege bei eitriger Arthritis

Aufgabe 19
PH 26.6.4

Finden Sie jeweils die richtige Aussage im Text und unterstreichen Sie diese!

Die betroffene Extremität wird - elastisch gewickelt / auf keinen Fall gewaschen / hochgelagert.

Kälteanwendungen lindern die Beschwerden des Patienten und wirken - antiemetisch / entzündungshemmend / stimulierend.

Die Mobilisation des Patienten hängt - vom befallenen Gelenk / vom Ernährungszustand / von der Schwere der Entzündung / von der Virulenz der Keime - ab.

Meist erfolgt eine - chirurgische Spreizung / Klopfmassage / Frühmobilisation - der Gelenke, um einer Bewegungseinschränkung vorzubeugen.

Hierbei wird z.B. eine - elektrische Bewegungsschiene / Gummiente / Spaltmanschette - eingesetzt.

Pflege bei Osteoporose

Aufgabe 20
PH 26.8.1

Tragen Sie die Buchstaben der Reihe nach in die Lösungstabelle ein, um ein Grundprinzip der Pflege bei Patienten mit Osteoporose und einen Leitsatz für die Patienten zu erfahren!

6 Z		30 E		16 E		19 U		36 A		10 S		27 E
	2 C		32 T		23 H		39 E		8 O		12 U	
24 A		4 U		34 E		14 R		26 T		7 V		38 I
	20 R		1 S		33 H		29 D		5 T		21 C	
9 R		37 P		13 E		31 R		23 H		15 Z		35 R
	28 N		3 H		18 D		11 T		25 L		(	

1	2	3	4	5	6

7	8	9

10	11	12	13	14	15	16	17

U N D

18	19	20	21	22	23	24	25	26	27	28

29	30	31

32	33	34	35	36	37	38	39

Aufgabe 21
PH 26.13.9

Spezielle Pflege bei Meniskusteilresektion

Finden Sie die richtigen Aussagen!

1) bis zur OP wird das betroffene Bein gekühlt und hochgelagert
2) Rasur vom Bauchnabel bis zum Knöchel inklusive Intimbereich
3) postoperative Flachlagerung der betroffenen Extremität
4) Hochlagerung des operierten Beines mittels Schaumstoffschiene
5) Kühlung des Knies mit speziellen Kühlelementen
6) Einreiben des Knies mit Kühlgel
7) Frühmobilisation, oft mit voller Belastung ab dem 2. p.o. Tag
8) volle Belastung meist ab dem 12. p.o. Tag

27 Pflege in der Traumatologie

Pflege von Patienten mit Fixateur externe

Aufgabe 1
PH 27.1.1

Bei Patienten mit Fixateur externe sind einige Prophylaxen wegen der eingeschränkten Mobilität zu berücksichtigen.
Welche Prophylaxen würden Sie durchführen?

a) Pneumonieprophylaxe
b) Soor- und Parotitisprophylaxe
c) Dekubitusprophylaxe
d) Obstipationsprophylaxe
e) Thromboseprophylaxe

Krankenbeobachtung

Aufgabe 2
PH 27.1.1

Nicht nur bei Patienten mit Fixateur externe, sondern auch bei den meisten traumatischen Verletzungen ist die Krankenbeobachtung sehr wichtig.
Im Kreuzworträtsel werden die einzelnen Punkte angesprochen, die beobachtet werden müssen. Lösen Sie das Kreuzworträtsel, und bestimmen Sie das Lösungswort!

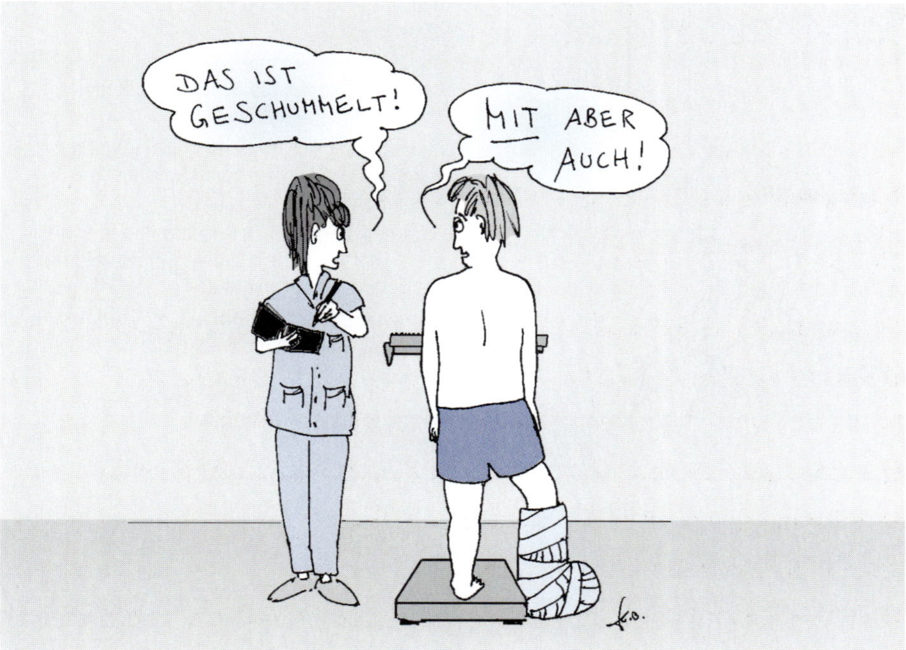

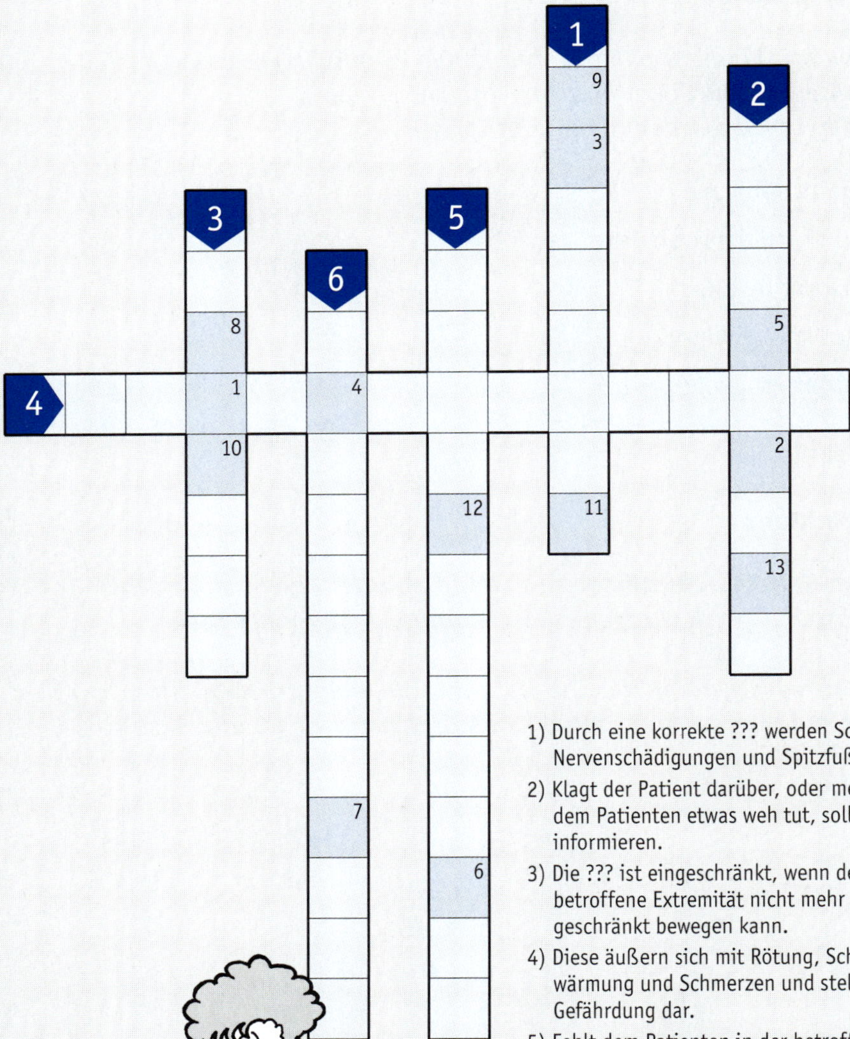

1) Durch eine korrekte ??? werden Schwellungen, Nervenschädigungen und Spitzfuß vermieden.
2) Klagt der Patient darüber, oder merken Sie, daß dem Patienten etwas weh tut, sollten Sie den Arzt informieren.
3) Die ??? ist eingeschränkt, wenn der Patient die betroffene Extremität nicht mehr oder nur eingeschränkt bewegen kann.
4) Diese äußern sich mit Rötung, Schwellung, Erwärmung und Schmerzen und stellen eine Gefährdung dar.
5) Fehlt dem Patienten in der betroffenen Extremität dies, empfindet er ein taubes Gefühl oder selbst bei Berührung kaum etwas.
6) Störungen der ??? bewirken z.B. Pulslosigkeit, Hautverfärbungen, Schmerzen und Wärmeverlust der betroffenen Extremität.

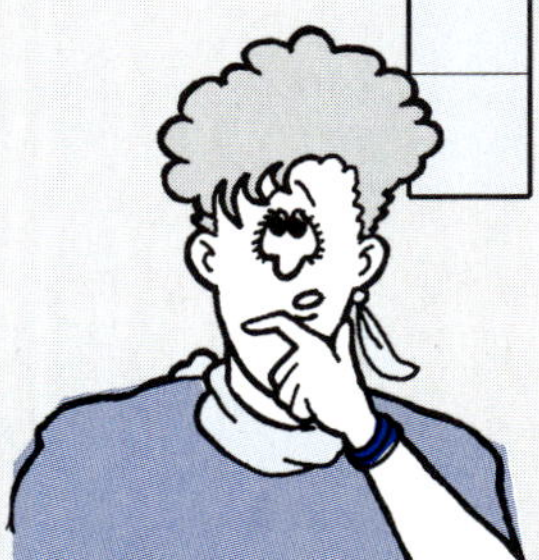

1	2	3	4	5	6	7	8	9	10	11	12	13

Pflege von Patienten mit Extension

Aufgabe 3
PH 27.1.3

Der Text über die Pflege eines Patienten mit Extension weist einige Lükken auf, die Sie mit Hilfe der Wortstücke füllen sollen!

hlager-ußprophy-ollene-Weichl-Spitzf-laxe-agerung-Hoc-geschw-ung

Da eine .... Extremität außerordentlich druckempfindlich ist, kommt der .... der verletzten Extremität und der Dekubitusprophylaxe mit .... der dekubitusgefährdeten Areale große Bedeutung zu. Bei der Lagerung des Fußes wird zusätzlich auf die .... geachtet.

Schwellungen

Aufgabe 4
PH 27.2.2

Die genannten Maßnahmen beziehen sich auf die Schwellung einer Extremität.
Welche der genannten pflegerischen Maßnahmen ist nicht richtig?

a) Ruhigstellung
b) Wechselduschen
c) Hochlagerung
d) Kühlung
e) beengende Kleidung entfernen

Arthroskopie

Aufgabe 5
PH 27.3.4

Postoperativ ist grundsätzlich eine frühestmögliche Mobilisierung des Patienten aus vielerlei Hinsicht anzustreben. Bei einem der arthroskopischen Verfahren gibt es jedoch Ausnahmen. Ordnen Sie den beiden Verfahren die passende Mobilisierung zu!

1) ... hängt der Grad der Mobilisierung vom durchgeführten Eingriff ab. Der Arzt ordnet dies individuell an.

2) ... wird die Mobilisierung in der Regel am ersten postoperativen Tag durchgeführt.

a) Bei der diagnostischen Arthroskopie ...

b) Bei der arthroskopischen Operation ...

Aufgabe 6
PH 27.4.2

Wundheilungsstörungen

Der Rätselwurm befaßt sich mit den Faktoren, die die Wundheilung negativ beeinflussen können.
Versuchen Sie, das Rätsel zu lösen und das Lösungswort zu finden!

1) Das Vorkommen von Erregern in einer Wunde nennt man so, also haben sich Keime angesiedelt.
2) Auf Wundränder kann auch etwas lasten, was nichts mit Stromspannung zu tun hat.
3) Bei zu festem Verband oder einer AVK ist die ??? vermindert.
4) ??? wie Glukokortikoide stören die Wundheilung.
5) Die Wunde braucht eine ruhige Stellung zum Heilen, also eine ???
6) Körperfremde Gegenstände in einer Wunde sind ???
7) Ein Mangel an diesen Hilfsstoffen, mit A, B, C, D und E bezeichnet, nennt man schlichtweg ???

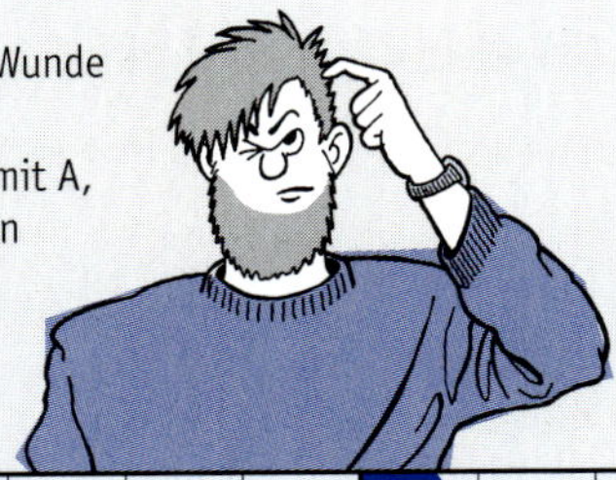

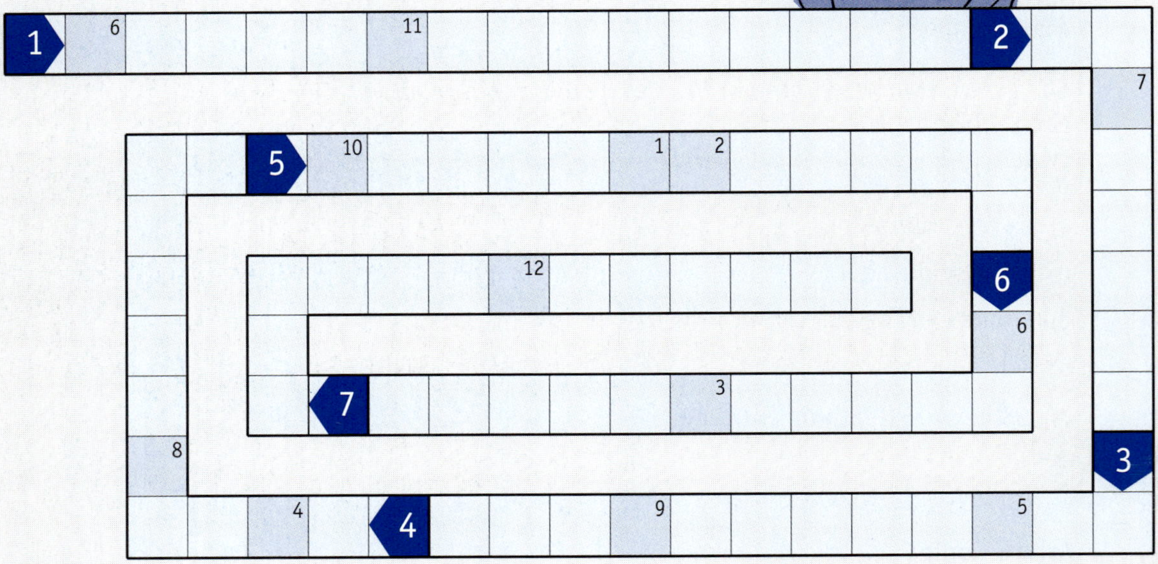

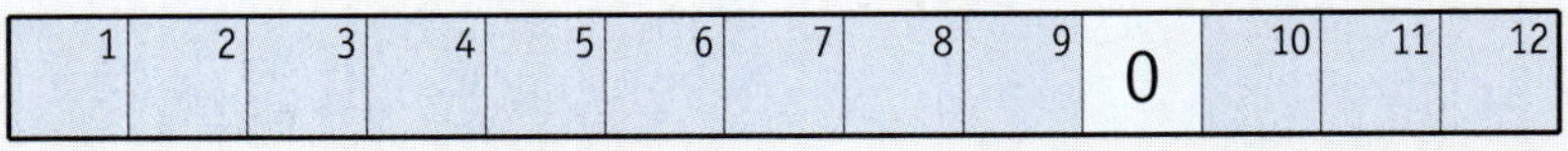

Erstversorgung am Unfallort

Aufgabe 7
PH 27.4.3

Unterstreichen Sie jeweils die richtige Aussage!

Am Unfallort wird für den Transport zum Arzt oder ins Krankenhaus ein gut sitzender, sauberer und möglichst steriler Verband - entfernt / bestellt / angelegt. Dabei darf die Wunde - nicht / nur / ohne Bedenken - mit bloßen Fingern berührt werden, um eine weitere Keimeinschleppung zu - fördern / ermöglichen / vermeiden. Aus dem gleichen Grund wird ein durchgebluteter Verband nicht ersetzt, sondern von außen z.B. durch zusätzliche - Kompressen / Einschnitte / Gürtel - verstärkt.
Bei starker - Blutung / Müdigkeit / Übelkeit - wird ein Druckverband, das heißt ein Verband mit lokaler Kompression, angelegt. Das Abbinden von Extremitäten mit Gürteln und ähnlichem ist - wirkungsvoll / obligat / obsolet -, da es zu zusätzlichen Schädigungen führen kann.

Impfschutz

Aufgabe 8
PH 27.4.3

Bei offenen Wunden wird ein bestimmter Impfschutz überprüft und bei Bedarf durch eine aktive und passive Impfung aufgefrischt.
Wie heißt der passende Begriff?

a) Tetanusschutz
b) Polioschluckimpfung
c) Rötelntiter
d) AB0-System
e) Malariaschutz

Luxation

Aufgabe 9
PH 27.5

Luxationen äußern sich häufig nur in kleinen Anzeichen, die oftmals unerkannt bleiben. Deswegen ist es auch im Stationsalltag wichtig zu wissen, welche Symptome auf eine Luxation hinweisen könnten. Versuchen Sie nun, die genannten Anzeichen in sichere und unsichere Zeichen für eine Luxation zu unterteilen!

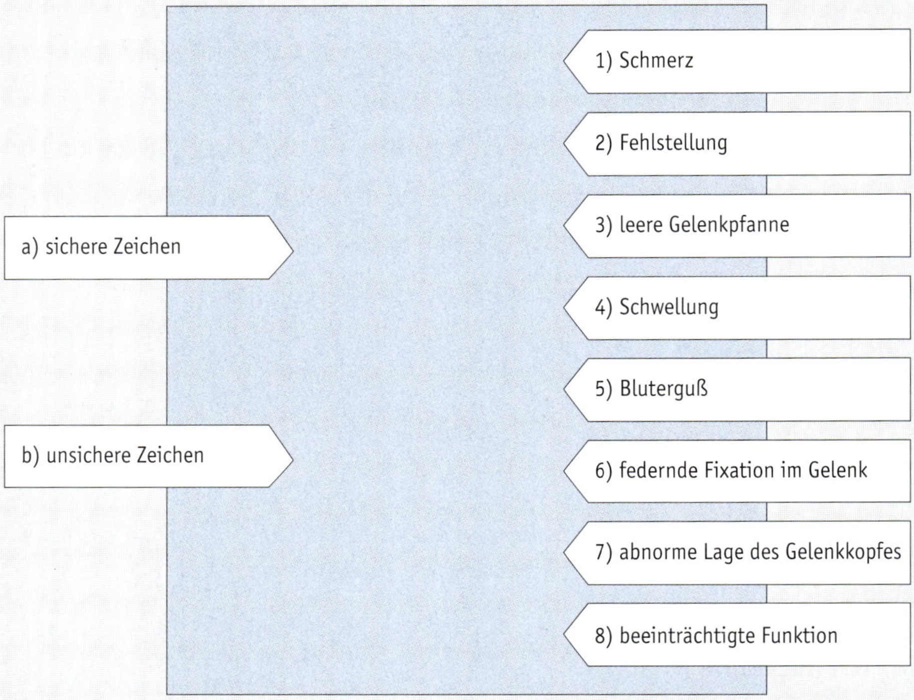

Frakturen bei Kindern

Aufgabe 10
PH 27.6.1

Ist die folgende Aussage richtig?

Frakturen werden bei Kindern von Erwachsenen oft wegen scheinbar oder tatsächlich geringer Beschwerden übersehen. Daher gilt: Kindliche Klagen immer ernst nehmen!

a) Diese Aussage ist falsch.

b) Diese Aussage ist richtig.

Frakturen der Schädelbasis

Aufgabe 11
PH 27.8.1

Bei Frakturen der Schädelbasis kann Flüssigkeit aus den Kopföffnungen treten.
Welche der folgenden Antworten stimmen?

1) Liquor tritt nur aus, wenn ein deutliches Brillenhämatom sichtbar ist.
2) Blut und Liquor können aus Nase, Mund und Ohr fließen.
3) Austretende Flüssigkeiten müssen sofort dem Arzt mitgeteilt werden.
4) Patienten mit Liquorverlust benötigen viel Flüssigkeit und sollen daher zum Trinken angehalten werden.
5) Bei starkem Blutverlust komprimiert man den Hals an beiden Seiten, um die Blutzufuhr zum Kopf zu unterbinden.

a) Nur 2, 3 und 5 sind richtig.
b) Nur 1, 2, 4 und 5 sind richtig.
c) Nur 1 und 3 sind richtig.
d) Nur 2 und 3 sind richtig.
e) Nur 1 und 4 sind richtig.

Pflege bei Frakturen der BWS und LWS

Aufgabe 12
PH 27.8.2

Bei stabilen Frakturen gelten für die Lagerung spezielle Regeln.
Hierbei sollen Sie die vorhandenen Lücken sinnvoll mit Hilfe der Wortstücke auffüllen!

nlager-Ar-bloc-uhe-Wirbe-ngert-Bettr-Kopfk-issen-ung-lsäule-verri-zt-Rücke-

Wegen der bestehenden Bettruhe liegt eine Dekubitusgefährdung vor, die evtl. durch ein Spezialbett .... werden kann. Die flache

.... wird mit einem Lordosekissen im LWS-Bereich unterstützt. Als Kopfstütze muß ein kleines und flaches .... genügen. Das Drehen auf die Seite geschieht mit Hilfe von mindestens zwei Pflegekräften, um gefährliche Verdrehungen der .... zu vermeiden. Diese Technik nennt man en .... Die weitere Mobilisierung legt der .... anhand der individuellen Belastbarkeit des Patienten und der Fraktur fest. Trotz .... sind jedoch isometrische Spannungsübungen und aktive Bewegungsübungen im Bett durchaus sinnvoll.

Aufgabe 13
PH 27.11

Stumpfes Bauchtrauma

Bestimmen Sie, ob die beiden Aussagen richtig sind, und überprüfen Sie dann die beiden Aussagen kombiniert auf ihre Richtigkeit!

1) Bei einem stumpfen Bauchtrauma besteht die Gefahr in der Verletzung innerer Organe,
2) weil eine Milzruptur, ein Leberriß oder ein abgerissenes Mesenterialgefäß innerhalb kürzester Zeit zu einem lebensbedrohlichen Blutverlust führen kann.

	Aussage 1	Aussage 2	Kombination
A	falsch	richtig	richtig
B	richtig	richtig	richtig
C	falsch	falsch	sinnlos
D	falsch	falsch	richtig
E	richtig	falsch	falsch

28 Pflege bei Infektionskrankheiten

Krankheitserreger

Aufgabe 1
PH Tab. 28.1

	Merkmale	Beispiele
I. Bakterien		
II. Viren		
III. Pilze		
IV. Protozoen		
V. Würmer, Insekten		

Merkmale:

1) einzellige tierische Krankheitserreger (Parasiten)
2) kleinste Krankheitserreger, nur aus Erbinformation bestehend, die in einer Hülle versteckt ist
3) Einzeller ohne festen Zellkern
4) vielzellige tierische Krankheitserreger (Parasiten)
5) pflanzenähnliche Mikroorganismen, jedoch ohne Fähigkeit zur Photosynthese

Beispiele:

a) Erreger der Grippe, Hepatitis, Herpes, Pocken, Masern, Mumps und Röteln
b) Candida albicans, Aspergillus fumigatus
c) Taenia saginata, Taenia solium, Pediculus capitis, Sarcoptes scabiei
d) Plasmodien, Trypanosomen, Amöben, Trichomonaden
e) Streptokokken, Staphylokokken, Escherichia coli, Proteus, Salmonellen, Klebsiellen

Aufgabe 2
PH 28.1.2

Übertragungswege

Verbinden Sie die zusammengehörenden Wortfetzen!

Schmi	elle Ü	bertra	fektion
Trö	erin	ekti	gung
ora	le In	fek	on
Sta	ntera	fekti	on
pare	pfche	le Übert	ragung
sexu	ubinf	nin	tion

Aufgabe 3
PH 28.1.3

Ablauf einer Infektionskrankheit

Bringen Sie die Phasen einer Infektionskrankheit in die richtige Reihenfolge!

1) Inkubationszeit
2) Immunität
3) Invasionsphase
4) Phase des Krankseins
5) Inkubationsphase
6) Überwindungsphase

... – ... – ... – ... – ...

Wußten Sie schon, daß ... sich die Schleimschicht der Nasenschleimhaut alle 10 Stunden erneuert?

Aufgabe 4
PH 28.1.3

Phasen einer Infektionskrankheit

Wählen Sie aus den Phasen einer Infektionskrankheit eine passende Überschrift für den Text.

....

Der Erreger wird aus dem Körper entfernt. Gelingt dies nicht, kommt es zum Tod des Patienten oder zur örtlichen Eingrenzung des Erregers, z.B. in einer Kapsel oder in einem Organ. Dies kann mit Dauerausscheidung des Keimes verbunden sein, z.B. bei Salmonellose oder Typhus.

....

In dieser Phase dringt der Erreger in den Organismus ein, vermehrt sich dort jedoch zunächst nicht.

....

Als ??? bezeichnet man den zeitlichen Abstand zwischen Ansteckung und Krankheitsausbruch.

....

Der Erkrankte hat während der Erkrankung spezifische Antikörper gegen den Erreger entwickelt, die ihn in Zukunft vor einer erneuten Erkrankung durch den gleichen Erreger schützen.

....

Nach einer „Eingewöhnungszeit" beginnt sich der Erreger im Körper zu vermehren, der Infizierte hat aber noch keinerlei Beschwerden.

....

In dieser Phase kann der Patient nur leicht beeinträchtigt, aber auch lebensgefährlich erkrankt sein. Die Krankheit verläuft dabei fulminant, akut, subakut, chronisch oder rezidivierend.

Pflege von Patienten mit Infektionskrankheiten

Aufgabe 5
PH 28.2

Suchen Sie die Pflegemaßnahmen aus dem Wortwurm heraus!

Genauebeobachtungdesfieberverlaufsbesserbaumwollkleidungalssynthetischematerialienwunschkostbeiappetitlosigkeitausreichendeflüssigkeitszufuhrdempatientenzeitfürgesprächegebendempatientendasgefühldesalleinseinsnehmen.

....

....

....

....

....

....

Umgang mit Patienten auf der Infektionsstation

Aufgabe 6
PH 28.2.2

Füllen Sie die Lücken im Text! Die Konsonanten in Klammern helfen Ihnen dabei.

In den .... (Schlsn) befinden sich saubere .... (Schtzkttl) zur Mehrfachverwendung oder zum Einmalgebrauch. Geeignete .... (Schtzmskn) sollen das Aus- bzw. Einatmen .... (nfktsr) Partikel verhindern. Sie müssen .... (Mnd) und .... (Ns) bedecken und dicht abschließen. Bei allen Pflegetätigkeiten sind .... (Hndschh) zu tragen. Nach dem Ausziehen sowie nach jedem Kontakt mit dem Patienten werden die Hände .... (dsnfzrt).
Alle .... (Pflgtnsln) werden streng patientenbezogen eingesetzt und bleiben im .... (Krnknzmmr). Die .... (Krnknkt) wird außerhalb aufbewahrt und auch zur .... (Vst) nicht mit hineingenommen.
Die .... (Schmtzwsch) des Patienten wird in speziell .... (gknnzchntn) Textilsäcken verpackt. Bei .... (nssr) Wäsche wird zusätzlich ein .... (Knststffsck) über den Stoffsack gezogen.
Das vom Patienten benutzte .... (Gschrr) wird bei möglicher Tröpfchen- oder Schmierinfektion zunächst in der Patienteneinheit .... (dsnfzrnd) abgewischt.
Die .... (sschdngn) des Patienten gelangen über das .... (Stckbcknsplgrt) in der Naßzelle in das Abwasser.

Wußten Sie schon, daß ... beim Niesen die Partikel über 150 km/std. schnell werden?

28

Weg zur Diagnose bei Infektionskrankheiten

Tragen Sie die beschriebenen Wörter in das Gitter ein! Das „ERNSTL" ist als Hilfe vorgegeben.

Aufgabe 7
PH 28.3

1) Leitsymptom einer Infektionskrankheit; Abwehrgewebe im Körper wird dicker, z.B. am Hals
2) bei Verdacht auf eine Sepsis wird rote Körperflüssigkeit entnommen und in den Brutschrank gestellt
3) Bakterium, das Abszesse, Wundeiterungen, Gastroenteritiden und eine Sepsis verursachen kann
4) Schutz vor einer erneuten Erkrankung mit dem gleichen Erreger; Wirkung der Impfung
5) Abkürzung für engl. „Polymerasekettenreaktion", gentechnischer Virusnachweis
6) Leberentzündung durch kleinste Krankheitserreger, die nur aus Erbinformation bestehen
7) Lehre von den kleinsten Lebensformen
8) danach fragt der Arzt bei unklaren Infektionskrankheiten; Aufenthalt außerhalb Deutschlands
9) Gerät zum Vergrößern; nötig, um Erreger sehen zu können
10) anderes Wort für die Resistenzbestimmung von Keimen
11) Sekret des Patienten wird auf ein Nährmedium aufgetragen und in den Brutschrank gestellt
12) Untersuchung und Befragung des Patienten
13) Leitsymptom einer Infektionskrankheit; die äußere Körperhülle verfärbt sich
14) kurz für „C-reaktives Protein"; empfindlicher Indikator für Entzündungen
15) Bakterium; häufigster Erreger von Harnwegsinfektionen; hört mit „coli" auf
16) Viren sind zu ihrer Vermehrung auf sie angewiesen, da sie nicht auf unbelebten Nährböden wachsen
17) Oberbegriff für Substanzen, die zur Untersuchung aus dem Körper entnommen werden; fängt mit dem lateinischen Begriff für „Mutter" an
18) Untersuchung des Blutes auf Antikörper
19) Erreger, die man auch in einer Kultur züchten kann; ihre großen Brüder findet man im Wald
20) Bakterien, die für eine Lungenentzündung, Mittelohrentzündung oder Hirnhautentzündung verantwortlich sein können
21) die äußere Hülle des Körpers ist verletzt, Erreger können eintreten; der gesuchte Begriff wird meist verbunden
22) kurz für „Blutkörperchensenkungsgeschwindigkeit"
23) Leitsymptom einer Infektionskrankheit; Anstieg der Körpertemperatur

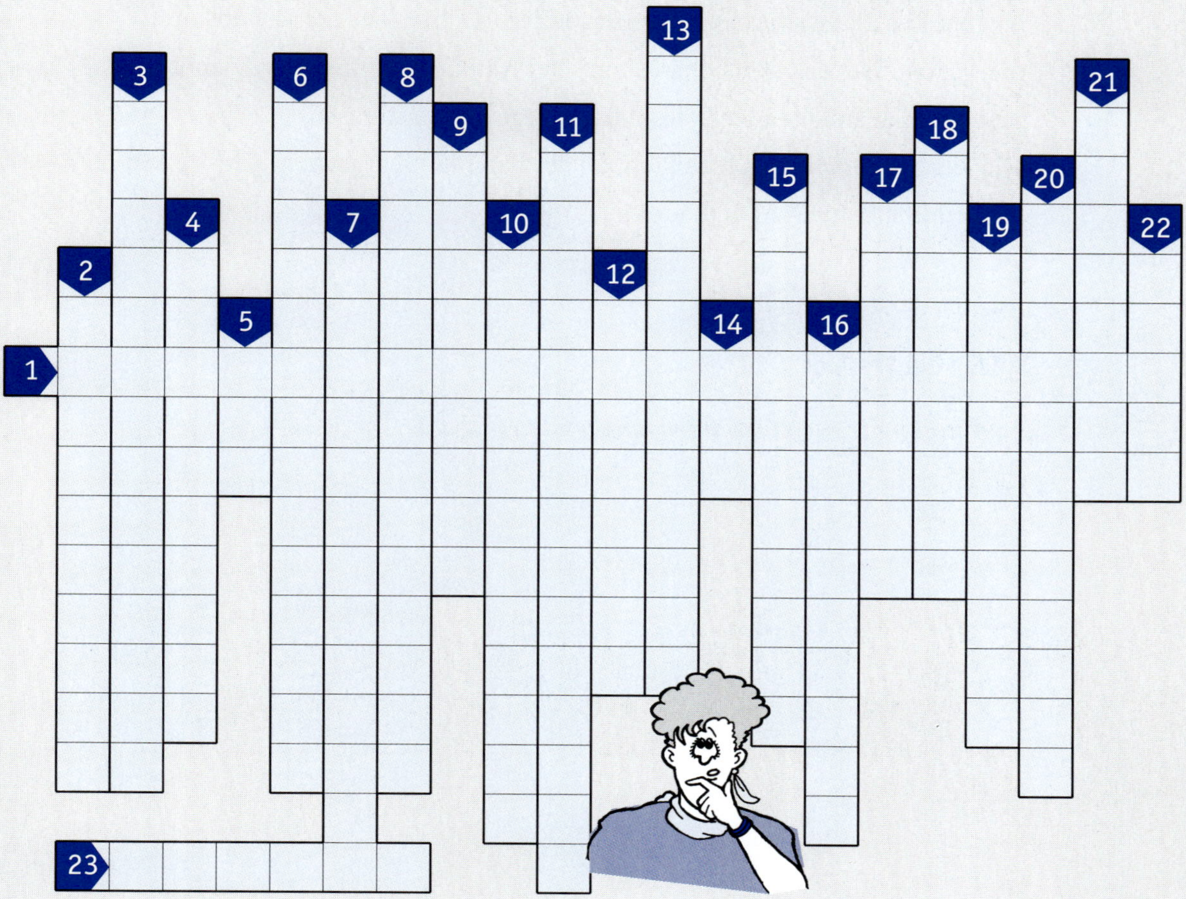

Pflege bei Sepsis

Aufgabe 8
PH 28.4

Unterstreichen Sie jeweils die richtige Aussage!

Das Pflegepersonal überwacht, daß der Patient strenge - Diät / Bettruhe / Hygienevorschriften - einhält. Es kontrolliert - die Herz-Kreislauf-Situation / die Temperatur / den Blutzucker / den Atemgeruch - des Patienten. Die Körperpflege / Der Toilettengang / Die Nahrungsaufnahme - wird meist völlig von den Pflegenden übernommen.
Alle notwendigen Prophylaxen werden - schnellstmöglich / gewissenhaft / vierstündig - übernommen. Zusätzlich ist eine - Epididymitis-Prophylaxe / Hammelmann-Prophylaxe / Blutungsprophylaxe - erforderlich.
Bei Ödemen der Arme und Beine fördert - die Hochlagerung / die Anwendung von Eisblasen / die Anwendung von Wärmflaschen - eine Rückbildung.
Infusions- und Medikamentenpläne werden - stündlich aktualisiert / exakt eingehalten / in rot geschrieben. Besonders wichtig ist - der Zeitabstand / die Mischung / das Infusionssystem - bei Antibiotikainfusionen, damit immer ein ausreichender Spiegel im Blut gewährleistet ist.
Die Kostform richtet sich danach, ob der Patient - übergewichtig ist / essen kann und möchte / Allergiker ist.

Pflege bei Erysipel

Aufgabe 9
PH 28.5.4

Verbinden Sie die zusammengehörenden Silben!

Be	la	ach		
Bett	ob	ge	rung	
feuch	phy	he	schlä	
Hoch	ru	la	tung	
Pro	te	Um	xen	ge

Pflege bei Diarrhoe

Aufgabe 10
PH 28.5.6

Im folgenden Text war der Fehlerteufel mal wieder schneller; in manchen Wörtern hat er einige Buchstaben vertauscht. Schreiben Sie die Pflegemaßnahmen richtig hin!

Da die massiven Druchfälle (..........................) den Patienten schwächen, kommt es häufig zu Keirsalufströuneng (..........................); die Betroffenen dürfen dann nur in Belgeiungt (..........................) aufstehen.

Da der Stuhldrang oft sehr pöltzilch (..........................) einsetzt, stellen die Pflegenden dem Patienten einen Nuchtstahl (..........................) neben das Bett; das Steckbecken „für Notfälle" sollte trotzdem unter dem Nachtkästchen blassene (..........................) werden.

Bei möglichem Kankoktt (..........................) mit erregerhaltigem Material wie z.B. Stuhl sind Zuschtkietlt (..........................) und Handschuhe zu tragen.

Da häufige Stuhlentleerungen die Onalragien (..........................) reizen, können die Patienten vorbeugend wecheis (..........................) Toilettenpapier und feuchte Reinigungstücher verwenden. Zur Hautpflege kann eine panthenolhaltige Selba (..........................) aufgetragen werden.

Bei leichten Krankheitsverläufen sollte die Stok (..........................) ballaststoffarm sein; wichtig ist eine ausreichende Flüssigkeitszufuhr, notfalls perantarel (..........................). Bei schweren Krankheitsverläufen darf der Patient nicht sense (..........................) und erhält Infusionen; später erfolgt ein langsamer Kastaubofu (..........................). Bei krampfartigen Bauchschmerzen lindern feuchtwarme Bleichwacku (..........................) die Beschwerden.

Pflege bei Typhus und Paratyphus

Aufgabe 11
PH 28.5.7

Begründen Sie die Pflegemaßnahmen!

a) strenge Bettruhe bis zwei Wochen nach Entfieberung ....

b) Durchführung der entsprechenden Prophylaxen ....

c) Kontrolle von Puls und Blutdruck ....

d) Bewußtseinskontrollen ....

e) leicht verdauliche und ballaststoffarme Kost; ausreichende Flüssigkeits- und Elektrolytzufuhr ....

f) Beobachtung der Ausscheidungen ....

g) strikte Isolation ....

Aufgabe 12
PH 28.5.15

Pflege bei Tetanus

Entschlüsseln Sie die Pflegemaßnahmen!

gnumtaeB ....

iS-zt-aw-hc-ne...

remmizlezniE..

dung-Reiz-mei-ver ....

nenoisufnI ....

nesalB-reuad-retehtak ....

gnureeltnemraD ....

rP-po-yh-al-exn ....

egelfpreprÖK ....

dnuM-egelfp ....

Aufgabe 13
PH 28.6.3

Pflege bei Herpes zoster

Finden Sie die richtigen Pflegemaßnahmen!

1) die befallenen Hautpartien nicht waschen, sondern stets trocken halten
2) nur leichte, möglichst luftdurchlässige Verbände anlegen
3) der Patient soll Bettruhe einhalten und sich insgesamt schonen
4) der Bläscheninhalt ist infektiös; nach Berührung Hände desinfizieren
5) beim Waschen tragen die Pflegenden Handschuhe
6) Verwendung desinfizierender Waschzusätze
7) sorgfältige Beobachtung, um Komplikationen rechtzeitig zu erkennen

Pflege bei Infektion mit Candida albicans

Aufgabe 14
PH 28.7.2

Setzen Sie die richtigen Wörter in die Lücken ein!

Behandlungsdauer - Genitalbereich - gewechselt - Körperregionen - Rezidive - Soorprophylaxe - Wiederansteckung - Wochen - Zucker - zuletzt

Die candida-befallenen .... werden bei der Körperpflege immer .... gewaschen. Wenn nicht, so müssen Waschwasser, Waschschüssel, Waschlappen und Handtuch .... werden.
Bei gefährdeten Patienten ist eine .... in Mund und Rachen angezeigt.
Auf .... und zuckerhaltige Nahrungsmittel sollte der Patient verzichten.
Ein genaues Einhalten der .... ist für den Behandlungserfolg entscheidend. Um .... zu vermeiden, muß die Behandlung nach Verschwinden der Symptome noch mehrere .... weitergeführt werden.
Bei Candidabefall im .... muß der Sexualpartner mitbehandelt werden, um eine .... zu vermeiden.

Meldepflicht bei Geschlechtskrankheiten

Aufgabe 15
PH Tab. 28.56

Welche der folgenden Erkrankungen sind bei Verdacht, Erkrankung und Tod meldepflichtig?

a) Abdominaltyphus
b) Asthma bronchiale
c) Alzheimer
d) Cholera
e) Diphtherie
f) Lepra
g) Lymphadenitis
h) Pest
i) Pocken
j) Poliomyelitis
k) Pyelonephritis
l) Tollwut

Pflege bei Erkrankungen des Immunsystems

Aktive und passive Immunisierung

Aufgabe 1
PH 29.2.1
+ 29.2.2

Ordnen Sie den beiden Immunisierungsarten die passende Beschreibung zu!

1) Verabreichung von Lebend-, Tot- oder Toxoidimpfstoffen. Sie sollen im Körper des Geimpften gewissermaßen einen kontrollierten Übungskampf erzeugen und so zur Immunität führen.
2) Übertragung von spezifischen Antikörpern gegen bestimmte Erreger oder Toxine, die von einem anderen Organismus gebildet worden sind.

a) aktive Immunisierung
b) passive Immunisierung

Pflege von HIV-Infizierten

Aufgabe 2
PH 29.3.2

Die psychische Belastung des Pflegepersonals darf nicht unterschätzt werden und bedarf der ständigen Auseinandersetzung.
Welche der folgenden Aussagen trifft diesbezüglich zu?

a) Das Pflegepersonal muß die eigenen Bedürfnisse zurückstellen.
b) Bei Überbelastung ist ein psychologisches Konsil einzufordern.
c) Die Freizeit der Pflegenden soll als Ausgleich zum Regenerieren und Abschalten dienen.
d) Das Pflegepersonal darf keine persönlichen Emotionen gegenüber dem HIV-Infizierten zulassen.
e) Bei Überbelastung einer Pflegekraft ist diese mit sofortiger Wirkung zu beurlauben.

Hygiene- und Desinfektionsmaßnahmen bei HIV-Infizierten

Aufgabe 3
PH 29.3.2

Der Text beschreibt Grundsätze bezüglich Hygiene und Desinfektion bei HIV-Infizierten. Prüfen Sie, ob die gemachten Aussagen richtig sind!

Grundsätzlich muß sich das Pflegepersonal selber vor Infektionen schützen. Die HIV-Infektion verlangt aber eine sorgfältige Hygiene und Desinfektion. Der Grund ist darin zu suchen, daß im besonderen Maße der HIV-Infizierte vor Infektionen geschützt werden muß, da sein Immunsystem derartige Schwachstellen aufweist, daß er für „normale", aber für ihn lebensbedrohliche Infektionen sehr anfällig ist.

a) Die Aussagen sind falsch.

b) Die Aussagen sind richtig.

Auslöser von Allergien

Aufgabe 4
PH 29.4.1

Im Kreuzworträtsel werden einige Ursachen für Allergien aufgegriffen. Nach diesen Allergenen sollte auch während des Aufnahmegesprächs gefragt werden.
Versuchen Sie, das Kreuzworträtsel zu lösen, und finden Sie das Lösungswort heraus!

1) grobe Umschreibung für Blüten, die während des Sommers häufig Allergien auslösen
2) ein Antibiotikum, auf das einige allergisch reagieren
3) dieses Mittel wird oft bei Röntgenuntersuchungen benutzt und kann auch jodhaltig sein
4) bringen Insekten ihr ??? in den menschlichen Körper ein, kann kann dies schwere allergische Reaktionen hervorrufen
5) alles, was man essen kann, wird unter diesem Begriff zusammengefaßt
6) kommt in jedem Haushalt vor, auch wenn man öfters putzt
7) Strahlung von dem Stern, den wir umkreisen.

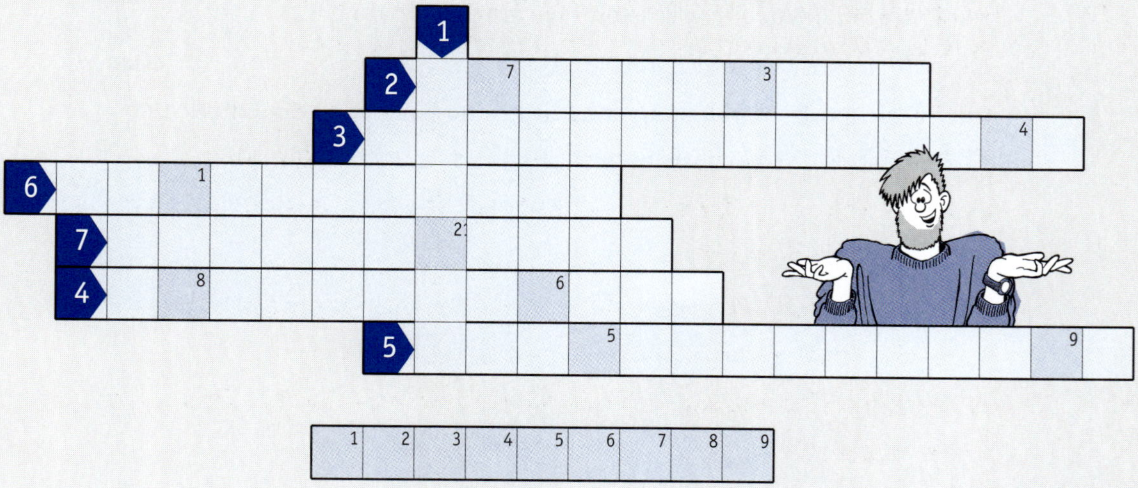

Der anaphylaktische Schock

Aufgabe 5
PH 29.4.1

Unterstreichen Sie jeweils die richtige Aussage!

Der anaphylaktische Schock ist die - leichteste / schwerste / häufigste - Form der allergischen Typ I - Reaktion. Er kann innerhalb weniger - Minuten / Tage / Wochen - durch Blutdruckabfall und Krämpfe der Bronchialmuskulatur zum - Unwohlsein / Tode / Ertrinken - des Patienten führen. Bereits ein einziger Bienenstich reicht beim - Patienten / Insekt / Bäckerladen - mit einer Bienengiftallergie als Auslöser aus. Die sofortige Injektion von Glukokortikoiden und Adrenalin ist - selten / oft / bei Schwangeren - lebensrettend.

Pflege immunsupprimierter Patienten

Aufgabe 6
PH 29.26

Immunsuppremierte Patienten bedürfen einer besonderen Pflege, weil das Immunsystem Infektionen kaum etwas entgegensetzen kann. Dies stellt an die Hygiene und Desinfektion hohe Ansprüche.
Im Text, der darüber handelt, fehlen einige Wörter, die Sie mit Hilfe der Wortstücke ergänzen sollen!

ildungen-Empfängn-nner-ütung-infek-Mä-tionsgef-Mißb-ährdet-isverh

Patienten unter immunsuppressiver Therapie sind erhöht .... und bedürfen sorgfältiger Prophylaxen und Überwachung. Außerdem führen Zytostatika auch in kleinsten Mengen gehäuft zu .... Deshalb müssen sowohl Frauen als auch ...., die Zytostatika oder Ciclosporin einnehmen, unbedingt eine zuverlässige Methode der .... wählen.

30 Pflege bei Haut- und Geschlechtskrankheiten

Pflege in der Dermatologie

Aufgabe 1
PH 30.2

Finden Sie die verschlüsselten Pflegemaßnahmen heraus!

In der .... (pfle-Kör-ge-per) sind .... (eierfilakla) Waschlotionen oder solche, die dem pH-Wert des .... (Srschtzmntls-äueuae) der Haut entsprechen, zu empfehlen.

Auf .... (lftndrchlssg-uuuäie) synthetische Kleidung und auf .... (elloW) sollte der Hautkranke verzichten; zu empfehlen ist .... (auoe-Bmwll).

Die .... (örK-rep-yh-ig-ene) des Patienten wird diskret .... (bü-re-aw-hct) und die Bett- und Patientenwäsche sauber gehalten. Oft ist mehrmals am Tag ein .... (les-hcewehcsäW) nötig.

Wegen möglicher .... (ler-al-be-gie-ten-ding) .... (nedrewhcsebmetA) wird die Atmung des Patienten .... (eoae-bbchtt).

Eine regelmäßige .... (ellortnokrutarepmeT) ist notwendig, um .... (In-tio-fek-nen) der Haut oder Sekundärinfektionen .... (frhztg-üeii) zu erkennen.

Bei einer .... (eigrellalettimsgnurhaN) ist auf die präzise Formulierung der .... (iä-Dt) zu achten. Es sollten so viele .... (te-Ver-bo) wie nötig, aber so wenige wie möglich gemacht werden.

Da viele Hautkranke unter einem quälenden .... (Jckrz-uei) leiden, kommen sie nachts schwer zur Ruhe. Abhilfe können meist nur Medikamente schaffen. Durch Schutzverbände, Schutzkleidung und extrem kurz geschnittene .... (niF-reg-än-leg) können Verletzungen durch unkontrolliertes nächtliches .... (neztarK) vermieden werden.

Das Sauberhalten und Desinfizieren der .... (Hnd-äe) sowie das Tragen von .... (nehuhcsdnahlamniE) bei Patientenkontakt oder Kontakt mit kontaminiertem Material ist oberstes Gebot. Bei Patienten mit infektiösen Hauterkrankungen ist ein .... (Schtzkttl-eui) zu tragen.

Neben der .... (tfahcstierebshcärpseG) ist für den Patienten die spürbare .... (kzptnz-Aea) durch das Pflegepersonal wichtig. Der Patient wird ermutigt, Wert auf sein Äußeres zu legen, um sein .... (sein-wußt-be-Selbst) zu stärken.

Positive .... (negnulletsniE) des Patienten sollten .... (vrstrkt) und negative Empfindungen so weit wie möglich .... (rltvrt-eaiie) werden.

Wußten Sie schon, daß ...
1 cm^2 Haut aus 6 Millionen Zellen besteht?

Beschreibung der Effloreszenzen

Wählen Sie die passende Beschreibung aus und tragen Sie sie in die Tabelle ein!

Aufgabe 2
PH Abb. 30.7

Größe	1		daumennagelgroß holunderblattgroß 4 x 2 cm klein mickrig
Form	2	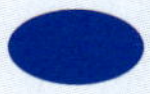	rund hügelig elliptisch entrundet
	3	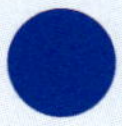	
Begrenzung	4	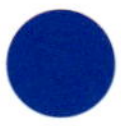	unscharf gezackt scharf gerötet
	5	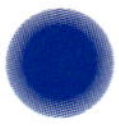	
Anordnung	6	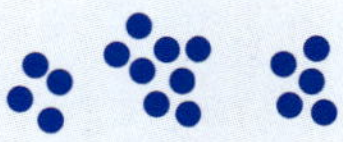	schachbrettartig gruppiert zusammenfließend gepunktet ausgesät
	7	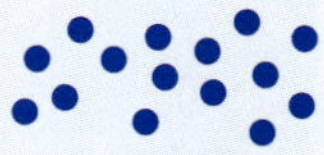	
	8	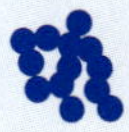	
Ausdehnung	9	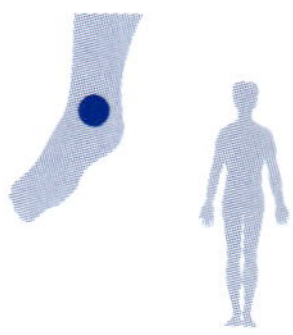	lokalisiert flächig verteilt generalisiert
	10		

Aufgabe 3
PH Tab. 30.26

Erkrankungen mit Juckreiz

Welche der folgenden Erkrankungen geht typischerweise mit starkem Juckreiz einher?

a) Neurodermitis
b) Urtikaria
c) Asthma bronchiale
d) Leberzirrhose
e) Morbus Scheuermann
f) Diabetes mellitus
g) Niereninsuffizienz
h) Lendenlordose
i) AIDS
j) Neuropathien
k) Commotio cerebri

Aufgabe 4
PH 30.3.2

Pflege bei Juckreiz

Verbinden Sie die zusammengehörenden Wörter zu sinnvollen Maßnahmen!

evtl.	Baumwollhandschuhe	anziehen
Hautpflege	Bettdecke	Arztanordnung
keine	Cremes	auftragen
kühle	Kleidungsstücke	einleiten
leichte	nach	herstellen
nachts	Psychotherapie	machen
spezielle	Raumtemperatur	tragen
weiche	Vorwürfe	verwenden

Wichtige Effloreszenzen

Ordnen Sie der Effloreszenz ihre Definition, ein Beispiel und eine Abbildung zu!

Aufgabe 5
PH 30.3.1,
Tab. S. 994-995

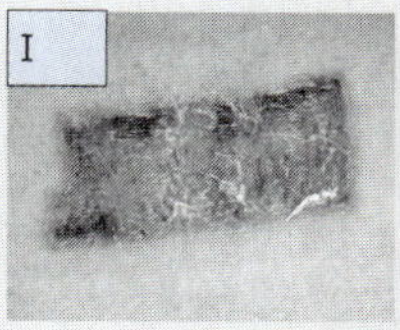

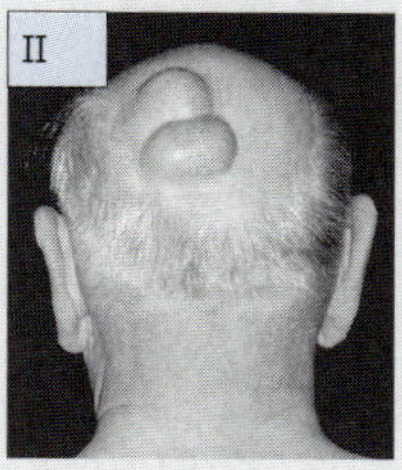

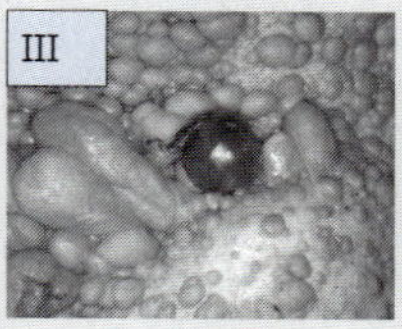

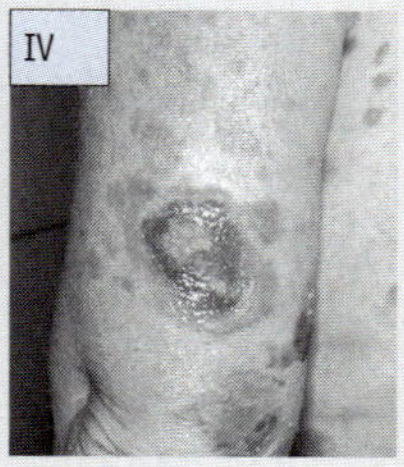

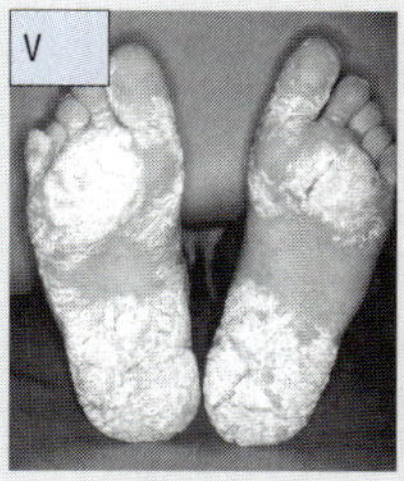

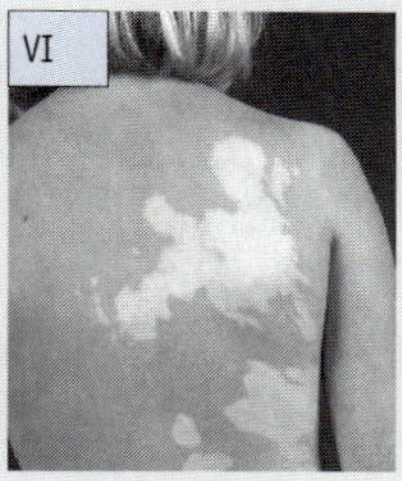

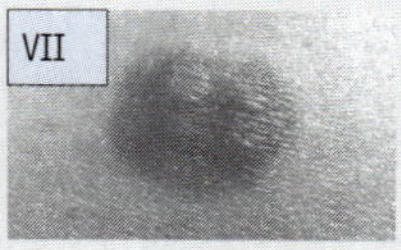

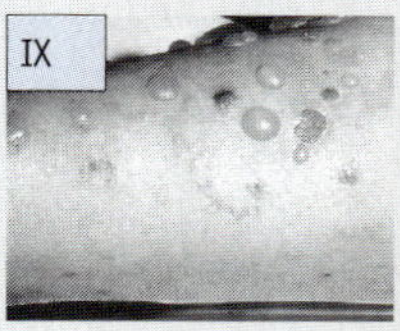

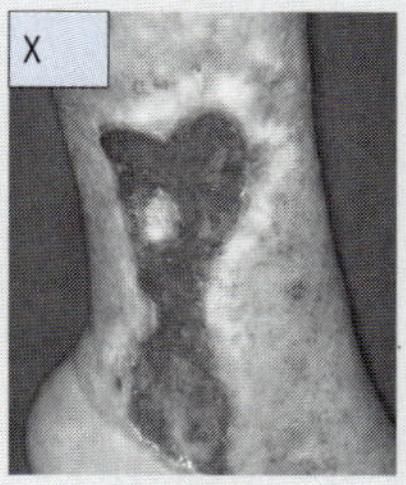

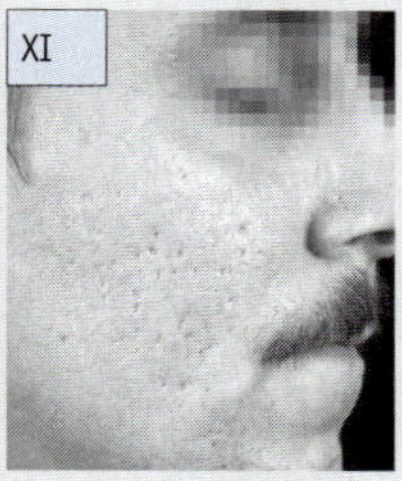

	Definition	**Beispiel**	**Abbildung**
Fleck			
Knötchen			
Papel			
Bläschen/Blase			
Pustel			
Quaddel			———
Zyste			
Schuppe			
Kruste			
Narbe			
Rhagade			
Erosion			
Ulkus			
Atrophie			

Definitionen:

1) tiefer Defekt von Epidermis, Lederhaut und manchmal auch Unterhaut, der mit einer schlechten Selbstheilungstendenz einhergeht und immer eine Narbe hinterläßt
2) umschriebenes, akutes Ödem in der Lederhaut, das durch Plasmaaustritt aus den Gefäßen bedingt ist; leicht erhaben; stark juckend; bildet sich innerhalb von Stunden zurück
3) umschriebene, tastbare Gewebsverdickung; das Hautniveau überragend; meist von derber Konsistenz.
4) entsteht durch Eintrocknung von Sekret, z.B. Serum, Blut, Eiter, auf Erosionen oder Ulzera
5) spaltförmiger Hauteinriß, der durch Dehnung ausgetrockneter oder stark verhornter Hautareale entsteht
6) umschriebene Farbveränderung der Haut im Hautniveau durch veränderte Gefäßfüllung, Pigmentschwund oder Blutaustritt ins Gewebe
7) mit Flüssigkeit gefüllte Hohlräume, die über das Hautniveau erhaben sind; Inhalt läßt sich durch Fingerdruck verschieben; enthalten seröse Flüssigkeit oder Blut
8) epithelumkleideter Hohlraum mit flüssigem, gallertigem oder festem Inhalt
9) oberflächlicher Substanzdefekt, der auf die Oberhaut beschränkt ist und ohne Narbenbildung ausheilt
10) eine über dem Hautniveau liegende Erhabenheit; Durchmesser unter 5 mm
11) Gewebeschwund; ohne vorangegangenen Hautdefekt werden Lederhaut und Epidermis dünner, die Hautanhangsgebilde bilden sich zurück
12) locker oder fest anliegendes, lamellenartig angeordnetes Hornzellenmaterial
13) ein mit Eiter gefüllter Hohlraum in oder unter der Epidermis
14) minderwertiger Ersatz eines Substanzverlustes der Lederhaut durch Bindegewebe; Verlust der elastischen Fasern macht die Haut weniger dehnbar

Beispiele:

a) Psoriasis pustulosa, Impetigo

b) Chronisches Venenleiden, Röntgenbestrahlung

c) Atherome (Grützbeutel) im Bereich der Haarfollikel

d) Sommersprossen, Leberfleck, Hämatom

e) Warzen, Syphilis

f) Platzen von Bläschen, Blasen oder Pusteln; Kratzen

g) meist am Mundwinkel oder als Analfissur

h) Rheumatoide Arthritis, entzündliche Furunkel, Hauttumor

i) nach Kontakt mit Brennesseln

j) Herpes labialis, Verbrennung II.

Prophylaxe von Nagelschäden

Aufgabe 6
PH 30.3.4

Unterstreichen Sie die richtige Aussage in jedem Satz!

Bei der Maniküre wird das Nagelhäutchen - zurückgeschoben / geschnitten / abgehobelt.

Nägel nicht zu oft - lackieren / schneiden / abreißen.

Nägel häufig - schneiden / einfetten / lackieren.

Brechende, spaltende und sich lösende Nägel - kurz halten / lackieren / wachsen lassen.

Besser - reißen / feilen / hobeln - als schneiden.

Fußnägel - gerade schneiden / an den Ecken runden / in der Mitte runden.

Kontakt mit - Chemikalien / Salben / Seife - meiden.

Kleine / Weite / Turn- - Schuhe wählen und diese mehrmals täglich wechseln.

Strümpfe aus - Kunstfasern / Lycra® / Baumwolle - tragen.

Auf eine - ausgewogene / fettarme / kochsalzreduzierte - Ernährung achten.

Wußten Sie schon, daß ... blonde Menschen ca. 150.000 Haare am Körper haben, Rothaarige nur 90.000?

Diagnostik und Behandlungsstrategien

Aufgabe 7
PH 30.4
+ 30.5

Tragen Sie die gesuchten Begriffe in die Kästchen ein und finden Sie das Lösungswort!
Das „ERNSTL“ ist als kleine Hilfe schon vorgegeben.

1) wenn man sie feucht macht, werden sie bei entzündlichen oder nässenden Dermatosen zur Kühlung und zum Austrocknen der Wunden benutzt; bestehen aus dünnen Baumwolltüchern oder Kompressen
2) Bestandsaufnahme bei der Erstuntersuchung
3) fester Grundstoff; in der Lokaltherapie verwendet; z.B. Zinkoxid, Talkum
4) das Betrachten, Betasten, Erfassen; mit Geräten z.B. Sonographie, Röntgen, CT
5) diagnostisches Hilfsmittel zum „Wegdrücken“ des durch die Effloreszenz fließenden Blutes; durchsichtig
6) so werden Schuppen von der Haut entfernt
7) wie 5, allerdings aus einem nachwachsenden Rohstoff und undurchsichtig
8) Lokaltherapeutikum; Mischung aus Lotion und Schüttelmixtur; meist farbig
9) Vergrößerungsglas
10) Entnahme von Körpergewebe zur Untersuchung; auch als Leber-?, Nieren-?
11) Lokaltherapeutikum; Mischung aus Lotion und Salbe; findet sich in jedem Haushalt
12) ähnlich wie 8; meist klar; feste Stoffe befinden sich in einer Flüssigkeit
13) scharfes Messer des Arztes
14) oberflächliche Entnahme von Sekret, z.B. aus Wunden, Vesikeln oder Pusteln, aber auch im Rachen
15) Lokaltherapeutikum; zwischen Salbe und Paste; besteht hauptsächlich aus einer Substanz, die der Körper als Langzeit-Energie-Speicher verwendet
16) Wundabdeckung; meist steril
17) Lichtquelle von UVA-Strahlen, die mit speziellen Filtern ausgestattet ist und zur Diagnostik verwendet wird
18) mit der Nase kann man ihn schnuppern; erlaubt Rückschlüsse auf die Erkrankung; auch Alkoholkonsum ist daran erkennbar
19) Indikation wie bei Tuchverband, allerdings mit dünner Stoffhülle
20) Lokaltherapeutikum; Flüssigkeitsgehalt zwischen Lösung und Creme
21) häufige Ursache für eine Dermatose; Überempfindlichkeit gegen bestimmte Stoffe

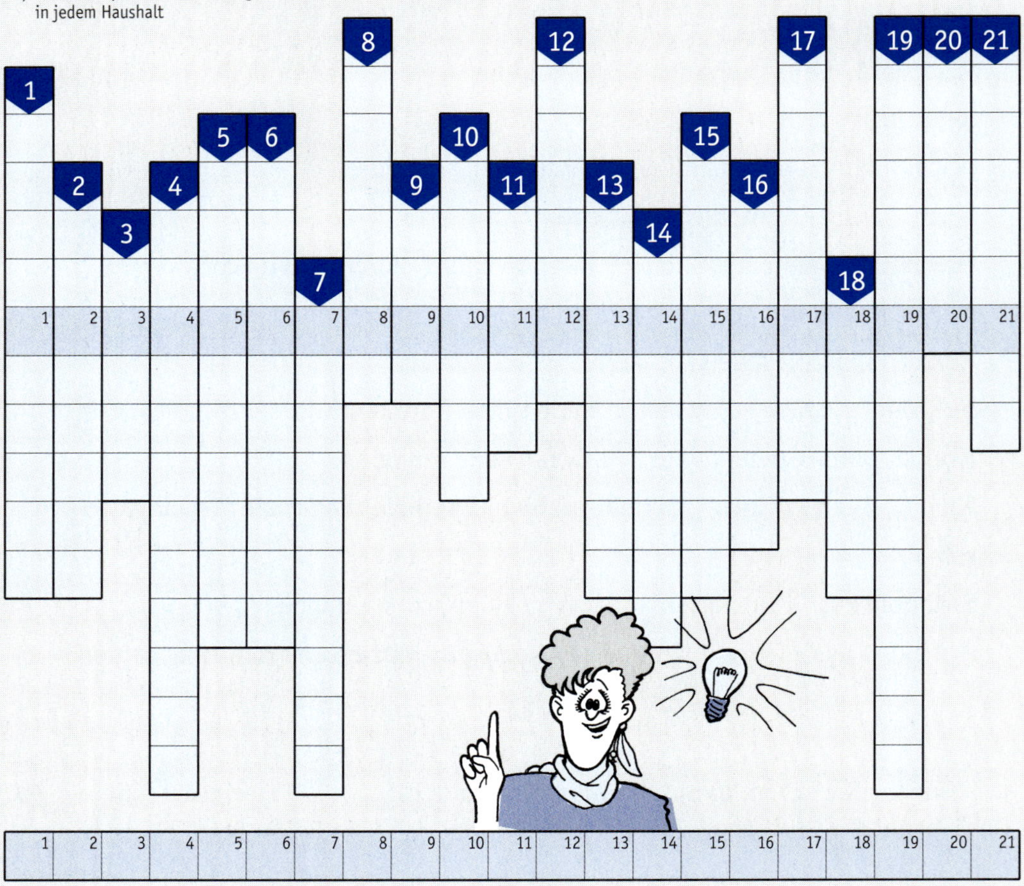

Allgemeine Regeln für den Umgang mit Lokaltherapeutika

Aufgabe 8
PH 30.5.2

Lösen Sie aus dem Wortwurm die Regeln heraus!

Bettundkleidungvordemkontaktmitlokaltherapeutikaschützenimmereinmalhandschuheverwendenniemitdenfingernindasmedikamentengefäßgreifenspateloderwatteträgerzumauftragenbenutzenverbandsstoffesindeinmalmaterialrestevonlokaltherapeutikavorjederneuenanwendungentfernen.

....

....

....

....

....

....

Pflege bei Neurodermitis

Aufgabe 9
PH 30.6.1

Ergänzen Sie die Lücken im Text, indem Sie die Wörter in Klammern entschlüsseln!

Wichtig ist es, bei der .... (emhanfuA) nach Zusammenhängen zwischen Krankheitsverschlimmerung und .... (nlettimsgnurhaN), ... (gnudielK), ... (nlettimegelfP) oder .... (nehcsihcysp) Faktoren zu fragen.
Alle .... (Pflgttgktn-eeäieie) werden extrem vorsichtig durchgeführt, da die .... (Ht-au) des Patienten, insbesondere im akuten Schub, bei .... (Brhrng-eüu) schmerzt.
.... (auauoee-Htstrcknnd) Lokaltherapeutika vermeiden, nach dem .... (ae-Bdn) oder .... (ae-Wschn) mit fetthaltigen Salben die Haut .... (aee-nchfttn).
Alkalische .... (fen-Sei), ... (der-bä-Schaum) und Schwimmen in .... (gem-ti-hal-chlor) Wasser vermeiden.
Die Kleidung sollte aus .... (ta-um-gn-as-tk-vi-ne)

Stoffen bestehen, z.B. .... (aB-mu-ow-lel).
Die Ernährung sollte .... (negowegsua) sein,
.... (thciwegrebÜ) sollte abgebaut werden.
.... (Gsprchssgnl-eäiae) des Patienten beachten,
Zeit für .... (psychsch-ie) Betreuung nehmen.
Die .... (auu-Rmlft) sollte nicht zu ....
(oe-trckn) sein.
Nachts nicht .... (zen-hei), dünne ....
(sche-wä-Bett) verwenden und .... (de-dern-lin-reiz-juck) Maßnahmen abends nochmals durchführen.

Pflege bei bakteriell bedingten Hauterkrankungen

Aufgabe 10
PH 30.8.1

Bilden Sie aus den Satzteilen vier Anweisungen!

Bettruhe	kurz	Follikulitis		
Bettwäsche	häufig	halten		
Fingernägel	desinfizie-rend	reinigen		
Haut	bei	wechseln	im	Gesichts-bereich

Wußten Sie schon, daß ...
das längste gemessene Haar 3,86 m lang war?

Pflege bei pilzbedingten Hauterkrankungen

Aufgabe 11
PH 30.8.2

Finden Sie die richtigen Aussagen!

1) Maßgeblich für den Therapieerfolg ist das „Trockenlegen von Feuchtgebieten“.

2) Ein feuchtes Wundmilieu begünstigt die Heilung von Mykosen.
3) An den Körperstellen, auf denen Haut auf Haut zu liegen kommt, Kompressen einlegen.
4) Infizierte Areale zuletzt waschen.
5) Waschlappen und Handtuch nach dem Waschen infizierter Areale entsorgen.
6) Befallene Hautpartien Eisen und Fönen.
7) Während der Behandlung mit Farbstofflösung alte Unterwäsche anziehen lassen.
8) Nach der Behandlung mit Farbstofflösung die betroffenen Partien 72 Stunden nicht waschen.
9) Patienten das Tragen von Gummistiefeln empfehlen, um ein Ausbreiten der Infektion zu vermeiden.
10) Der Verzehr von Zucker und zuckerhaltigen Nahrungsmitteln sollte eingeschränkt werden.
11) Der Patient sollte weniger als 2 g Eiweiß pro kg Körpergewicht zu sich nehmen.
12) Der Patient sollte über Übertragungswege aufgeklärt werden.

Pflege bei parasitär bedingten Hauterkrankungen

Aufgabe 12
PH 30.8.3

Extrahieren Sie Maßnahmen aus dem Wurm!

Vordemauftragendeslokaltherapeutikumsdiehautentfettenbettwäscheunda
nderewäschestücketäglichwechselnundmöglichstauskochenbeipflegerisch
entätigkeitenmitunmittelbarempatientenkontaktschutzkittelundeinmalhan
dschuhetragenhändenachdempflegenmitseifenlösunggründlichwaschen.

....

....

....

....

Pflege bei Erkrankungen der Niere und ableitender Harnwege

Pflege bei nephrologischen und urologischen Erkrankungen

Aufgabe 1
PH 31.2
+ 31.2.1

Ergänzen Sie die Lücken im Text! Die Buchstaben in Klammern geben eine kleine Hilfe.

Chronisch Nierenkranke sind oft gut .... (etreimrofni), ... (ehcsitirk) und .... (ednredrof) Patienten. Sie sind häufig ängstlich und scheinen zu .... (nebiertrebü). Bedenkt man aber die oft jahrelange .... (ethcihcsegs-nedieL), die meist an der .... (esylaiD) endet, und die verminderte .... (tätilauqsnebeL) durch eine strenge .... (täiD), wird das Verhalten des Patienten verständlicher.

Patienten mit Nierentumoren haben oft nur eine geringe Chance auf .... (gnulieH), weil diese Karzinome meist zu .... (täps) erkannt werden, da sie von außen nicht .... (rabthcis) sind und erst spät .... (nezremhcS) bereiten.

Wenn der Patient alleine .... (ressaW) lassen kann, besteht die Aufgabe des Pflegepersonals vor allem in der .... (noitatne-mukoD) der täglichen Urinmenge und in der .... (gnuthcaboeB) des Harns auf krankhafte Veränderungen.

Bei Katheter oder Drainagen kommt noch die fachgerechte Versorgung der .... (negnutielbA) sowie die .... (gnuti-elnA) des Patienten im Umgang damit hinzu.

Viele Nierenkranke leiden im fortgeschrittenen Stadium der Erkrankung unter .... (tiekgisoltiteppA), Übelkeit und .... (nehcerbrE) und müssen oft eine spezielle Diät einhalten. Patienten mit .... (nenietsnereiN) oder .... (negnudnüztnE) der ableitenden Harnwege sollten viel trinken, sofern nicht eine Beschränkung der Trinkmenge durch andere Grunderkrankungen besteht; hat der Patient nur eine .... (etknärhcseg-nie) Nierenfunktion, wird die Trinkmenge individuell vom Arzt festgelegt.

Pflege bei transurethraler Harnableitung

Aufgabe 2
PH 31.2.2

Finden Sie die richtigen Aussagen!

a) Durch den heutigen Stand der Technik birgt das Katheterisieren kein nennenswertes Infektionsrisiko mehr.

b) Hauptrisikofaktor einer Infektion ist das Verschleppen pathogener Keime von der Harnröhrenmündung in die Blase.

c) Genaue Infektionsprophylaxe und aseptisches Vorgehen sind sehr wichtig bei Blasenkathetern.

d) Die transurethrale Katheterisierung dient vor allem der dauerhaften Urinableitung.

e) Indikationen sind z.B. Blasenentleerungsstörungen oder große Operationen.

Katheterstärken

Aufgabe 3
PH 31.2.2

Welchen Durchmesser würden Sie wählen?

1) Mann	a) 12 - 14 Ch
2) Frau	b) 8 - 10 Ch
3) Kind	c) 14 - 18 Ch

Pflege bei liegendem Blasendauerkatheter

Aufgabe 4
PH 31.2.2

Unterstreichen Sie jeweils die richtige Aussage in jedem Satz!

Der Katheter sollte regelmäßig auf - Zugfestigkeit / Durchgängigkeit / Farbverläufe - überprüft werden.
Vor Pflegemaßnahmen am Katheter sollten - die Hände desinfiziert / Blumentöpfe aus dem Zimmer gebracht / die Betten gemacht - werden.
Zusätzlich zur Intimhygiene kann bei Bedarf der Harnröhreneingang und der Katheter - mit Betaisodona-Lösung® gereinigt / mit der Lupe auf Verunreinigungen hin kontrolliert / mit Kaliumpermanganat-Lösung desinfiziert werden.
Urin sollte nur - mittels einer Blasenpunktion / durch Dekonnektieren des Systems / aus der Entnahmestelle am proximalen Schlauchsystem - gewonnen werden.
Der Urinbeutel sollte - niemals über Blasenniveau gehalten / 6stündlich geleert / beim immobilen Patienten zur Sicherheit auf den Boden gelegt - werden.
Die Liegedauer des transurethralen Dauerkatheters beträgt - 1-2 Wochen / 2-6 Wochen / 6-12 Wochen.

Wußten Sie schon, daß ... man unter Normalbedingungen bis zu 800 ml täglich schwitzt, bei Schwerstarbeit unter Hitze bis zu 18 Litern?

Vorteile der suprapubischen Blasendrainage

Aufgabe 5
PH 31.2.3

Verbinden Sie die Wortfetzen zu richtigen Aussagen!

weni	btkont	fektio	letzungen
gerin	geresin	inenzt	ngmöglich
scha	germecha	nischever	nsrisiko
bla	mgef	traini	raining
erlau	sen	ühlge	wahrt

Kontraindikationen der suprapubischen Blasendrainage

Aufgabe 6
PH 31.2.3

Finden Sie die zutreffenden Kontraindikationen!

1) Diabetes mellitus
2) Varikosis
3) Blasentumor
4) Harnröhrenverengung
5) Blutgerinnungsstörung
6) Adipositas
7) Lungenödem
8) Blase ist nicht füllbar
9) Schwangerschaft

Pflege bei Nephrostomie

Aufgabe 7
PH 31.2.4

Finden Sie die im Wortwurm versteckten Pflegemaßnahmen!

Urinausscheidungkontrollierenlageunddurchgängigkeitdeskathetersüberprüfenvieltrinkenkatheternieabklemmenverbandswechselallezweitage.

....

....

....

....

....

Pflege bei Ureterenkatheter

Aufgabe 8
PH 31.2.5

Zeichnen Sie die Lage eines Pigtail-Katheters und eines äußeren Splints ein!

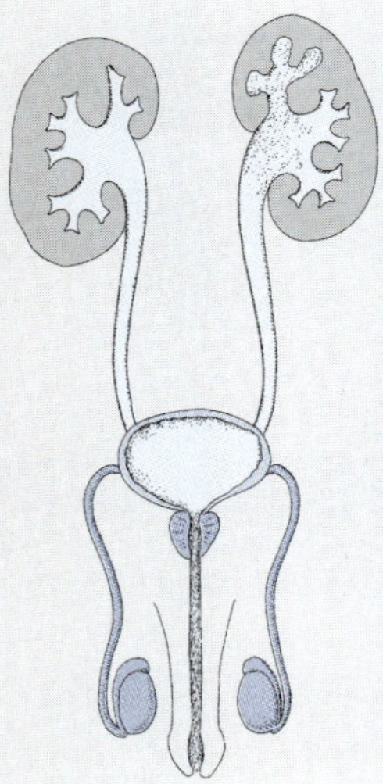

Aufgabe 9
PH 31.2.6

Pflege bei Nierenersatztherapie

Ergänzen Sie die Lücken im Text mit den vorgegebenen Wörtern!

aggressivem - Auskultation - Blutdruck - Blutungskomplikationen - Diät - Inspektion - Körpergewicht - Palpation - psychische - Rauschen - Shuntarm - Verständnis

Zur täglichen Funktionskontrolle des Shunts gehört die ...., ... und ....; man hört ein charakteristisches ....

.... und .... werden täglich kontrolliert, allerdings darf der Blutdruck nie am .... gemessen werden.

Wegen der Behandlung mit gerinnungshemmenden Medikamenten wird auf die .... geachtet.

Der Patient sollte eine strenge .... einhalten, da schon geringe „Sünden“ schwerwiegende Folgen haben können.

Die .... Belastung des Patienten führt oft zu .... Verhalten, dem man mit Nachsicht und .... begegnen sollte.

Aufgabe 10
PH 31.2.6

Pflege bei CAPD- und CCPD-Patienten

Verbinden Sie die Wörter zu sinnvollen Pflegemaßnahmen!

Dialyseflüssigkeit	ausreichend	anwärmen
Menge	frühzeitig	bemessen
Infektionen	genau	dokumentieren
Blutdruck	regelmäßig	erkennen
Patienten	regelmäßig	kontrollieren
Eiweißzufuhr	vorsichtig	wiegen

Wußten Sie schon, daß ... 40% der Bevölkerung den Geruch von Urin nicht wahrnehmen kann?

Postoperative Pflege in der Urologie

Aufgabe 11
PH 31.2.7

Eine Schülerin aus dem Unterkurs kommt neu zu Ihnen auf die Urologie und möchte gerne wissen, was sie bei den frisch operierten Patienten beachten sollte.
Welche der folgenden Antworten geben Sie ihr?

a) Nach urologischen Operationen sollten die Patienten viel trinken („Spüleffekt").
b) Urologische Patienten sollten anfangs wenig trinken, um den Druck auf die Blase nicht zu vergrößern.
c) Die Steinschnittlage ist p.o. mit den geringsten Schmerzen verbunden.
d) Ein Bettbogen beugt dem Druck der Bettdecke auf das Wundgebiet vor.
e) Grundsätzlich wird eine Frühmobilisation angestrebt.
f) Alle Patienten dürfen am 1. p.o. Tag essen, da sie nicht am Darm operiert wurden.
g) Für Patienten mit Kontinenzproblemen kann eine Beckenbodengymnastik hilfreich sein.
h) Wegen der Reizung durch nachwachsende Haare wird das Wundgebiet mit Enthaarungscreme behandelt.

Hauptbeschwerden in der Urologie

Aufgabe 12
PH 31.3

Kennen Sie die wichtigsten Symptome in der Urologie?
Tragen Sie den Buchstaben der richtigen Erklärung unter der zugehörigen Zahl ein!

1) Oligurie
2) Anurie
3) Polyurie
4) Pollakisurie
5) Dysurie
6) Harnverhalt
7) Harninkontinenz

T: erschwertes Wasserlassen, meist verbunden mit Schmerzen oder Brennen
I: Verminderung der Harnausscheidung auf weniger als 100 ml täglich
G: unwillkürlicher Harnabgang
C: Erhöhung der Urinmenge auf mehr als 3 l täglich

I: Unvermögen, trotz praller und meist schmerzhafter Füllung der Blase Wasser zu lassen

R: Verminderung der Harnausscheidung auf 100-500 ml täglich

H: häufiger Harndrang mit geringer Urinmenge bei einer Ausscheidung von 1-1,5 l täglich

1	2	3	4	5	6	7

Untersuchungen

Aufgabe 13
PH 31.5

Tragen Sie die beschriebenen Wörter unter die jeweilige Zahl in das Gitter ein und finden Sie das Lösungswort! Als kleine Hilfe sind schon einige Buchstaben vorgegeben.

1) Oberbegriff für Uroflowmetrie, Zystomanometrie und Urethradruckprofil
2) Schlieren und wolkige Trübungen im Urin, meist durch eine Entzündung
3) krankhafte Ausscheidung von roten Blutkörperchen mit dem Urin
4) nicht die erste und nicht die letzte Harnportion
5) bildgebendes Verfahren, bei dem Knochen weiß auf einem geschwärzten Film erscheinen
6) Analyse der in den Venen befindlichen Körperflüssigkeit
7) Möglichkeit der Entnahme von sterilem Harn
8) Plasmamenge, die pro Zeiteinheit von einer bestimmten Substanz, z.B. Kreatinin, befreit wird
9) feste Bestandteile des Urins
10) krankhafte Ausscheidung von weißen Blutkörperchen mit dem Urin
11) Keimzahlbestimmung des Urins mittels eines Eintauchnährbodens
12) Harn, der auf Kommando gelassen wird
13) vermehrte Ausscheidung von Eiweiß im Urin
14) bildgebendes Verfahren mit Hilfe von Schallwellen
15) Vorhandensein von Bakterien im Urin
16) Massedichte des Urins zur Bestimmung der Konzentration (2 Wörter)

31

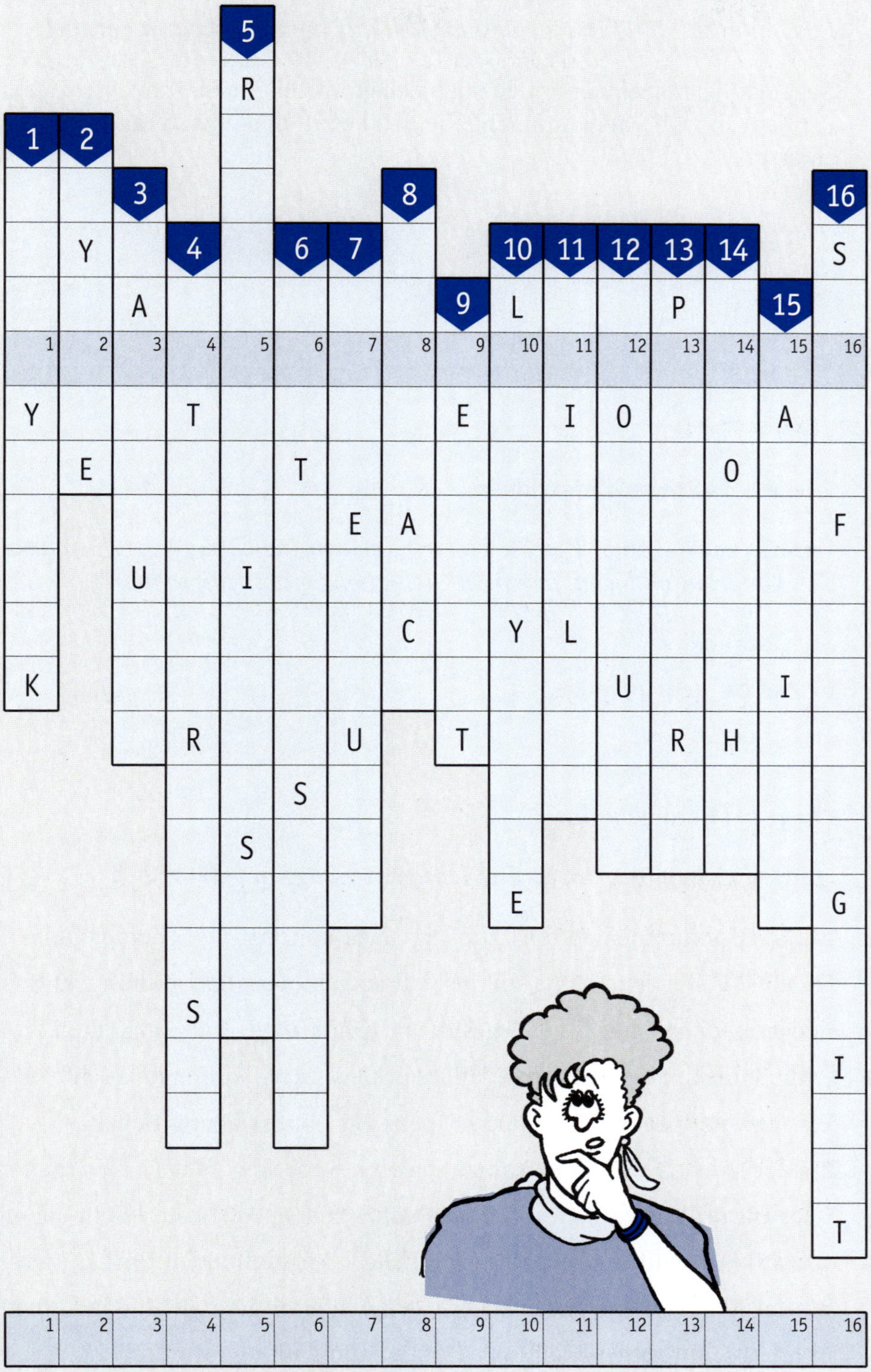
1 2 3 4 5 6 7 8 9 10 11 12 13 14 15 16
Y K
Y E
A U
T R S
R I S
T S
E U
A C
E T
L Y E
I L
O U
P R
O H
A I
S F G I T
1 2 3 4 5 6 7 8 9 10 11 12 13 14 15 16

Aufgabe 14
PH 31.5.10

Pflege nach Nierenbiopsie

Lösen Sie spezielle Pflegemaßnahmen aus dem Wortwurm heraus!

Regelmäßigvitalzeichenundeinstichstellekontrollierenvierundzwanzigstundenbettruhepatientenzumreichlichentrinkenanimierenerstenurinuntersuchenlassen.

....

....

....

....

Aufgabe 15
PH 31.6.2

Pflege bei Harnwegsinfektionen

Würden Sie bei einer Zystitis viel trinken und sich eine Wärmflasche auf den Unterbauch legen, wenn Sie sich etwas Gutes tun wollen?

a) Natürlich!

b) Auf gar keinen Fall.

Aufgabe 16
PH 31.7.

Pflege bei Harninkontinenz

Unterstreichen Sie jeweils die richtige Aussage in jedem Satz!

Bei Streßinkontinenz erfolgt zunächst eine konservative Therapie mit - Hypnose / Gewichtsreduktion bei Adipositas / Fertilitätsprüfung. Durch - Beckenbodengymnastik / Liegestütze / Klimmzüge - kann man die Blasenschließmuskulatur trainieren. Hilft das alles nicht, kann man auch eine - Vasektomie / Katheterisierung / Operation - in Erwägung ziehen.
Bei der Dranginkontinenz kann auch eine Änderung - des Trinkverhaltens / der Harnröhre / des Hormonhaushalts - helfen. Ansonsten steht die - operative / medikamentöse / hormonelle - Behandlung im Vordergrund.
Bei der Reflexinkontinenz ist meist - eine intermittierende Einmalkatheterisierung / autogenes Training / Basale Stimulation - erforderlich.
Bei der Überlaufinkontinenz müssen zunächst Verengungen - der Harnlei-

ter / der Arteria vesicalis / der Harnröhre - therapiert werden. Die medikamentöse Therapie hängt von - der Ursache / dem Allgemeinzustand / der Compliance - ab.

Pflege bei Glomerulonephritis

Aufgabe 17
PH 31.8.6

Füllen Sie die Lücken im Text mit Hilfe der in Klammern vorgegebenen Buchstaben!

Bei .... (einotrepyH), ... (nemedö) oder deutlichem .... (geitsnaninitaerK) sollte der Patient 3-4 Wochen Bettruhe einhalten, weil ein akutes .... (negasrevner-eiN) droht.

Pflegerisch stehen die Unterstützung bei der .... (egelf-prepröK) sowie die Prophylaxe von .... (esobmorhT), ... (einomuenP), ... (sutibukeD) und .... (nerutkartno) im Vordergrund.

.... (sluP), ... (kcurdtulB), ... (thciweG) und .... (rutarepmeT) werden engmaschig kontrolliert, der .... (nirU) auf Aussehen, Menge und Bilanz beobachtet.

Die .... (gnurhänrE) ist vom jeweiligen Krankheitsbild abhängig.

Pflege bei nephrotischem Syndrom

Aufgabe 18
PH 31.8.7

Verbinden Sie die Wortfetzen zu sinnvollen Pflegemaßnahmen!

kör	bosep	chescho	ierung
throm	eiche	erke	nnen
vitalz	gkeitsbi	lanz	nung
flüssi	kationen	nkont	ost
koch	perli	rmek	rolle
kompli	salza	roph	ylaxe

Aufgabe 19
PH 31.8.8

Pflege bei akutem Nierenversagen

Ordnen Sie die Pflegemaßnahmen den Stadien zu!

1) Allgemeine Pflegemaßnahmen
2) Stadium der Oligo- und Anurie
3) Stadium der Polyurie

a) kräftig gesalzene Kost
b) zur exakten Diurese wird ein Katheter gelegt
c) die Flüssigkeitszufuhr wird dem Flüssigkeitsverlust angepaßt
d) kaliumreiche Lebensmittel
e) natrium-, kalium- und eiweißarme Ernährung
f) engmaschige Vitalzeichenkontrollen
g) Menge, Aussehen und spezifisches Gewicht des Urins werden beobachtet
h) Messung des ZVD und tägliche Gewichtskontrollen
i) reichliches Trinken

Pflege bei chronischer Niereninsuffizienz

Aufgabe 20
PH 31.8.9

Welche der folgenden Empfehlungen geben Sie einem Patienten im Stadium der kompensierten Retention?

1) Solange Sie sich leistungsfähig fühlen, können Sie sich körperlich anstrengen.
2) Sie sollten sich eiweiß-, kalium- und phosphatarm ernähren.
3) Sie sollten die individuell festgelegte Trinkmenge gleichmäßig über den Tag verteilt zu sich nehmen.
4) Ihre Unterarmvenen an beiden Armen sollten für eine spätere Shunt-Anlage geschont werden.
5) Auch Ihre Angehörigen sollten sich mit Ihrer Diät auskennen.

a) Empfehlung 1, 2, 3, und 4 sind richtig.
b) Empfehlung 2 und 3 sind richtig.
c) Empfehlung 2 und 4 sind richtig.
d) Empfehlung 2, 3 und 4 sind richtig.
e) Alle Empfehlungen sind richtig.

Pflege nach Prostataoperation

Aufgabe 21
PH 31.9.2

Entwirren Sie den Wortwurm!

Blasenspülungüberwachenkatheteraufarztanordnungentfernenpatientnor maleblasenentleerunglernenlassenpatientenüberbeschwerdenindennächst enwocheninformieren.

....

....

....

....

Pflege in der Gynäkologie

Pflege in der Gynäkologie

Aufgabe 1
PH 32.2.1

Finden Sie die speziellen Pflegemaßnahmen im Wortwurm!

Dieindikationfüreinabführmittelistjedentagneuzustellendieintimhygieneist währenddermenstruationsblutungbesonderswichtigvaginaleausscheidunge nsindalspotentiellinfektiöszubetrachtenbeimwaschendesintimbereichsoder beimwechselndervorlagenhandschuhetragenversteckteﬁragenaufgreifenund sichzeitfürdiebeantwortungnehmendenpartneraufwunschmiteinbeziehenk ontaktezuselbsthilfegruppenvermitteln.

....

....

....

....

....

....

....

Allgemeine postoperative Pflege

Aufgabe 2
PH 32.2.5

Puzzeln Sie aus den Bruchstücken einige Schwerpunkte der p.o. Pflege!

beck	eiche	sbila	astik
dra	enbod	sat	erung
flüssi	gkeit	nkont	ion
frühm	ina	lutu	n
ko	nale B	ge	ngen
oberk	obili	fba	nzierung
vagi	örperho	engymn	rolle
vitalz	stau	chlag	u

Genitalspülung

Entschlüsseln Sie die Maßnahmen!

Aufgabe 3
PH 32.2.2

Vorbereitung der Materialien:	lettimsnoitkefniseded-näH	
	ehuhcsdnahlamniE	
	letuebfruwbA	
	egalretnulamniE	
	nekcebkcetS	
	tiekgissülflüpS	
	nesserpmoK	
	negalroV	
	spilslamniE	
Vorbereitung der Patientin:	tion-ma-for-In	
	ter-Fens sen-schlies	
	schutz-Sicht	

Reihenfolge der Durchführung:

1) Binden vorlegen
2) Vorlage entfernen und mit Handschuhen abwerfen
3) mit Kompressen Scheideneingang, dann Vulva und am Ende Damm und Anus abtupfen
4) Damm spülen, Schamlippen spreizen und erneut spülen
5) Steckbecken unterschieben
6) Steckbecken entfernen
7) Hände desinfizieren, Handschuhe anziehen
8) Handschuhe anziehen
9) Patientin Beine anwinkeln und leicht spreizen lassen
10) Einmalunterlage einziehen
11) Einmalunterlage entfernen
12) Patientin in Rückenlage bringen

Weg zur Diagnose in der Gynäkologie

Aufgabe 4
PH 32.4

Tragen Sie die vorgegebenen Begriffe in die Kästchen ein! Die Vokale sind als kleine Hilfe schon vorgegeben.

Abrasio
Abstrich
Anamnese
Bakteriologie
Blut
CT
Galaktographie
Hysterosalpingographie
Inspektion
Kernspintomographie
Kolposkopie
Konisation
Mammographie
Palpation
Punktion
Spekulum
Urin
Vaginalsono
Zytologie

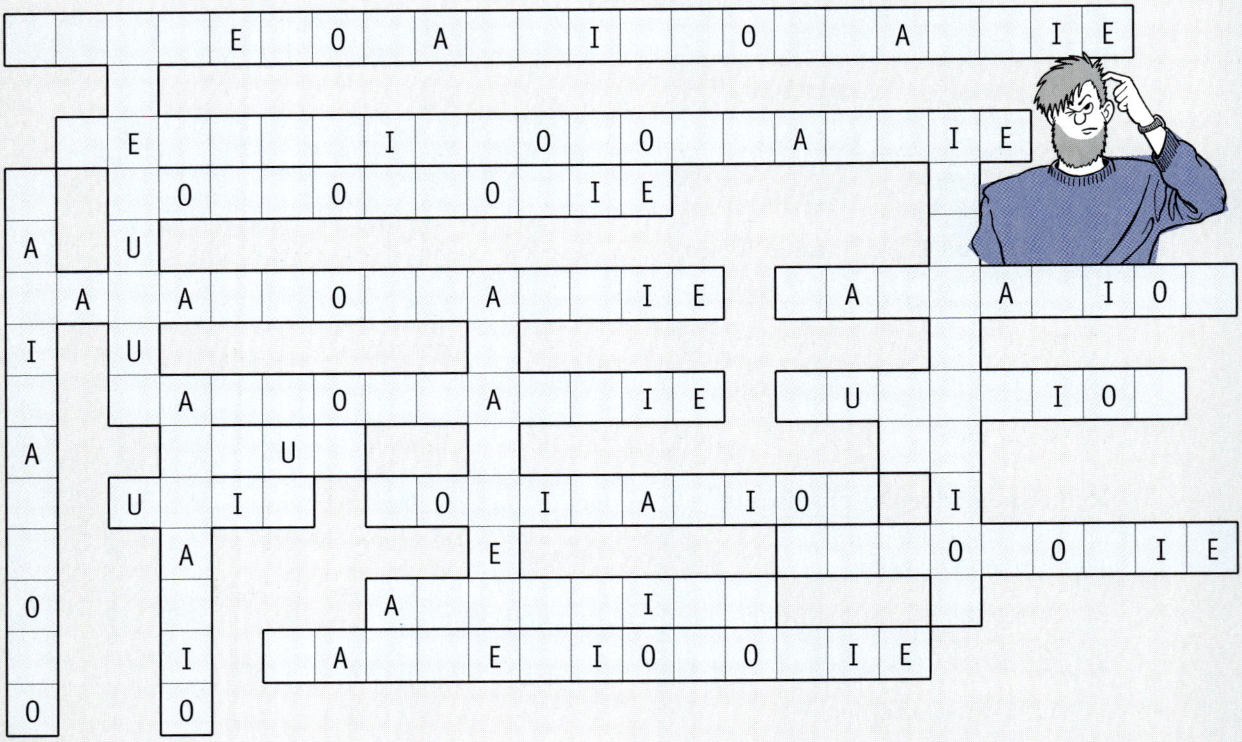

Aufgaben der Pflegenden bei gynäkologischen Untersuchungen

Aufgabe 5
PH 32.4.3

Füllen Sie die Lücken im Text mit den vorgegebenen Wörtern!

Auffanggefäß - beruhigt - Blasenentleerung - Geräte - informiert - Instrumente - reinigt - sauber - Spekulasortiment - Tücher - Untersuchungsstuhl - Vorlagen - Vorlagen - warm

Die Pflegende achtet darauf, daß der Raum .... und der Untersuchungsplatz .... und nicht von anderen einzusehen ist. In der Umkleide legt sie genügend .... bereit.
Das Pflegepersonal sorgt dafür, daß ausreichend sterile ...., Arzneimittel und Untersuchungsmaterialien vorhanden sind und ein komplettes .... im Wärmeschrank bereitliegt. .... wie z.B. das Sonographiegerät oder das Kolposkop müssen stets betriebsbereit sein.
Die Pflegende .... die Frau über den Ablauf der Untersuchung. Unmittelbar vorher schickt sie sie zur .... zur Toilette, wobei sie ihr evtl. ein .... mitgibt. Während der Untersuchung .... sie die Patientin.
Nach der Untersuchung hilft die Pflegende der Patientin beim Absteigen vom .... und bietet ihr .... zum Abwischen von Gleitmittel sowie .... an. Dann räumt sie den Untersuchungsraum auf, ... die Geräte und sorgt für die Sterilisation der Instrumente.

Diagnostik und Behandlungsstrategie bei Mammakarzinom

Aufgabe 6
PH 32.6.2

Tragen Sie die gesuchten Wörter ein. Einige Buchstaben sind als kleine Hilfe schon vorgegeben.

1) medikamentöse Behandlungsstrategie, z.B. mit Antiöstrogenen, um das Wachstum zu stoppen
2) Grundlage der Therapie; Entfernung des Tumors
3) Blutuntersuchung; z.B. Ca 15-3
4) medikamentöse Bekämpfung der Krebszellen; wird auch bei anderen Tumoren eingesetzt
5) Anschlußheilbehandlung, Kur, Physiotherapie nach dem Klinikaufenthalt sind Maßnahmen der ???
6) Entfernung eines Teils oder der ganzen Mamma
7) meist zur Diagnostik von Metastasen eingesetzt; der Pat. wird in eine große Röhre geschoben
8) Durchleuchtung des Brustkorbs mit speziellen Strahlen; Standarduntersuchung im Krankenhaus
9) Darstellung der Knochenstruktur zum Ausschluß der Metastasierung
10) Lehre von den Geweben
11) deutsch für „Radiatio"; Krebszellen sollen so abgetötet werden
12) Ultraschalluntersuchung
13) bildgebendes Verfahren zur Darstellung der weiblichen Brust

1	H			(1)				H					I						
2		P			(2)			O											
3	T		(3)			M													
4		H		(4)			H												
5	R			(5)	B							I							
6		R				R				(6)			O						
7	C								T				G		(7)			I	
8		H		(8)		X		O											
9	S	(9)					G						E						
10		(10)	S						I										
11	B							L		(11)									
12	S	(12)			G														
13		A	(13)						P										

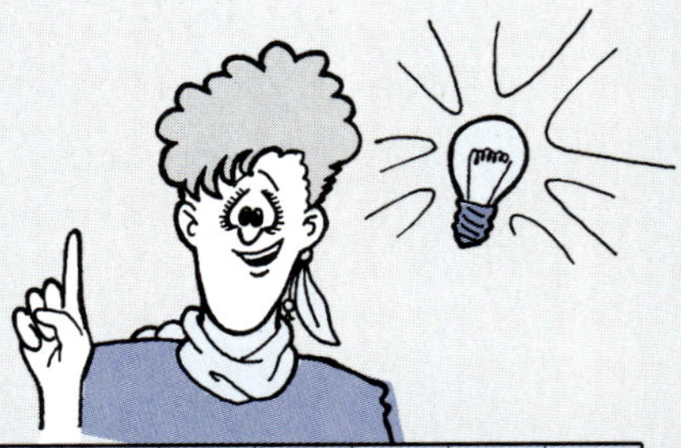

1	2	3	4	5	6	7	8	9	10	11	12	13

Postoperative Pflege bei Mammakarzinom

Unterstreichen Sie die richtige Aussage in jedem Satz!

Aufgabe 7
PH 32.6.2

Bei der Vitalzeichenkontrolle darf der Blutdruck niemals - im Liegen / am Arm der betroffenen Seite / mit einer Manschette - gemessen werden.

Zur Vermeidung eines Lymphödems wird der Arm der betroffenen Seite - erhöht gelagert / gekühlt / elastisch gewickelt.

Redondrainagen und Verband sind - täglich zu wechseln / nie zu wechseln / auf Nachblutungen zu beobachten.

Beim Ziehen der Drainagen soll die Patientin zur Schmerzlinderung - tief einatmen / die Zähne zusammenbeißen / laut schreien.

Sobald die Wunde trocken ist, kann der Verband - nur noch alle 2 Tage gewechselt / weggelassen / gewaschen - werden.

Viele Patientinnen haben große Schmerzen beim Waschen und - Bügeln / Bekleiden / Laufen - und brauchen dabei Hilfe.

Mit dem Ankleiden wird auf der - kranken / gesunden / dem Pflegepersonal abgewandten - Seite und mit dem Auskleiden auf der gesunden Seite begonnen.

Wichtig sind die Thromboseprophylaxe, die Pneumonieprophylaxe, Bewegungsübungen sowie die - Lymphödemprophylaxe / Obstipationsprophylaxe / Dekubitusprophylaxe.

Die Patientin erschrickt oft sehr, wenn sie nach Entfernung des Wundverbandes zum ersten Mal die Narbe - eincremen soll / im Spiegel sieht / riecht.

Für einige Frauen ist es eine Hilfe, wenn sie aktiv etwas für sich und ihren Körper tun können, z.B. - die Narbe mit Ringelblumensalbe pflegen / Bewegungsübungen im Bett machen / ihr Nachtschränkchen selbst abwaschen.

Lymphödemprophylaxe

Aufgabe 8
PH 32.6.2

Finden Sie die vier günstigen Maßnahmen!

soll	ge	ge			
mus	kel	gen	gen		
hoch	la	gungs	pe		
ver	let	la	rung		
son	nen	pum	strah		
be	we	wicht	the	ra	pie

Pflege bei Hysterektomie

Aufgabe 9
PH 32.8.2

Finden Sie die richtigen Aussagen!

1) Patientinnen nach einer abdominalen Hysterektomie sind schneller mobil und selbständig als nach einer vaginalen Hysterektomie.
2) Die Überwachung nach vaginaler Hysterektomie konzentriert sich besonders auf die vaginalen Nachblutungen.
3) Die Vorlagen werden regelmäßig kontrolliert und erneuert.
4) Vaginales Wundsekret entleert sich noch bis zu zwei Wochen nach der Operation.
5) Die Vaginaltamponade bleibt mindestens 2 Tage p.o. liegen.
6) Die Pflegenden führen in den ersten p.o. Tagen die Intimpflege durch.
7) Genitalspülungen sind wegen der Keimverschleppung kontraindiziert.
8) Die Zieldrainage im Scheidenstumpf kann spätestens 12 Stunden p.o. entfernt werden.

Pflege bei Laparoskopie

Suchen Sie die speziellen Maßnahmen aus dem Wortwurm heraus!

Aufgabe 10
PH Tab. 32.13

Vitalzeichenkontrolleamoptagdreistündigdannindividuellspontanurinspät estensnachsechsstundenpostoperativaufvaginaleblutungenachtenpflasterb elassenundsichtkontrolledurchführengenitalspülungnacherstemtoilettenga ngnachsechsstundenpostoperativbeimaufstehenhelfenthromboseprophyla xeamopabendsuppedanachvollkost.

....

....

....

....

....

....

....

....

Pflege bei Abrasio / Konisation

Unterstreichen Sie die richtigen Aussagen im Text!

Aufgabe 11
PH Tab. 32.13

Am OP-Tag sollte zunächst dreistündlich, dann je nach - Laune / Zustand / Hunger - der Patientin eine Kontrolle von Blutdruck, Puls und Atmung durchgeführt werden. Die - Hautfarbe / Frisur / Nahrungsaufnahme -, Schweißbildung und Ansprechbarkeit der Patientin werden beobachtet. Nach 4-6 Stunden darf die Patientin aufstehen und sollte - Spontanurin lassen / sich wieder hinlegen / ihren Partner anrufen; evtl. kann die Tamponade schon entfernt werden. Das Pflegepersonal achtet auf - Parodontose / Sonnenschein / Nachblutungen - und leitet die Patientin zur selbständigen vaginalen Blutungskontrolle sowie zum regelmäßigen Wechseln der - Genitalvorlage / Verhütungsmittel / Strümpfe - an.
Nach einer - Totaloperation / Abrasio / Zirkumzision - darf die Patientin nach 4-6 Stunden aufstehen, bei einer - Splenektomie / künstlichen

Befruchtung / Konisation - sollte sie 12 Stunden relative Bettruhe einhalten. Die - Thromboseprophylaxe / Parotitisprophylaxe / Balanitisprophylaxe - steht im Vordergrund, aber auch alle anderen Prophylaxen werden je nach Bedarf durchgeführt.
Bereits 6 Stunden nach der Operation darf die Patientin Vollkost essen, falls der - Partner / Anästhesist / Koch - einverstanden ist.

Pflege bei Descensus uteri

Aufgabe 12
PH 32.10

Wenn Sie die Buchstaben anhand der Zahlen richtig eintragen, erkennen Sie, wozu die Pflegenden die betroffenen Patientinnen anleiten!

5 E		35 E		21 S		7 B		42 G		18 T		12 G	
	31 G		25 I		1 B		37 U		15 N		41 N		28 N
3 C		33 C		22 C		17 S		40 U		30 E		23 H	
	9 D		20 K		14 M		26 D		11 N		39 Z		8 O
19 I		2 E		29 K		10 E		34 B		38 T		6 N	
	13 Y		24 E		16 A		36 N		4 K		32 E		27 E

1	2	3	4	5	6	7	8	9	10	11

–

12	13	14	15	16	17	18	19	20

21	22	23	24	25	26	27	28	29	30	31	32	33

–

34	35	36	37	38	39	40	41	42

Pflege bei Vulvitis und Kolpitis

Aufgabe 13
PH 32.12.1

Ergänzen Sie die Lücken im Text; die in Klammern stehenden Konsonanten helfen Ihnen dabei.

Häufig sind .... (Stzbdr) erforderlich. Kühle Kompressen helfen gegen den .... (Jckrz).

Die Frau sollte begünstigende .... (rschn) der Vulvitis meiden, also z.B. .... (Wschmttlrst) in der Wäsche oder .... (ngstznd) Slips. Die Frau darf keine .... (Schdnsplngn) eigenmächtig durchführen.

Die Patientin wird über die erforderliche .... (ntmhygn) unterrichtet, um eine Kolpitis durch .... (Schmrnfktn) zu vermeiden. Die .... (Gntlvrlgn) werden regelmäßig gewechselt und sofort entsorgt, um eine .... (Kmvrschlppng) zu vermeiden.

Der Patientin muß erklärt werden, daß die .... (nhltng) der .... (Thrpdr) maßgeblich für den Erfolg ist, und ein verfrühtes Absetzen der Medikamente zu .... (Rckflln) führen kann.

Pflege bei Augenerkrankungen

ATL Sich bewegen

Aufgabe 1
PH 33.2.1

Patienten, die blind oder in ihrer Sehkraft geschwächt sind, brauchen oftmals Hilfestellungen, um sich bewegen zu können.
Welche der folgenden Grundsätze paßt nicht dazu?

a) Die Umgebung sicher gestalten.

b) Auf Unebenheiten hinweisen.

c) Bewegung zum Eigenschutz einschränken.

d) Dem Patienten beim Führen Halt und Sicherheit geben.

e) Ein Blindenstock sorgt für Rücksichtnahme und bessere Orientierung.

ATL Für Sicherheit sorgen

Aufgabe 2
PH 33.2.1

Es ist verständlich, daß ein blinder oder sehbehinderter Patient ein großes Sicherheitsbedürfnis hat. Der Text beschreibt einige Vorschläge, wie diesem Bedürfnis entgegengekommen werden kann. Hier haben sich jedoch einige Lücken ergeben, die Sie unter Zuhilfenahme der Wortstücke füllen sollen!

une-lingel-Schuhw-Pla-ierung-den-blin-erk-Bettk-tz-ben-Orient

Der erhöhten Verletzungsgefahr, die bei .... oder sehbehinderten Patienten gegeben ist, kann durch Hilfsmittel wirksam begegnet werden. Zuerst bietet es sich an, dem Patienten die Räumlichkeiten zu erklären, damit eine erste theoretische .... stattfinden kann. Danach kann eine gemeinsame Rundführung einen weiteren Überblick verschaffen. Wichtig ist zudem, daß der Patient sicheres .... trägt und der Boden nicht naß oder .... ist. Für den Patienten ist es hilfreich, wenn Sachen ihren gewohnten .... haben, so daß er gezielt und selbständig danach suchen kann. Besonders ist darauf zu achten, daß der Patient die .... problemlos erreichen kann.

Wußten Sie schon, daß ...
ein Augapfel ca. 7,5 g wiegt?

Augenspülung

Aufgabe 3
PH 33.2.2

Prüfen Sie die beiden Aussagen auf ihre Richtigkeit, und bewerten Sie dann die Kombination beider Aussagen!

1) Das Auge muß nach Verätzung oder nach Eindringen von Fremdkörpern unbedingt in Richtung des physiologischen Tränenflusses gespült werden, weil
2) das nicht betroffene Auge mit der schädlichen Substanz nicht in Kontakt kommen darf

	Aussage 1	Aussage 2	Kombination
A	richtig	richtig	richtig
B	falsch	richtig	falsch
C	richtig	falsch	falsch
D	falsch	falsch	sinnlos
E	falsch	richtig	richtig

Umgang mit Augenmedikamenten

Aufgabe 4
PH 33.2.3

Welche Aussagenkombination trifft zu?

1) Das Medikament wird mit den Patientendaten versehen und ausschließlich für diesen verwendet.
2) Das Medikament wird vor jeder Applikation auf Haltbarkeit und Auffälligkeiten überprüft.
3) Augensalbe sollte vor Augentropfen mit einiger Verzögerung verabreicht werden.
4) Kontaktlinsen werden vor der Medikamentengabe entfernt und erst später wieder eingesetzt.
5) Dosierung und Verabreichungszeitpunkt müssen genau eingehalten werden.

a) Nur 1, 2, 4 und 5 sind richtig.
b) Nur 2, 4 und 5 sind richtig.
c) Nur 1, 3 und 5 sind richtig.
d) Nur 1, 2 und 3 sind richtig.
e) Alle Antworten treffen zu.

Aufgabe 5
PH 33.2.3

Applikation von Augentropfen und -salben

Bringen Sie die genannten Maßnahmen in die richtige zeitliche Reihenfolge!
Sie erhalten ein Lösungswort, indem Sie die Buchstaben vor den Maßnahmen in die richtige Reihenfolge bringen.

D Patienten nach oben blicken lassen, damit die Tropfen nicht direkt auf die empfindliche Hornhaut fallen.

E Überflüssige Lösung abtupfen.

M Patienten informieren und Hände desinfizieren.

K Medikamentenapplizierende Hand an der Stirn des Patienten abstützen.

M Patient zur gleichmäßigen Verteilung des Medikaments die Augen langsam und ohne zu kneifen schließen lassen.

T Hände desinfizieren.

A Einen Tropfen bzw. einen 0,5 cm langen Salbenstrang in die Mitte des Bindehautsacks geben.

E Patienten hinsetzen oder -legen, Kopf rückwärts anlehnen und leicht nach hinten neigen lassen.

I Das Unterlid nahe dem Wimpernrand mit einem Tupfer leicht nach unten ziehen.

N Flasche bzw. Tube sofort nach Gebrauch wieder verschließen, um einer Verunreinigung des Medikamentes vorzubeugen.

… … … … … … … … … …

Aufgabe 6
PH 33.2.5

Umgang mit Augenprothesen

Ist die folgende Aussage richtig?

Augenprothesen bestehen aus empfindlichem Spezialglas, das leicht aufrauht, zerschrammt oder zerspringt. Deshalb werden Sie nicht gereinigt und nach Möglichkeit immer benutzt.

a) Die Aussage ist richtig.

b) Die Aussage ist falsch.

Pflege nach Augenoperationen

Aufgabe 7
PH 33.2.6

Hier sind einige Punkte aufgezählt, die bei der postoperativen Pflege nach Augenoperationen von Bedeutung sind. Ordnen Sie diesen die jeweils passende Begründung zu!

a) Übelkeit, Erbrechen und Verstopfung sollten vermieden werden, ...

b) Auf Augen-Make-up sollte verzichtet werden, ...

c) Beim Duschen und Haarewaschen bietet sich das Tragen eines Uhrglasverbandes an, ...

d) Eine weitgehende Ruhigstellung des Auges und ein konstanter Augeninnendruck ist anzustreben, ...

e) Nach Gas- oder Silikonfüllung des Glaskörperraumes wird der Patient auf den Bauch oder auf die Seite gelagert, ...

f) Der Augenverband wird regelmäßig auf korrekten Sitz und eventuelle Blutungen kontrolliert.

1) ... weil dadurch das Auge unnötig gereizt wird und somit die Heilung erschwert ist.

2) ... weil dies ein gutes Anlegen der Netzhaut an den Lösungsstellen bewirkt.

3) ... weil so Komplikationen frühzeitig erkannt und vermieden werden können.

4) ... weil sie zu einer Steigerung des Augeninnendrucks führen können.

5) ... weil dies den Heilungsprozeß fördert.

6) ... weil dies verhindert, daß Wasser und Seifenreste das Auge unnötig reizen.

Schielen

Aufgabe 8
PH 33.13

Stellen Sie sich vor, Sie bemerken bei der Grundpflege bei einem Patienten, daß er unbekannterweise leicht schielt. Wie reagieren Sie angemessen?

a) Sie messen sofort den Blutdruck nach.

b) Sie vermuten ein Coma diabeticum und messen den Blutzuckerspiegel.

c) Sie beobachten den Patienten weiterhin aufmerksam.

d) Sie informieren einen Arzt.

Pflege in der Hals-Nasen-Ohren-Heilkunde

Pflege in der Hals-Nasen-Ohrenheilkunde

Aufgabe 1
PH 34.2

Füllen Sie die Lücken im Text! Die Konsonanten in Klammern geben eine kleine Hilfe.

...................................(Skrtnsmmlngn) oder .... (Schwllngn) des Rachenraumes und der Trachea führen häufig zur Behinderung der .... (tmng), weshalb atemerleichternde Maßnahmen als .... (hlfrch), ... (schrhtsvrmttlnd) und ....(ngstbbnd) empfunden werden.
Hierzu gehören eine gute .... (Blftng) des Zimmers, die .... (Bfchtng) der Atemluft, eine atemunterstützende .... (Lgrng), ... (skrtlsnd) Maßnahmen wie Inhalationen und .... (tmgymnstk) sowie die Unterstützung beim .... (bhstn).
Bei Erkrankungen im HNO-Bereich kommt es p.o. häufig zu .... (Schlckstrngn) und zu .... (Schmrzn) beim Schlucken. Daher ist p.o. oft eine .... (fbkst) angebracht, säurehaltige und mit Kohlensäure versetzte .... (Gtrnk) sollten anfangs gemieden werden.
Die .... (Kmmnktnsnschrnkng) durch Schwerhörigkeit oder .... (Hrvrlst) stellt für den Patienten eine schwere .... (Bhndrng) dar, weil er von seinem Umfeld weitgehend abgeschottet ist. Damit die .... (nsmkt) und .... (Rsgntn) nicht überhand nehmen, sollte man laut und deutlich .... (sprchn) und das .... (Lppnblsn) mit dem Patienten trainieren.
Bei .... (Sprchstrngn) kann man mit .... (Schrbtfln) eine .... (Kmmnktn) ermöglichen.

Applikation von Nasentropfen

Aufgabe 2
PH 34.2.2

Ein Patient fragt Sie, was er denn nun mit den neuen Nasentropfen anstellen soll. Vor Aufregung sind Sie ganz durcheinander und verwechseln die Reihenfolge der einzelnen Schritte. Wie wäre es richtig gewesen?

1) Er neigt den Kopf leicht nach hinten und zur Seite.
2) Er hält die Anwendungszeit genau ein.
3) Er atmet durch die Nase ein und zieht die Flüssigkeit hoch.
4) Er putzt sich die Nase.
5) Er träufelt sich die verordnete Tropfenzahl in beide Nasenlöcher.

... – ... – ... – ... – ...

Wußten Sie schon, daß ... die Nase einer 20jährigen Frau durchschnittlich 5,5 cm breit ist?

Applikation von Ohrentropfen

Aufgabe 3
PH 34.2.2

Eine Schülerin aus dem Unterkurs hat gerade die Applikation von Ohrentropfen im Unterricht durchgenommen und bittet Sie nun, die einzelnen Maßnahmen zu begründen!

1) Ohrentropfen vor der Anwendung auf Körpertemperatur erwärmen.

   ....

2) Patient legt sich auf die Seite des nicht zu behandelnden Ohres.

   ....

3) Der Patient träufelt die verordnete Tropfenzahl in den Gehörgang.

   ....

4) Die Ohrmuschel wird sanft nach oben hinten außen gezogen.

   ....

5) Der Patient bleibt anschließend 15-20 Minuten auf der Seite liegen.

   ....

6) Auf keinen Fall nach der Applikation Watte ins Ohr stecken.

   ....

Aufgabe 4
PH 34.2.3

Vorbereitung einer Nasentamponade

Entschlüsseln Sie die Begriffe!

Material:	(Gnukcapnedanopmat)	
	(Rezierpsnesan)	
	(Egnaznedanopmat)	
	(Etteznip)	
Patient:	(Gnussemkcurdtulb)	
	(dneztis redo dnegeil)	
	(Esan nrebuäs)	
Assistenz:	(Gnugihureb)	
	(Gnumtadnum)	
	(Fpok nereisilibats)	

Aufgabe 5
PH 34.2.4

Ohrspülung

Bei einigen Wörtern sind die Buchstaben vertauscht - schreiben Sie das richtige Wort in die Lücke!

Einer Uhrspülong (................................) müssen immer eine ärztliche Untersuchung und die Unardnong (...........................) der Spülung vorausgehen. Ist der Ronepfpf (...........................) sehr hart, kann er durch Einträufeln von speziellen Pforten (.....................) aufgeweicht werden. Für die Ohrspülung soll der Patient quebem (.....................) sitzen. Die Nierenschale wird renut (..................) das betreffende Ohr gehalten. Die Pflegekraft zieht die Uhrmoschel (..............................) nach hinten oben, um den Gehörgang zu strecken. Das Wasser wird unter mäßigem Ruckd (..................) zügig in den Gehörgang eingespritzt.
Die Spülung kann mehrfach wodeirhelt (........................) werden. Der Erfolg der Spülung wird mit dem Stopoko (.....................) kontrolliert. Nach der Spülung ruht der Patient noch für zehn Teinnum (..................) unter Kreislaufkontrolle.

Wußten Sie schon, daß ... das Ohr eines 20jährigen Mannes ca. 6 cm hoch ist?

Pflege nach Ohroperationen

Aufgabe 6
PH 34.2.5

Unterstreichen Sie die richtige Aussage in jedem Satz!

Nach Ohroperationen tritt gelegentlich - eine Inkontinenz / Schwindel / eine Tetanie - auf.
Je nach Schwere reichen die dann erforderlichen Hilfestellungen von der Begleitung des Patienten zur Toilette bis zum - Waschen / Füttern / Absaugen - des Patienten im Bett.
Die - Haarwäsche / Nahrungszubereitung / Dekubitusprophylaxe - erfolgt durch die Pflegenden.
Patienten mit - Krampfanfällen / Inkontinenz / Schwindel - grundsätzlich nicht alleine aufstehen lassen.
Bei starker Übelkeit auf ausreichende - Nierenschalen / Abdeckung / Flüssigkeitszufuhr - achten.
Ruckartige Kopfbewegungen und Manipulationen am - Ohr / Katheter / Essenstablett - sind zu vermeiden.
Um einen Überdruck im Ohr zu verhindern, darf sich der Patient nicht - den Po abwischen / die Nase schneuzen / die Harnröhre säubern -, sondern nur herauslaufendes Sekret abwischen.
Der erste äußere Verbandswechsel erfolgt - am 1. p.o. Tag / nach 2 Stunden / frühestens am 4. p.o. Tag.
Bei ruhigen Patienten genügt die Fixierung des Verbandes mit - Pflaster / einer Ohrenklappe / einer speziellen Ohrenmütze.

Aufgabe 7
PH 34.2.5

Pflege nach Nasenoperationen

Bilden Sie aus den Wörtern sinnvolle Maßnahmen!

Oberkörper	der	bewegen
Kopf	engmaschig	durchführen
Kreislauf	feucht	inspizieren
Rachen	gründlich	kontrollieren
Lagekontrolle	hoch	lagern
Mundpflege	langsam	putzen
Anstrengungen	möglichst	Tamponade
Nase	nicht	vermeiden

Aufgabe 8
PH 34.2.5

Pflege nach Operationen im Mund- und Rachenbereich

Tragen Sie die richtigen Buchstaben in die Lösungswörter ein, um die zwei wichtigsten Störungen zu erfahren!

12M		20I		8E		2C		11O		6C
	22N		16I		19T		4L		9N	
14U		18A		5U		15N		3H		17K
	7K		21O		13M		1S		10K	

1	2	3	4	5	6	7	8	9

U N D

10	11	12	13	14	15	16	17	18	19	20	21	22

Pflege nach Operationen am Hals

Aufgabe 9
PH 34.2.5

Basteln Sie aus den in Klammern stehenden Silben das Wort, das in die Lücke gehört!

Nach ausgedehnten .... (nen-tio-ra-Ope) am Hals kann es zu erheblichen .... (gen-kun-schrän-ein-gungs-we-Be) kommen.
In Rücken- und .... (rung-ge-la-ten-Sei) wird der Arm der operierten Seite zur Unterstützung des .... (ses-flus-ab-Lymph) so gelagert, daß Hand und Unterarm höher als der .... (gen-bo-Ell) liegen.
Der Arm liegt in 30°-.......................... (tion-duk-Ab) und leichter .... (xion-Fle).
.... (ge-ti-ar-Ruck) Dreh- und Nickbewegungen des Kopfes sind zu .... (den-mei-ver).
Der Patient braucht .... (fe-Hil) bei der Körper- und .... (ge-pfle-Haar) sowie beim An- und .... (den-klei-Aus).
Um .... (ren-tu-trak-Kon) der betroffenen Seite vorzubeugen, ist eine frühzeitige .... (stik-na-gym-ken-Kran) sinnvoll.

Hauptbeschwerden des Patienten mit HNO-Erkrankung

Aufgabe 10
PH 34.3

Tragen Sie die beschriebenen Wörter in das Gitter ein. Einige Buchstaben sind als kleine Hilfe schon vorgegeben.

1) Ursache meist im Mittel- oder Innenohr; Diagnose mittels Hörtest
2) Ursache meist im äußeren Ohr oder Mittelohr; das Ohr tut weh
3) rote Körperflüssigkeit tropft mitten aus dem Gesicht; Kälte im Nacken hilft meist
4) Atemnot, z.B. durch Fremdkörperaspiration
5) rauhe, kratzige Stimme, z.B. bei Erkältung
6) man hört ein Rauschen, Klingen oder Pfeifen
7) alles dreht sich; Betrug
8) lat. für „Ohrgeräusche"
9) sie ist behindert bei einem Schnupfen oder Polypen; durch sie gelangt Luft in den Nasopharynx

1	S						H					G	1			
2		H				S					2			N		
3	N	3					L									
4		Y			4											
5	H					R	5									
6	O	6					A					H				
7		C					D	7								
8	T				8	T										
9		A					9	M								

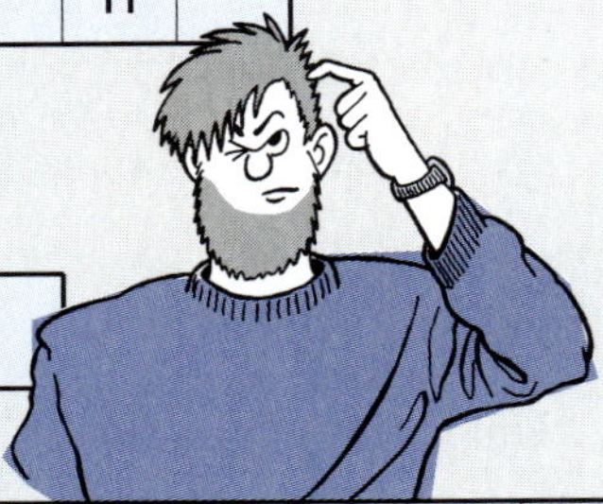

1	2	3	4	5	6	7	8	9

Aufgabe 11
PH 34.5.2

Pflege bei Otitis media acuta

Finden Sie die richtigen Aussagen!

1) Viele Patienten haben Schwierigkeiten, die Nasentropfen richtig einzunehmen, weil diese den Rachen erreichen sollen.
2) Durch eine Wärmebehandlung verschlimmert sich die Entzündung, deshalb ist sie kontraindiziert.
3) Durch Ohrspülungen werden unsterile Flüssigkeit und Keime aus dem Gehörgang in das Mittelohr gebracht, daher ist sie kontraindiziert.
4) Je nach Schwere der Erkrankung werden fiebersenkende Maßnahmen durchgeführt.

5) Um Komplikationen frühzeitig zu erkennen, ist eine genaue Krankenbeobachtung von Bedeutung.
6) Es gibt kaum nennenswerte Komplikationen der Otitis media.
7) Selbst bei entsprechender Behandlung ist die Prognose der akuten Mittelohrentzündung schlecht.

Wußten Sie schon, daß ... die normale Hörweite der männlichen Stimme 180 m ist?

Erste Hilfe bei Nasenbluten

Aufgabe 12
PH 34.6.2

Lösen Sie die Maßnahmen aus dem Wortwurm!

Patientsitztaufrechtmitnachvorngebeugtemoberkörperbluttropftineinenier enschalenasenflügelkomprimiereneiskompresseimnackennasentamponade blutdruckundpulskontrollierenschockzeichenbeobachten.

....

....

....

....

....

....

....

Pflege nach Adenotomie

Aufgabe 13
PH 34.6.4

Entschlüsseln Sie die Pflegemaßnahmen!

rutarepmet nereillortnok ....

gnutulbhcan nethcaboeb ....

fua noiterkes sua gnagröheg nethca ....

sgnafna nehcsud dnu nedab nediemrev ....

sgnafna eniek eßieh gnurhan ....

Pflege nach Tonsillektomie

Aufgabe 14
PH 34.7.1

Unterstreichen Sie jeweils die richtige Aussage im Text!

Der Patient wird - liegend / halbsitzend / in Steinschnittlage - oder auf der Seite gelagert; - sanfte / ruckartige / vibrierende - Bewegungen sind zu vermeiden.

Wurde der Patient in - Lokalanästhesie / Vollnarkose / Spinalanästhesie - operiert, kann er bei stabilen Kreislaufverhältnissen sofort nach der Operation aufstehen. Bei - Hungergefühlen / Intubationsnarkose / Querschnittslähmung - sollte er erst nach 4-6 Stunden aufstehen.

Alle Tätigkeiten, die den - Magendruck / Blutdruck / Ohrendruck - erhöhen, vermeiden, also z.B. Anstrengungen. Wegen der Nachblutungsgefahr wird die - Nase / Augenhöhle / Mundhöhle - regelmäßig inspiziert. Kälteanwendungen / Salben / Klopfmassagen - von innen und außen senken das Nachblutungsrisiko und wirken schmerzlindernd.

Am OP-Tag erhalten die Patienten nach 4-6 Stunden kalten - Hund / Tee / Kaffee -, anschließend erfolgt langsamer Kostaufbau. Die Zahnpflege darf anfangs nur mit - Seife / Hydroxyacetanilid / Wasser - durchgeführt werden.

Pflege nach Tracheotomie

Aufgabe 15
PH 34.9.4

Verbinden Sie die richtigen Wörter zu sinnvollen Maßnahmen!

Befeuchtung	der	absaugen
Beobachtung	der	Atmung
Durchführung	der	durchführen
Ernährung	gewissenhaft	inspizieren
Mund	nach	Magensonde
Parotitisprophylaxe	regelmäßig	Schleimhaut
Sekret	regelmäßig	Sekretfluß
Verbandswechsel	über	Soorprophylaxe

35 Pflege in der Neurologie und Neurochirurgie

ATL Sich bewegen

Aufgabe 1
PH 35.2.1

Unterstreichen Sie jeweils die richtige Aussage!

Viele der - psychiatrischen / neurologischen / internistischen - und neurochirurgischen Patienten sind in ihrer Bewegung - eingeschränkt / gestärkt / selbständig. Sowohl offensichtliche Bewegungseinschränkungen wie zum Beispiel eine fast komplette - Beinamputation / Armlähmung / Faszialisparese - nach einem - Herzinfarkt / Ileus / Schlaganfall - als auch zunächst weniger auffällige Erkrankungen wie etwa ein - Tremor / Traktor / Femur - können zu einer so starken Behinderung führen, daß schreiben, anziehen, essen und andere alltägliche Verrichtungen praktisch - verbessert / unmöglich / liebevoll - werden.

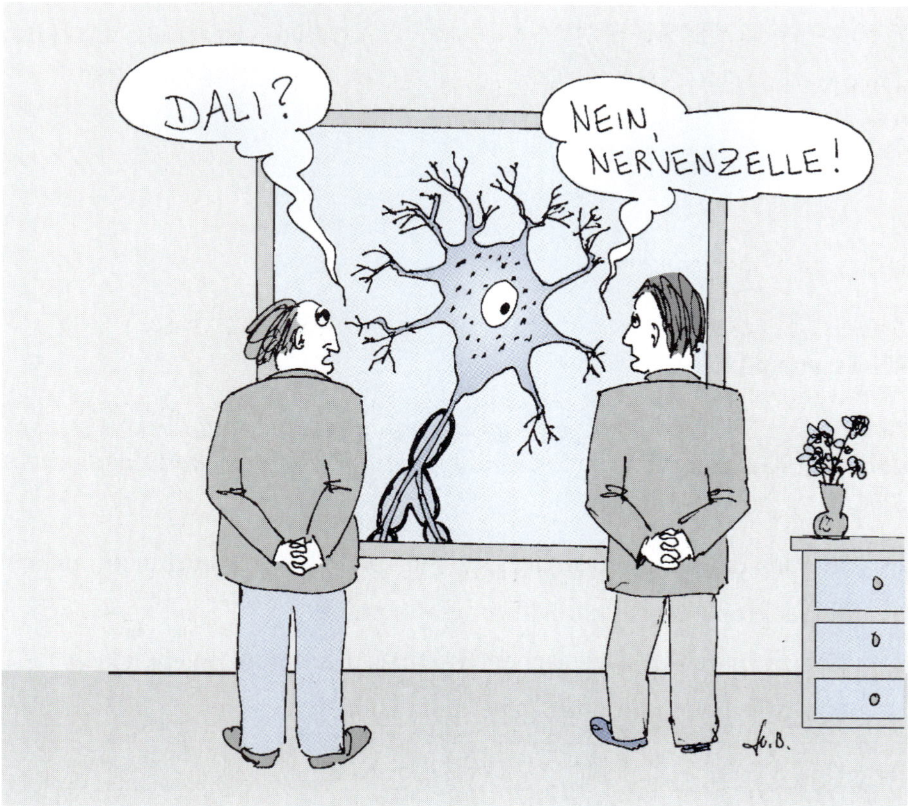

ATL Sich waschen und kleiden

Aufgabe 2
PH 35.2.1

Ein Grundsatz der Pflege sollte auf der Förderung der Selbständigkeit basieren. Welche Anforderungen an die Bekleidung kann die Eigenständigkeit fördern?

1) leicht anziehbare Kleidung
2) technische Hilfsmittel wie Schuhlöffel oder Greifzangen
3) modische Erscheinung
4) geeignete Pflegeutensilien wie große Kämme oder rutschfeste Becher
5) möglichst viele Taschen und Knöpfe

a) Nur 1, 2 und 4 sind richtig.
b) Nur 1, 2, 4 und 5 sind richtig.
c) Nur 2 und 5 sind richtig.
d) Nur 3, 4 und 5 sind richtig.
e) Nur 1 und 3 sind richtig.

ATL Essen und Trinken

Aufgabe 3
PH 35.2.1

Bestimmen Sie, ob die beiden Aussagen richtig sind, und überprüfen Sie dann die Kombination beider Aussagen auf ihren logischen Zusammenhang!

1) Patienten mit Lähmungen der Gesichts- oder Schluckmuskulatur haben oftmals Probleme bei der Nahrungsaufnahme,
2) weil sich in den Backentaschen Essensreste ansammeln, die einen guten Nährboden für pathogene Keime bilden.

	Aussage 1	Aussage 2	Kombination
A	richtig	falsch	sinnlos
B	richtig	richtig	richtig
C	falsch	falsch	falsch
D	falsch	richtig	richtig
E	richtig	richtig	sinnlos

ATL Ausscheiden

Aufgabe 4
PH 35.2.1

Warum sind bei diesen Patienten Einläufe und Laxantien ungünstig?

a) Die Gabe von Laxantien ist hier kontraindiziert.
b) Diese Patienten leiden meistens an Durchfällen.
c) Der Drang kommt so schnell, daß die Zeit, um zur Toilette zu kommen, zu knapp ist.
d) Einläufe erhöhen den intrakranialen Hirndruck erheblich.
e) Diese Patienten haben aufgrund ihrer Nahrungskarenz keine Probleme mit Obstipation.

Aufgabe 5
PH 35.5.2

Nachsorge der Lumbalpunktion

Die Rätselschlange greift einige wichtige Punkte auf, die nach einer Lumbalpunktion unbedingt beachtet werden müssen. Lösen Sie sie und bestimmen Sie das Lösungswort!

1) die Parameter Puls, Blutdruck, Bewußtsein, Atmung usw. bezeichnet man so
2) diese Schmerzen könnten durch eine Gehirnhautentzündung entstehen
3) Störungen der Empfindung machen unsensibel
4) der Patient sollte reichlich ??? (ca. 1 l in den ersten beiden Stunden) zu sich nehmen, da dies Kopfschmerzen vorbeugt
5) man darf nicht vergessen, das gewonnene Untersuchungsmaterial sofort zum ??? zu bringen

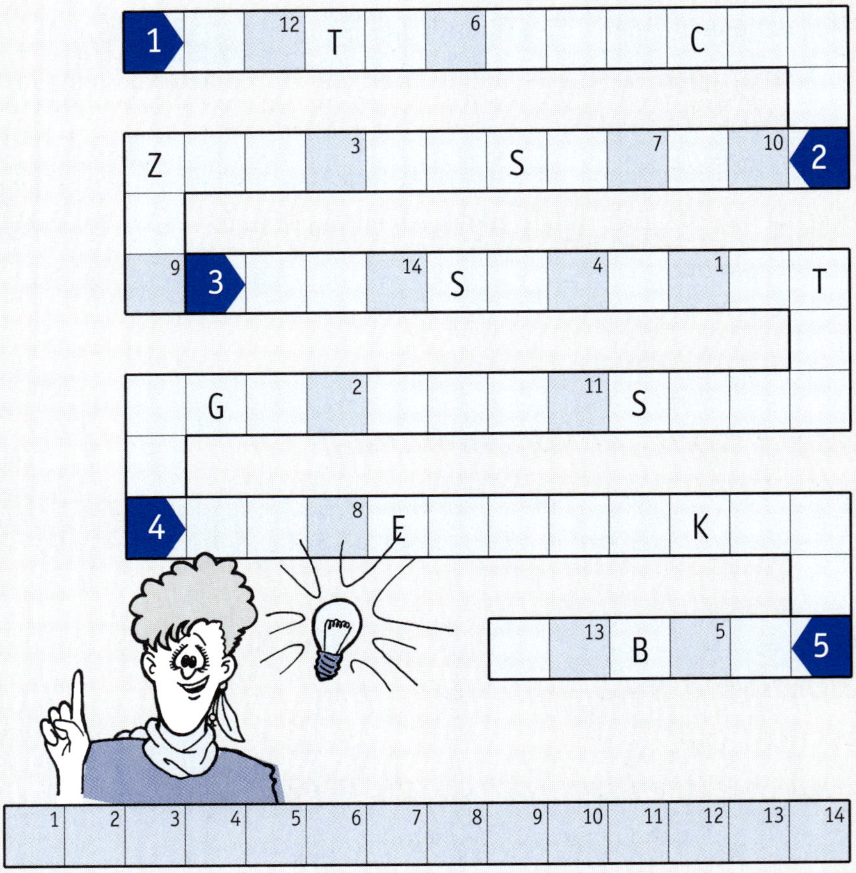

Vorbereitung auf das EEG

Aufgabe 6
PH 35.5.8

Auch vor dem EEG müssen einige Punkte Beachtung finden. Diese sind genannt und sollen nun von Ihnen den richtigen Begründungen zugeordnet werden.

a) Bei Bedarf sollten vor der Untersuchung die Haare und die Kopfhaut gewaschen werden, ...

b) Der Patient sollte nicht nüchtern zu der Aufzeichnung kommen, aber auch keine anregenden Getränke zu sich genommen haben, ...

c) Die aktuelle Medikation muß bei der Befundung vorliegen, ...

d) Der Patient sollte nach Möglichkeit zur Untersuchung begleitet werden, ...

1) ... weil Unterzuckerung, aber auch Cola, Kaffee oder Tee das EEG beeinflussen können.

2) ... weil der Patient sich so sicherer fühlt und vielleicht weniger Angst vor der Untersuchung hat.

3) ... weil die einzelnen Wirkstoffe Veränderungen im EEG bewirken, die sich aber somit erklären lassen.

4) ... weil Fett und Haarsprayreste schlechte Stromleiter sind und so die Aufzeichnung des Hirnstrombilds beeinträchtigen.

Vorgehen bei Verdacht auf akuten Schlaganfall

Aufgabe 7
PH 35.6.4

Die folgenden Punkte benennen Erstmaßnahmen bei einem Verdacht auf einen akuten Schlaganfall. Finden Sie heraus, welcher Punkt jedoch nicht richtig ist!

a) Atmung sichern

b) präkordialen Faustschlag ausführen

c) Arzt verständigen lassen

d) Materialien für venösen Zugang und Notfallabor bereitlegen

e) evtl. EKG, CT und Röntgen anfordern

Aufgabe 8
PH 35.6.5

Bilaterale Armführung

Bei einem Patienten mit Hemiparese findet man häufig eine schmerzhafte Schulter an der gelähmten Seite vor. Dies ist unter anderem auf Pflegefehler bei der Mobilisierung zurückzuführen.
Der Text beschreibt die bilaterale Armführung, die dem vorbeugen soll. Füllen Sie die Lücken unter Verwendung der Wortstücke sinnvoll auf!

hwollen-betrof-uziert-Händef-elenks-Spa-gesc-abd-alten-stik-Handg-fene

Der nicht betroffene Arm führt den betroffenen Arm durch ...., wobei der Daumen der betroffenen Hand oben liegt. Diese Armstellung bewirkt, daß der .... Arm in Außenrotationsstellung geführt und der Daumen .... wird. Dadurch wird die .... gehemmt. Manche Patienten kommen aber damit nicht zurecht, etwa, weil die Finger .... sind. Diese Patienten sollen mit der nicht betroffenen Hand den betroffenen Unterarm in der Nähe des .... von außen umfassen, damit dieser in Außenrotationsstellung mitgeführt werden kann.

Aufgabe 9
PH 35.6.6

Spitzfußprophylaxe nach Bobath

Der Text beschreibt die Spitzfußprophylaxe nach dem Bobath-Konzept. Unterstreichen Sie jeweils die richtige Aussage!

Eine Maßnahme zur Spitzfußprophylaxe im - Bett / Bad / Stuhl - ist das Anheben des Beckens. Der Fuß wird dabei großflächig belastet und die Spastizität - gefördert / erkennbar / gehemmt. Zur Spitzfußprophylaxe reicht es bereits aus, wenn der Patient fünfmal am - Stück / Tag / Abend - sein Becken anhebt. Noch effektiver ist das Sitzen des - Arztes / Beines / Patienten - im Stuhl am Tisch, sofern die Füße großflächig auf dem - Tisch / Kopf / Boden - stehen. Trittbretter an Stühlen verursachen eine - ungleichmäßige / optimale / wechselnde - Belastung und fördern deswegen die Spastizität.

Bobath-Lagerung auf der betroffenen Seite

Aufgabe 10
PH 35.6.6

Auf der Abbildung sehen Sie, daß der Patient auf die hier dunkel dargestellte betroffene Seite gelagert wurde.
Unten in der Liste finden Sie unterschiedliche Charakteristika, die Sie den einzelnen Punkten in der Abbildung zuordnen sollen!

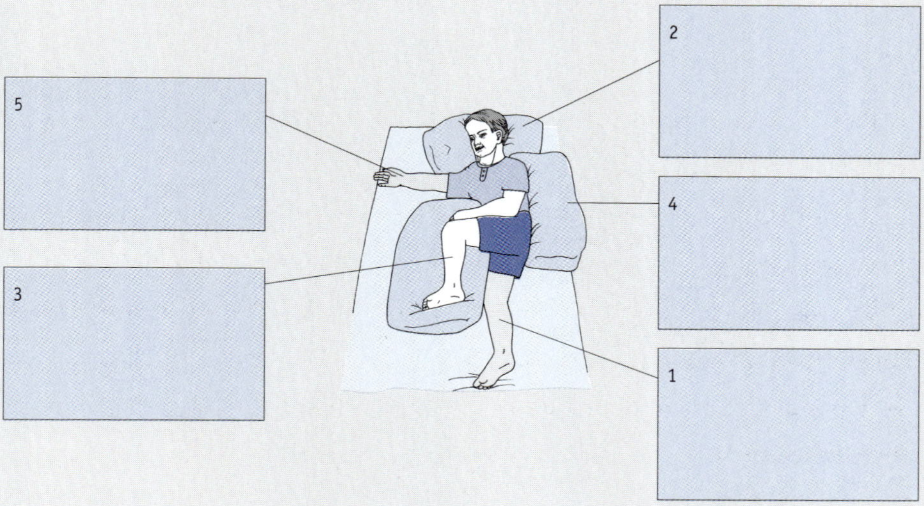

a) gelähmtes Bein

b) Kissen unter dem Kopf

c) 90° abgewinkelt

d) gelähmter Arm

e) liegt vor dem gelähmtem Bein

f) Oberschenkel und Fuß liegen dem Kissen auf

g) Hand geöffnet

h) gesundes Bein

i) Rückenkissen

j) in der Hüfte gestreckt

k) Ellenbogen gestreckt

l) im Knie leicht gebeugt

m) Schulter hervorgezogen

n) Rücken parallel zur Bettkante

Aufgabe 11
PH 35.6.6

Bobath-Lagerung auf der nicht betroffenen Seite

Auf dieser Abbildung ist die Bobath-Lagerung auf der nicht betroffenen Seite dargestellt. Die betroffene Seite ist hier dunkel hervorgehoben. Ordnen Sie die in der Liste genannten Beschreibungen den passenden Feldern in der Abbildung zu!

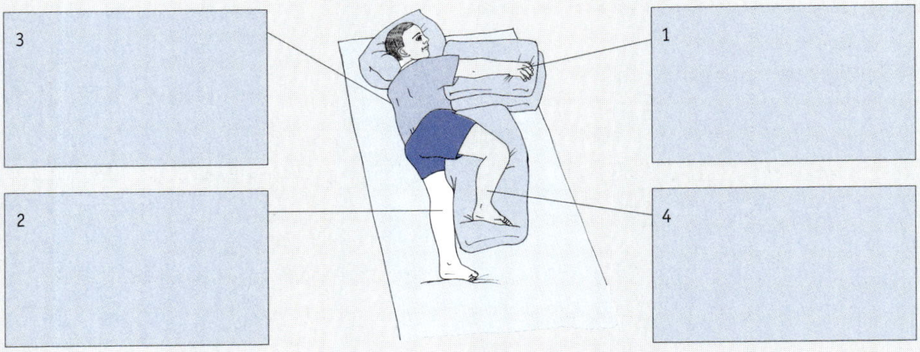

a) gelähmter Arm
b) gelähmtes Bein
c) Hand bei Schwellung hochgelagert
d) liegt vor dem gesunden Bein
e) Schulter vorgelagert
f) gesundes Bein
g) in der Hüfte gestreckt
h) Hand geöffnet
i) Kissen unter dem Kopf
j) Ellenbogen gestreckt
k) Oberschenkel und Fuß liegen auf Kissen
l) 90° abgewinkelt

Aufgabe 12
PH 35.6.6

Aufrichten des Patienten

Der Text beschreibt das Aufrichten eines Patienten vom Liegen zum Sitzen auf der Bettkante. Lesen Sie den Text aufmerksam durch, denn es hat sich ein falsches Wort versteckt! Versuchen Sie, das Wort zu finden!

Der Patient liegt nahe am Bettrand der betroffenen Seite und schiebt mit seinem nicht betroffenen Bein das andere Bein aus dem Bett. Dann dreht er sich mit dem Oberkörper zum Bettrand und stützt sich mit dem nicht betroffenen Arm auf der Matratze ab. Gleichzeitig bewegt der Patient sein nicht betroffenes Bein aus dem Bett und legt sich hin.

....

Gehen mit dem Patienten

Aufgabe 13
PH 35.6.6

Das Gehen mit dem Patienten nach Bobath wird hier in zwei Aussagen wiedergegeben. Stellen Sie fest, ob die beiden Aussagen richtig sind, und beurteilen Sie dann die Kombination der Aussagen!

1) Das Gehen mit dem Patienten ist erst dann sinnvoll, wenn der Patient sein betroffenes Bein noch nicht belasten kann,
2) weil der Patient erst dann durch Frustration und Traumatisierungen motiviert wird.

	Aussage 1	Aussage 2	Kombination
A	richtig	richtig	sinnlos
B	falsch	falsch	richtig
C	falsch	falsch	sinnlos
D	richtig	falsch	falsch
E	richtig	richtig	richtig

Essen und Trinken

Aufgabe 14
PH 35.6.6

Laut Bobath-Konzept stellt die Nahrungs- und damit auch die Flüssigkeitsaufnahme bei Schlaganfallpatienten ein Problem dar. Die genannten Maßnahmen beziehen sich hier auf die Flüssigkeitsaufnahme. Finden Sie heraus, welcher der Punkte richtig ist!

a) Betroffene Patienten werden am besten über eine Magensonde mit Flüssigkeit versorgt.
b) Eine Flüssigkeitsbilanzierung in der Akutphase sorgt für Überblick.

c) Bei der Nahrungsaufnahme soll der Patient trotz Schluckstörungen möglichst viel trinken.

d) Salzige Kost fördert das Durstgefühl und steigert die Trinkmenge.

e) Die Flüssigkeitsaufnahme kann vernachlässigt werden, da in der Nahrung bereits genügend Flüssigkeit vorhanden ist.

Wußten Sie schon, daß ...
eine Frau 4.011 Lottozahlen aufsagen konnte?

Aufgabe 15
PH 35.7.1

Pflege bei Subarachnoidalblutung

Ordnen Sie den genannten Maßnahmen die jeweils passende Begründung zu!

a) Der Oberkörper sollte 30° hochgelagert werden, ...

b) Die Beine werden regelmäßig durchbewegt und mit Antithrombosestrümpfen versorgt, ...

c) Für mindestens die ersten beiden Wochen muß die Grundpflege vollständig übernommen werden, ...

d) Der Kopf des Patienten muß gerade gelagert sein, ...

1) ... weil durch Seitenneigung der venöse Abfluß aus dem Kopf gestört wird und deswegen der Hirndruck ansteigt.

2) ... weil jede Anstrengung in dieser Zeit wegen der Gefahr der Nachblutung vermieden werden sollte.

3) ... weil dadurch der venöse Abfluß aus dem Kopf gefördert und daher der Hirndruck gesenkt wird.

4) ... weil eine Heparinisierung nicht möglich ist und somit eine Thromboseprophylaxe betrieben wird.

Maßnahmen beim Epilepsieanfall

Aufgabe 16
PH 35.8.2

Das Kreuzworträtsel fragt nach einigen Maßnahmen, die bei einem epileptischen Anfall ergriffen werden müssen. Versuchen Sie, sowohl das Rätsel zu lösen als auch das Lösungswort herauszufinden!

1) Für ??? wird gesorgt, indem gefährliche Gegenstände aus der Reichweite des Patienten geräumt werden.
2) Flüssigkeit oder Tabletten dürfen wegen der Gefahr einer ??? nicht gegeben werden.
3) Besonders bei noch unklarer Ursache ist der ??? sofort hinzuzurufen.
4) ??? wie Diazepam sollten bereit liegen.
5) Durch gezielte ??? ist es möglich, später Rückschlüsse auf Art und Dauer des Anfalls zu machen.
6) Ist der Anfall vorüber, der Patient aber noch bewußtlos, wird er in die stabile ??? gebracht.
7) Auf diesem Tablett sollten benötigte Materialien wie Venenverweilkanülen, Guedel-Tubus und Intubationsbesteck verfügbar sein.

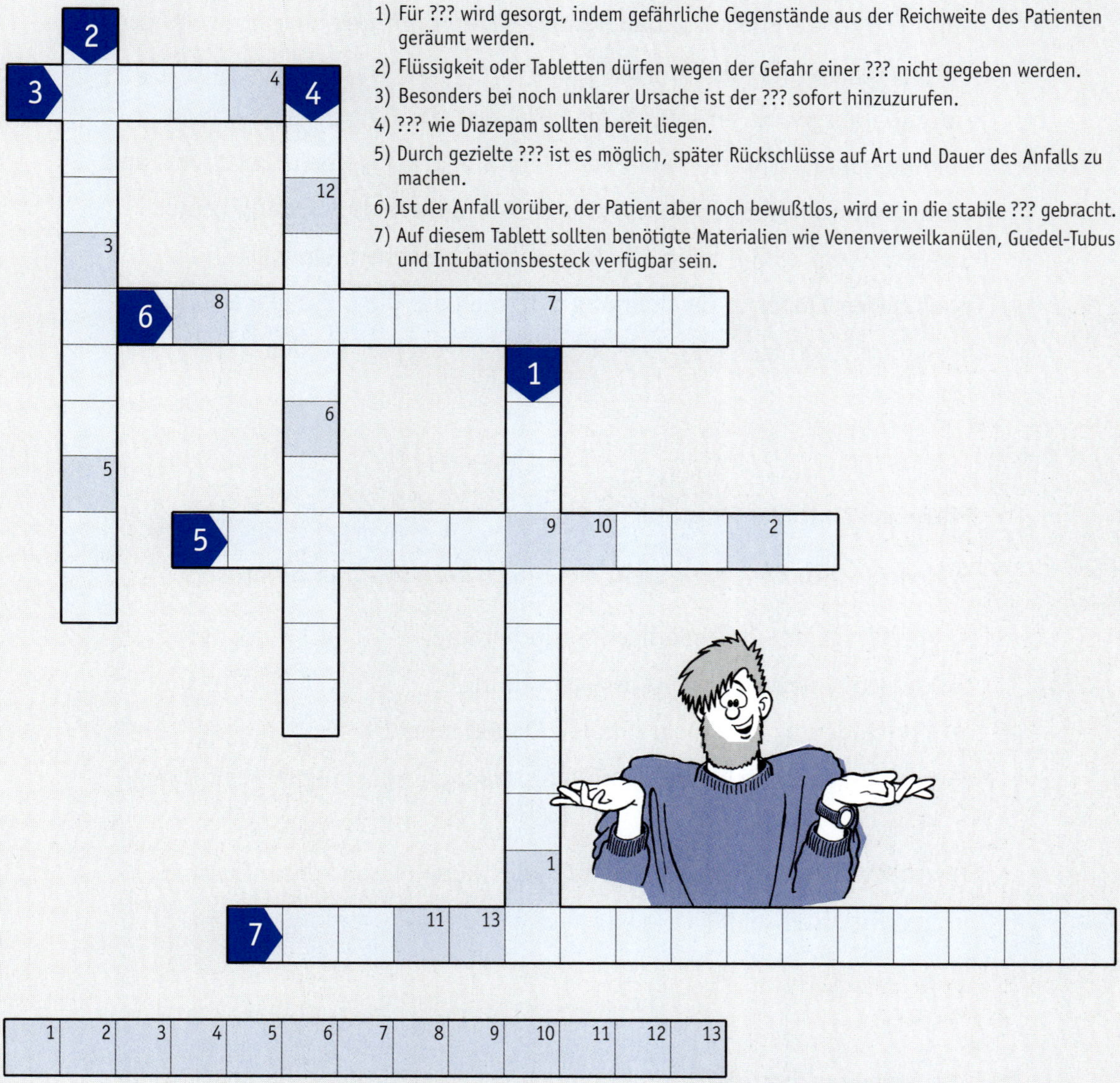

Pflege bei Meningitis

Aufgabe 17
PH 35.9.1

Unterstreichen Sie jeweils die richtige Aussage!

Die Patienten sind - oft / schwer / scheinbar - krank und bedürfen intensivmedizinischer Betreuung. Dazu zählen - gelegentliche / engmaschige / halbherzige - Vitalzeichenkontrollen, Übernahme der kompletten - Körperpflege / Haarpflege / Finanzierung -, Durchführung aller notwendiger Prophylaxen und Isolierung des Patienten bereits bei Verdacht auf - Ansteckungsgefahr / Intoxikation / Rheuma. Bei Verwirrtheit können - Medikamente / Blumen / Bettgitter - für Sicherheit sorgen. Der Licht- und Lärmempfindlichkeit kann man durch Abdunkeln und Schaffen einer - lustigen / traurigen / ruhigen - Atmosphäre begegnen. Da häufig auch noch hohes Fieber in Erscheinung tritt, muß auf die Flüssigkeitszufuhr - besonders / weniger / nur bei Diabetikern - geachtet werden.

Pflege bei Multipler Sklerose

Aufgabe 18
PH 35.9.8

Welche Maßnahme paßt nicht zur Pflege bei Multipler Sklerose?

a) sorgfältige und regelmäßige Physiotherapie
b) konsequentes Darm- und Blasentraining
c) Vermeiden eines transurethralen Dauerkatheters
d) größtmögliche psychische und körperliche Entlastung in allen Bereichen
e) zur Zystitisprophylaxe sollte eine reichliche Flüssigkeitsaufnahme gewährleistet sein

Wußten Sie schon, daß ... ein Mann 16.000 buddhistische Textabschnitte aus dem Gedächtnis aufsagen konnte?

Symptome der akuten intrakraniellen Druckerhöhung

Welche Symptome passen zur akuten intrakraniellen Druckerhöhung?

Aufgabe 19
PH 35.13.3

1) Atemstörungen
2) Bewußtseinstrübungen
3) Pupillenerweiterung
4) Nackensteifigkeit
5) zunehmende Kopfschmerzen

a) Nur 2, 4 und 5 sind richtig.
b) Nur 1, 2 und 5 sind richtig.
c) Nur 4 ist richtig.
d) Nur 1 und 3 sind richtig.
e) Alle Antworten sind richtig.

Erstmaßnahmen bei Verletzungen des Rückenmarks

Aufgabe 20
PH 35.15.2

Da bei Rückenmarksschäden wichtige Grundsätze beachtet werden müssen, ist es wichtig zu wissen, was auch bei einer falschen Handhabung passieren kann.
Unterstreichen Sie jeweils die richtige Aussage!

Die Ersthelfer am Unfallort und im erstbehandelnden Krankenhaus können durch - laienhafte / fachgerechte / zeitweise - Lagerung des Patienten auf einer - weichen / harten / vibrierenden - Unterlage weitere Rückenmarksschäden vermeiden. Bei unvorsichtigen Bewegungen kann zum Beispiel ein frakturierter - Wirbelkörper / Rippenbogen / Lymphknoten - abgleiten und das Rückenmark - vorübergehend / überhaupt nicht / irreversibel - schädigen.

Pflege in der Psychiatrie

Ziel der modernen Psychiatrie

Aufgabe 1
PH 36.1

Ergänzen Sie die fehlenden Buchstaben! Schreiben Sie den eingesetzten Buchstaben gleichzeitig ans Ende des Textes, um das Lösungswort, das oberste Ziel der Psychiatrie, zu erfahren.

Der Patient vermag ...ich selbst und seine Umgebung einigermaßen realistisch ein...uschätzen.

Er kann d...e Ver...ntwortung für sein ...eben üb...rne...men.

...r ist fäh...g, unter mög...ichst normalen Beding...ngen weiterzulebe....

oberstes Ziel: ... o ... ... g

Aufnahme des Patienten auf einer psychiatrischen Station

Aufgabe 2
PH 36.1.1

Verbinden Sie die Wörter zu sinnvollen Aspekten der Aufnahme!

Angst	allgemeine	Arbeitsplatz
Durchsuchung	des	Belastung
eine	für	Beziehungen
erhebliche	große	Bezugspflegeperson
erste	mit	Gepäcks
Erstkontakt	persönlicher	Informationen
Gründe	psychische	Klinikaufnahme
Verlust	um	Kränkung

Entlassung des Patienten

Aufgabe 3
PH 36.1.1

Begründen Sie die folgenden Maßnahmen!

1) Die Entlassung sollte langfristig vorbereitet werden.

....

2) Der Patient wird mehrfach für Stunden bis Tage, z.B. am Wochenende, nach Hause entlassen.

....

3) Der Patient führt gezielt einzelne Alltagsaufgaben durch.

....

4) Genaue Beobachtung des Patienten, auch in den letzten Tagen des Klinikaufenthaltes.

....

Schwerpunkte der Krankenbeobachtung

Aufgabe 4
PH 36.1.2

Finden Sie die Schwerpunkte und tragen Sie sie in die Kästchen ein; das „ERNSTLIOUA“ ist schon vorgegeben.

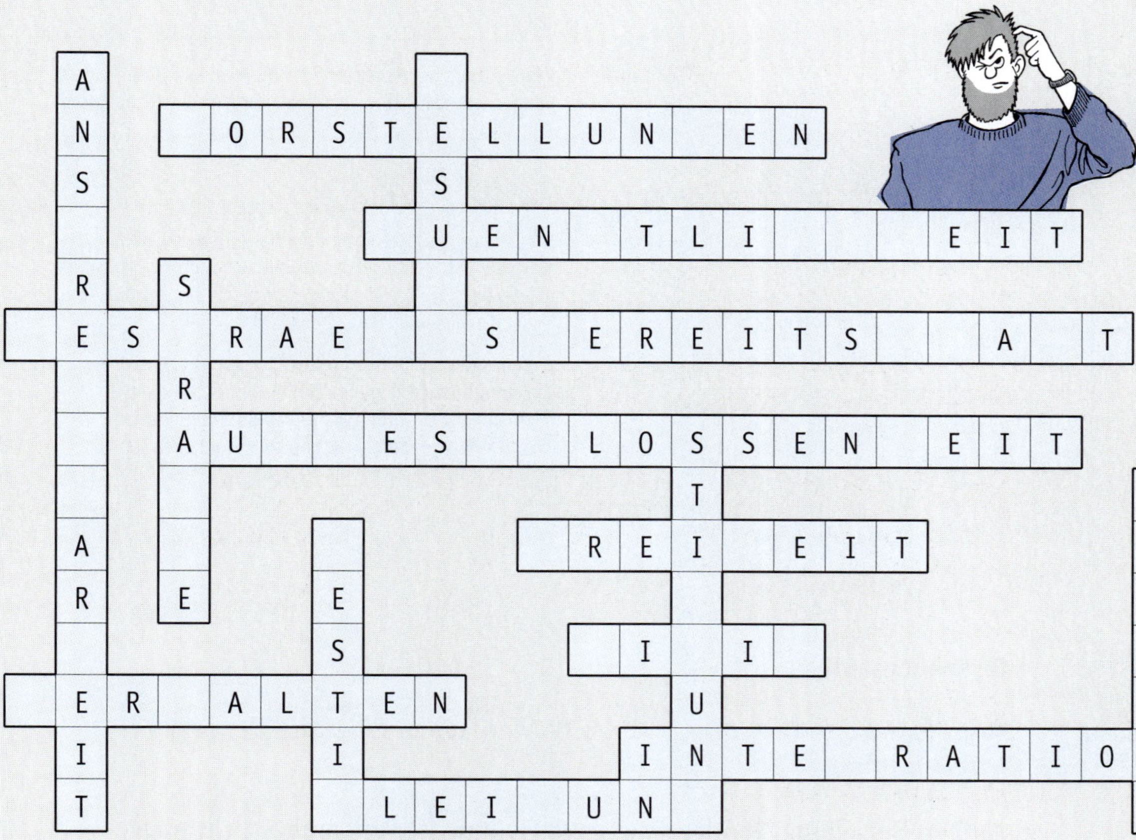

Aufgabe 5
PH 36.1.2

Subjektivität der Beobachtungen

Ordnen Sie den Faktoren, die die Wahrnehmung beeinflussen, eine Beschreibung zu!

1) Vorinformationen
2) Vorurteile
3) geschlechtsspezifisches Rollendenken
4) Gewöhnung
5) eigene Wünsche und Bedürfnisse

a) Von Frauen wird erwartet, daß sie sich hingebungsvoll um ihre Kinder kümmern; tun sie dies nicht, fällt es auf.
b) „Patienten mit langen Krankheitsverläufen haben keine Chancen auf Besserung." Man erwartet dann keine Erfolge und bemüht sich nicht richtig.
c) Man will oft bei Patienten, für die man sich sehr eingesetzt hat, keine Verschlechterungen wahrnehmen.
d) Weiß man, daß der Patient früher einmal suizidal gewesen ist, achtet man automatisch auf neue Hinweise.
e) Im Normbereich liegende Nebenwirkungen eines Medikamentes werden als unbedeutend eingestuft, weil die Pflegenden sie schon so oft gesehen haben.

Aufgabe 6
PH 36.1.3

Beziehungsaufbau

Basteln Sie aus den vorgegebenen Wörtern einen Kernsatz der psychiatrischen Pflege!

Aufbau Beziehung Der der einer erste Heilung ist Patienten Schritt tragfähigen zum zur

....

....

Alltagsbewältigung, Beschäftigungs- und Arbeitstherapie

Aufgabe 7
PH 36.1.6

Bilden Sie aus den Wortfetzen sinnvolle Begriffe!

gepf	ändi	agesa	blauf
hau	duell	cen su	chen
indivi	legte	es ko	ining
leist	ller t	gkeit f	ng trainieren
res	shal	ntwortu	nzept
selb	sour	rmögen s	ördern
selbst	stvera	s äu	ßeres
sinnvo	ungsve	tstra	teigern

Belohnen und Bestrafen

Aufgabe 8
PH 36.1.9

Unterstreichen Sie jeweils die richtige Aussage!

Systematisches Belohnen wird als positive Verstärkung von - abnormem / erwünschtem / krankhaftem - Verhalten eingesetzt.

Die Belohnungen müssen für den Patienten - attraktiv / abschreckend / überschwenglich - sein, sonst wirken sie nicht, und sie müssen erwachsenen - Tieren / Menschen / Psychopathen - angemessen sein. Die Belohnung muß konsequent und zeitnah zum gewünschten - Aufwand / Verhalten / Tagesablauf - erfolgen.

Die - Ausrede / Bestrafung / Belohnung - stellt dem unerwünschten Verhalten kein erwünschtes Alternativverhalten gegenüber, so daß sich der Patient irgendwann nur noch - attraktiv / aktiv / passiv - verhält. Das Lernen von - Vorbildern / Büchern / Bildern - wie dem Pflegepersonal ist eine weitere Möglichkeit, etwas zu erlernen.

Gewalt in der Psychiatrie

Aufgabe 9
PH 36.1.10

Tragen Sie die beschriebenen Wörter in die Kästchen ein! Als kleine Hilfe sind schon einige Buchstaben vorgegeben.

1) Motiv, um sich zu wehren; „Phobie"
2) sie ist zu vermeiden; Angriff; benötigt Kraft
3) zuwenig; Ursache für aggressives Verhalten; mit seinen letzten vier Buchstaben kann man Fische fangen
4) Barrieren; sie gibt es auch zwischen Ländern; dem Patienten muß man seine manchmal zeigen
5) man wird von ihnen abhängig; nach einer Vergiftung mit ihnen ist man sehr aggressiv
6) Auslöser für Aggressionen, wenn man etwas nicht bekommt und keine Möglichkeiten mehr sieht
7) werden sie nicht erfüllt, kann der Patient aggressiv werden; man richtet sie auch an das Christkind
8) Sedierung; bei Gefahr der Gewaltanwendung sollte man den Patienten mit Worten besänftigen
9) C_2H_5OH; bei einer Vergiftung mit ihm kann man auch aggressiv werden; Volksdroge
10) der Patient verweigert etwas, und trotzdem tut man es; eine Jacke hat ihren Namen von ihm
11) psychische Krankheit mit erhöhter Aggressionsbereitschaft; zwanghaftes Verhalten
12) bei Gefahr sollte man sie vermeiden; man kann jemanden mit einer Situation ???

1	(1)		G										
2	(2)	E		A									
3		A		(3)	E								
4	G	(4)			Z								
5		R			(5)	N							
6	F			(6)	T					O			
7		U		N	(7)								
8	B				H	(8)				G			
9		L		(9)			L						
10	Z			(10)	G								
11		A			I	(11)							
12	K			(12)	F					T			

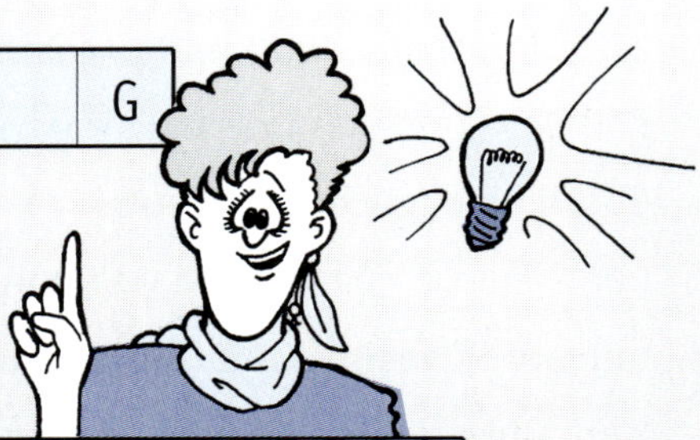

1	2	3	4	5	6	7	8	9	10	11	12

Qualitative Bewußtseinsstörungen

Aufgabe 10
PH Tab. 36.18

Ordnen Sie den Bewußtseinsstörungen ihre Symptome zu!

1) Bewußtseinseintrübung
2) Bewußtseinseinengung
3) Bewußtseinsverschiebung

a) ekstatisch fasziniert durch eine einzige Sache
b) schildert umfassende Erkenntnisse und Einsichten; spricht auf Außenreize nur vermindert an
c) verwirrt, desorientiert

Orientierungsstörungen

Aufgabe 11
PH Tab. 36.20

Durch welche Fragen testen Sie die Orientierung des Patienten?

a) zeitliche Orientierung: ....
b) örtliche Orientierung: ....
c) situative Orientierung: ....
d) eigene Person: ....

Diagnostik und Störungen

Aufgabe 12
PH 36.2

Tragen Sie die beschriebenen Begriffe in die Kästchen ein! Das „ERNSTL" ist als kleine Hilfe vorgegeben.

1) sie ist gestört, wenn man Wahrnehmungen und Empfindungen nicht mehr speichern kann
2) sie ist gestört, wenn man nicht mehr weiß, wer man ist, welcher Tag ist oder wo man sich befindet
3) deutsches Wort für „Phobie"; man fürchtet etwas
4) es zeichnet den Menschen aus (Cogito, ergo sum!); findet im Gehirn statt
5) sie ist gestört, wenn man Halluzinationen hat
6) sie ist gestört, wenn man sich Wahrnehmungen und Empfindungen nicht mehr ins Gedächtnis rufen kann

7) im Deutschen würde man „Gefühle“ sagen

8) Abkürzung; Ableitung der Reaktionspotentiale des Herzens durch Elektroden an der Brustwand

9) zu deutsch: Lebenslauf

10) Summe der Eigenschaften einer Person, die das individuelle Verhalten und Erleben bestimmen

11) Kraft, etwas zu tun; beim Auto ist es der Motor

12) Ideen und Handlungsimpulse drängen sich immer wieder auf; man muß etwas tun

13) Raum, in dem Blut, Urin und vieles andere mehr zur Diagnosefindung untersucht wird

14) Gesamtheit aller psychischen Vorgänge, verbunden mit dem Wissen um das eigene Ich und die Subjektivität dieser Vorgänge

15) Abkürzung; Ableitung der Reaktionspotentiale des Gehirns mittels Elektroden auf der Kopfhaut

16) Abkürzung; bildgebendes Verfahren mittels Röntgenröhre; Schichtröntgen des Körpers möglich; leider schwarzweiß

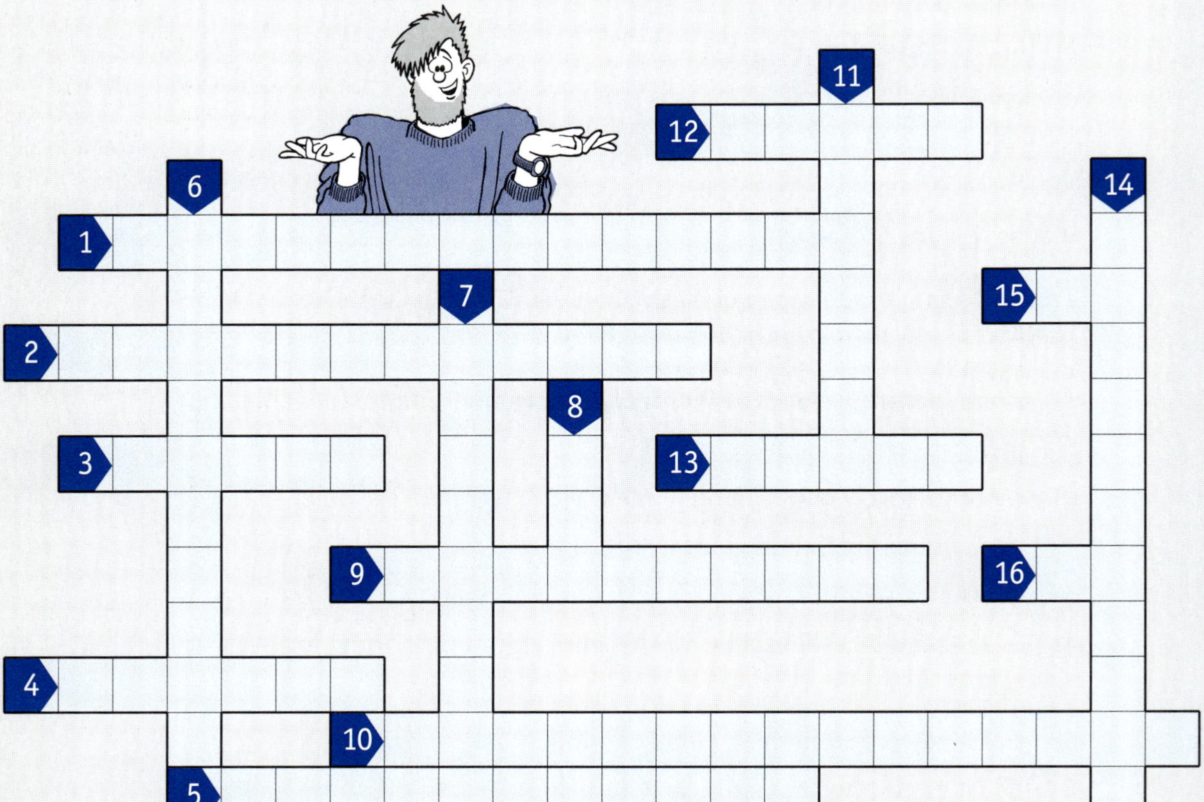

Begriffsbestimmungen

Ordnen Sie den folgenden - in der psychiatrischen Pflege häufig verwendeten Begriffen - die richtige Erklärung zu!

Aufgabe 13
PH 36.2

1) Affektivität: ...
2) Ambivalenz: ...
3) Amnesie: ...
4) Antriebsarmut: ...
5) Depression: ...
6) Euphorie: ...
7) Halluzination: ...
8) Hypochonder: ...
9) Illusion: ...
10) Katalepsie: ...
11) Phobie: ...
12) Stereotypie: ...
13) Wahn: ...

a) Verkennung tatsächlich vorhandener Sinneseindrücke
b) gesteigertes Wohlbefinden; Glücksgefühl
c) objektiv falsche Überzeugung; wird vom Patienten mit großer Gewißheit erlebt
d) gleichzeitige Existenz widersprüchlicher Gefühle
e) Angstgefühle angesichts bestimmter Objekte oder Situationen, die objektiv unbegründet sind
f) zeitlich oder inhaltlich begrenzte Gedächtnislücken
g) jemand, der sich eine Krankheit einbildet; er befürchtet, krank zu sein oder in Kürze zu erkranken
h) Emotionalität; Gesamtheit der Gefühlsregungen, Stimmungen und Selbstwertgefühle eines Menschen
i) Niedergeschlagenheit
j) Bewegungen oder Worte, die immer wieder gleichförmig wiederholt werden
k) Trugwahrnehmung; Sinnestäuschung; Wahrnehmungserlebnis ohne reales Objekt
l) Mangel an Initiative und seelischer Energie
m) Verharren in unnatürlicher Stellung

Manie

Aufgabe 14
PH 36.5.2

Verbinden Sie die Wörter zu sinnvollen Maßnahmen im Umgang mit manischen Patienten!

eigene	vor	beachten
Energie	sinnvoll	bestärken
Heiterkeit	Rahmen	geben
klaren	nicht	Geldausgaben
Schutz	nicht	umleiten
Wahnideen	Grenzen	zeigen

Suchtkrankheiten

Aufgabe 15
PH 36.6
+ 36.6.1

Sorgen Sie für eine sinnvolle Reihenfolge!

1) Stadien: Gewöhnung - Abhängigkeit - Mißbrauch

....

2) Phasen: Resozialisierung - Motivation - Entwöhnung - Entgiftung

....

Umgang mit Süchtigen

Aufgabe 16
PH 36.6.1

Entwirren Sie den Wortwurm!

Rückfällegehörenzurkrankheitgutgläubigkeitimumgangmitdempatientenist falschstarkerpsychischerdruckauchfürdiepflegendenkrankenichtinihrerrea litätsfluchtbestärkenselbstwertgefühlvonsüchtigenkräftigen.

....

....

....

....

....

Pflege bei Entzugsdelir

Aufgabe 17
PH 36.6.2

Finden Sie die richtigen Aussagen!

1) Zeichnet sich ein beginnendes Delir ab, wird der Patient engmaschig überwacht und sofort der Arzt informiert.
2) Bei höherem Fieber werden fiebersenkende Maßnahmen ergriffen.
3) Wegen der Gefahr einer Kontamination werden Handschuhe und Mundschutz getragen.
4) Der Patient wird mit möglichst vielen Kissen und Decken gepolstert.
5) Aufgrund der Sturzgefahr darf der Patient nur in Begleitung auf die Toilette gehen.
6) Viele der Patienten müssen fixiert werden, um sich und das Personal zu schützen.
7) Manchmal ist eine permanente Überwachung durch eine Sitzwache angebracht.
8) Der Patient muß durch dicke Kleidung vor einer Unterkühlung geschützt werden.

Konversionsstörungen

Aufgabe 18
PH 36.9

Tragen Sie die fehlenden Buchstaben in den Text und gleichzeitig in die Lösungszeile ein, um mehr über die Pflege zu erfahren.

Eine ...onv...rs...onsstöru...g od...r auch Kon...ersionsn...u...ose ist als eine psyc...ische Erkr...nkung definie...t, die ...it körper...ichen Beschwerden ...hne pathologi...che Organveränder...nge... an...egeben wird; sie kann Au...druck eines verdrängten ps...chischen Konfliktes sein. Besonders häufig sind zu... Beis...iel Zit...ern ...der Läh...ung...n, Anfäll..., Schme...zen, Erbreche... oder ...ogar ...aub- u...d Blindh...it. Auffällig ist weiter...in, daß die Sy...ptome vor groß...m Publikum in der Regel stärker werde....

... ...
... ...

Grundlagen der Anästhesiepflege

Vor der Narkose

Aufgabe 1
PH 37.2.2

Bevor mit der Narkose begonnen wird, muß noch einiges beachtet werden. Welcher Punkt paßt jedoch nicht dazu?

a) Identität des Patienten prüfen.

b) Sich dem Patienten vorstellen.

c) Unterlagen auf Vollständigkeit prüfen.

d) Einverständniserklärung zur Narkose kontrollieren.

e) Etwas zum Trinken anbieten.

Umgang mit Medikamenten

Aufgabe 2
PH 37.3

In der Anästhesie werden die einzelnen Injektionslösungen meistens aufgezogen.
Bewerten Sie dazu die Aussagen im einzelnen und im Zusammenhang auf Richtigkeit!

1) Die aufgezogenen Medikamente brauchen nicht zur späteren Identifzierung beschriftet zu werden,

2) weil in der Anästhesie die Regelung gilt, daß sich nur eine Person vollständig um die Medikation kümmert.

	Aussage 1	Aussage 2	Kombination
A	falsch	falsch	richtig
B	richtig	falsch	sinnlos
C	falsch	falsch	falsch
D	falsch	richtig	richtig
E	richtig	richtig	richtig

Muskelrelaxantien

Aufgabe 3
PH 37.3.2

Nach Gabe von Muskelrelaxantien werden manchmal Antagonisten eingesetzt, die die Wirkung des Muskelrelaxans aufheben. Dies stellt konkrete Anforderungen an die Überwachung des Patienten.
Der Text, der dies beschreibt, hat jedoch einige Lücken. Ergänzen Sie diese Lücken sinnvoll mit den genannten Wortstücken!

stills-abg-nger-Atem-nen-Muske-Vitalf-tand-lä-eklungen-lrelax-unktio-ans

Die Halbwertszeit eines nichtdepolarisierenden Muskelrelaxans kann .... sein als die seines Gegenmittels. Dadurch kann die vorübergehend aufgehobene Wirkung des .... wieder eintreten. Dies kann p.o. im Aufwachraum oder sogar noch auf der Station zum .... führen. Deshalb müssen nach einer Antagonisierung die .... solange überwacht werden, bis die Wirkung des Muskelrelaxans sicher .... ist.

Kontrolle der Beatmung

Aufgabe 4
PH 37.5.1

Es ist verständlich, daß gerade in der Anästhesie besonders sorgfältig auf die Atmung und Beatmung geachtet werden muß. Welche der genannten Kriterien sprechen für eine korrekte Beatmung?

1) rosige Farbe von Lippen und Fingernägeln	a) Nur 1, 3 und 5 sind richtig.
2) normale Farbe von arteriellem und venösem Blut	b) Nur 1 ist richtig.
3) Normalwerte bei Blutdruck und Puls	c) Nur 1, 2 und 3 sind richtig.
4) seitengleiche Thoraxbewegungen	d) Nur 2 und 4 sind richtig.
5) erwartungsgemäße Auskultationsgeräusche beider Lungen	e) Alle Antworten sind richtig.

Der Anästhesiearbeitsplatz

Aufgabe 5
PH 37.6

Der Text beschreibt einige Grundsätze, die in der Anästhesie von Bedeutung sind.
Unterstreichen Sie jeweils die richtige Aussage!

Nach / Während / Vor - jeder Anästhesie müssen - einige / alle / handbetriebene - Geräte auf Funktionstüchtigkeit, das Instrumentarium auf Vollständigkeit und Funktionstüchtigkeit und die Medikamente und Infusionslösungen auf Vollständigkeit und - Herstellernamen / Verfallsdatum / Wirksamkeit - kontrolliert werden. Sowohl im Routinebetrieb als auch im - Urlaub / Notfall / Kaufhaus - ist die funktionstüchtige und vollständige Ausrüstung des Anästhesiearbeitsplatzes von - großer / unerheblicher / negativer - Bedeutung für den - Patienten / Krankenhausträger / Hersteller.

Hygiene in der Anästhesie

Aufgabe 6
PH 37.6.7

Welche Maßnahme ist für die Anästhesie unnötig?

a) Wischdesinfektion aller Oberflächen
b) Sterilisation der geeigneten Metall- und Kunststoffteile
c) chirurgische Händedesinfektion
d) Desinfektion von Materialien durch Einlegen in Lösungen
e) Tragen von Mundschutz, Kopfhaube, OP-Schuhen und Bereichskleidung

Prämedizierte Patienten

Aufgabe 7
PH 37.7.2

Welcher Grundsatz ist im Zusammenhang mit prämedizierten Patienten besonders für das Anästhesiepersonal von Bedeutung?

a) Der Patient darf auf keinen Fall aufstehen.
b) Gespräche mit dem Patienten sollten unterlassen werden.

c) Patienten dürfen nicht unbeaufsichtigt gelassen werden.
d) Äußerungen des Patienten können nicht ernst genommen werden.
e) Prämedizierte Patienten sollten unmittelbar vor der Narkose nochmals die Toilette aufsuchen.

Tuben in der Anästhesie

Aufgabe 8
PH 37.8.1 - 37.8.3

In der Anästhesie gibt es unterschiedliche Tuben, die den jeweiligen Anforderungen angepaßt sind. Die Wahl des richtigen Tubus ist zwar Aufgabe des Arztes, trotzdem sollte auch das Pflegepersonal über die Funktion Bescheid wissen. Ordnen Sie den Tubusbezeichnungen die jeweils passende Beschreibung zu!

a) Der Oxford-Tubus ...
b) Die Larynxmaske ...
c) Der Guedel-Tubus ...
d) Der Magill-Tubus ...
e) Der Wendl-Tubus ...
f) Der Woodbridge-Tubus ...

1) ... findet Anwendung bei der Intubationsnarkose. Seine Metallspirale verhindert zum Beispiel bei Operationen im HNO-Bereich das Abknicken des Tubus durch extreme Lagerung.
2) ... verschließt mit dem aufblasbaren Luftkissen den Kehlkopfeingang.
3) ... fällt besonders durch seine rechtwinklige Form auf, die eine zu tiefe Intubation verhindert. Der starre und unflexible Tubus erleichtert schwierige Intubationsverhältnisse.
4) ... liegt ausschließlich im Mundraum, wird mit einer drehenden Bewegung eingeführt und verhindert das Zurückfallen der Zunge. Dadurch werden die Luftwege freigehalten.
5) ... wird durch die Nase bis in den Rachenraum eingeführt und verhindert so eine Verlegung der Atemwege.
6) ... ist halbmondförmig gebogen und kann sowohl oral als auch nasal intubiert werden.

Intubationsset

Aufgabe 9
PH 37.8.3

In der Abbildung sehen Sie die wichtigsten Materialien, die für eine Intubation benötigt werden.
Ordnen Sie den aufgezählten Materialien die entsprechenden Ziffern in der Abbildung zu!

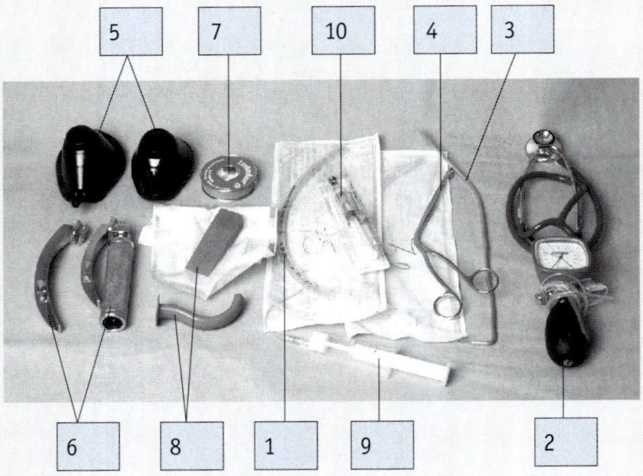

a) Atemmasken in verschiedenen Größen
b) Laryngoskop mit unterschiedlichen Spatelgrößen
c) Blockerspritze
d) Pflaster zum Fixieren des Tubus
e) Magillzange bei nasaler Intubation
f) Guedel-Tubus
g) Magill-Tuben in unterschiedlichen Größen oder je nach Anforderung andere Tuben
h) Führungsstab
i) Cuffmanometer
j) anästhesierendes Gleitgel

Komplikationen

Aufgabe 10
PH 37.8.3

Vor, während und auch nach einer Intubationsnarkose können Komplikationen auftreten. Dies hat auch Auswirkungen auf die Krankenbeobachtung, die sorgfältig und aufmerksam durchgeführt werden muß. Unterstreichen Sie jeweils die richtige Aussage!

Bei der - Extubation / Intubation / Anamnese - wird der Tubus entweder durch den Mund oder durch die Nase bis in den Rachenraum eingeführt. Unter Sicht mit Hilfe eines - Stethoskops / Mikroskops / Laryngoskops - wird die Engstelle der Stimmritzen überwunden.
Auf diesem Weg kann es bereits zu Verletzungen der Zähne, Lippen, Mundschleimhaut, - Stimmbänder / Kreuzbänder / Schilddrüse - oder Trachea kommen.
Gelangt der - Führungsstab / Speisebrei / Tubus - in den Ösophagus,

macht sich dies durch ein aufgeblähtes Abdomen, Blubbern über dem Magen und - gehetztes / fehlendes / normalems - Atemgeräusch bemerkbar.

Auch während der Narkose gibt es Komplikationen, wie zum Beispiel das Verrutschen des Tubus oder die Verlegung der Atemwege durch Sekret und Blut.

Ebenso stellen der Tubus und das gesamte Beatmungssystem eine potentielle Fehlerquelle dar, so daß die Funktionstüchtigkeit aller - Personen / Komponenten / Biosysteme - ständig überprüft werden muß.

Nach der Extubation kann die - Atmung / Herztätigkeit / Freizeitgestaltung - durch einen Laryngospasmus oder durch Aspiration behindert werden.

Insgesamt ergeben sich viele Fehlerquellen, die das Leben des Patienten massiv gefährden können. Deswegen sei nochmals auf die Wichtigkeit der ständigen Überwachung hingewiesen.

Anästhesie bei nicht nüchternen Patienten

Aufgabe 11
PH 37.11.1

Stimmen Sie folgender Aussage zu?

Bei Notfällen, die eine sofortige Operation nötig machen, muß auf das Nüchternsein des Patienten verzichtet werden. Kernproblem ist drohendes Erbrechen während der Intubation und dadurch eine Verlegung der Atemwege. Deswegen wird vor der Intubation der Magen abgesaugt. Die Intubation muß unter ständiger Bereitschaft zum Absaugen erfolgen.

a) Die Aussage ist richtig.

b) Die Aussage ist falsch.

Aufgabe 12
PH 37.12

Der Aufwachraum

Nach einer Operation werden die Patienten zur weiteren Kontrolle im Aufwachraum betreut. Hier müssen vielfältige Dinge beachtet werden, bevor der Patient auf die Station verlegt werden kann.
Im Kreuzworträtsel wird nach den wichtigsten Punkten gefragt. Lösen Sie das Kreuzworträtsel, und finden Sie heraus, wie das Lösungswort lautet!

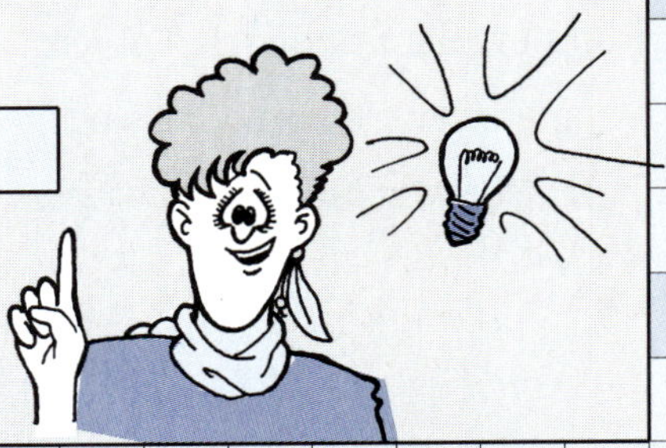

1) die „Funktion" dieses Organs kann anhand Blutdruck, Puls und Frequenz eingeschätzt werden
2) die Abkürzung RR beschreibt diesen Parameter, der regelmäßig gemessen wird
3) diese Funktion dient dem Gasaustausch und wird auf Rhythmus und Frequenz beobachtet
4) ist diese „Ausscheidung" erniedrigt, kann dies ein Zeichen von Hypovolämie oder einem Blutdruckabfall sein; ebenfalls muß kontrolliert werden, ob die Ablaufvorrichtung frei durchgängig ist
5) nach den meisten Operationen dienen diese Ablaufvorrichtungen zum Beispiel dem Sekretablauf aus Wunden oder dem Magen
6) hat der Patient keine neurologischen Ausfälle, eine normale Pupillenreaktion und ist er ansprechbar, so ist der Patient bei ???

1	2	3	4	5	6	7	8	9	10	11

38 Grundlagen der Intensivmedizin und Intensivpflege

Aufgaben der Intensivpflege

Aufgabe 1
PH 38.1.1

Verbinden Sie die passenden Wörter zu Aufgaben!

spezielle	Bedienung	den	ATL
lückenlose	bei	der	Diagnostik
sichere	bei	der	Geräte
Assistenz	bei	der	Kranken
Hilfe	Beobachtung	des	Patienten
Unterstützung	Überwachung	des	Reanimation

Intensivüberwachung

Aufgabe 2
PH 38.3.1

Aus Versehen hat jemand die Tagespflegekurve auf der Intensivstation in kleine Fetzen gerissen. Ordnen Sie die einzelnen Werte einem Parameter zu, also z.B. „120 mg/dl“ zu „Blutzucker“.

1) unruhig und aufgedreht, aggressiv	a) Atemfrequenz
2) blaß, kaltschweißig	b) Bewußtsein
3) somnolent, apathisch, komatös	c) arterieller Blutdruck
4) 125 Schläge/Minute	d) O_2-Sättigung
5) Kammerflimmern, Asystolie	e) Haut
6) 160/90 mm Hg	f) Verhalten
7) 8 cm H_2O	g) Temperatur
8) 12 Züge / Minute	h) EKG
9) 39,1°C	i) ZVD
10) 96%	j) Herzfrequenz

Intubation

Aufgabe 3
PH Abb. 38.14

Bringen Sie die einzelnen Schritte in eine sinnvolle Reihenfolge!

1) Pflegeperson bläst den Cuff auf
2) Pflegeperson dokumentiert die durchgeführte Maßnahme
3) Pflegeperson beatmet den Patient mehrmals mit dem Beatmungsbeutel
4) Pflegeperson fixiert den Tubus
5) Das Bett wird flach gestellt, Kissen und Kopfteil entfernt
6) Arzt inspiziert die oberen Atemwege mit dem Laryngoskop, macht sie bei Bedarf durch Absaugen frei
7) Arzt führt den Tubus unter Sicht durch die Stimmritze in die Trachea ein
8) Arzt kontrolliert die gleichmäßige Belüftung beider Lungen mit dem Stethoskop

Beatmungsformen

Aufgabe 4
PH 38.4.1

Weisen Sie der jeweiligen Beatmungsform ihre Abkürzung und die richtige Beschreibung zu!

A) Intermittierende Überdruckbeatmung: ....
B) Kontinuierliche Überdruckbeatmung mit PEEP: ....
C) Spontanatmung mit gelegentlicher intermittierender Beatmung: ....
D) Spontanatmung mit kontinuierlichem positivem Atemwegsdruck: ....
E) Druckunterstützung bei der Spontanatmung: ....

1) CPAP
2) ASB
3) CPPV
4) IPPV
5) IMV

a) vollständige Übernahme der insuffizienten Beatmung durch ein Beatmungsgerät; positiver Atemwegsdruck in In- und Expiration
b) vollständige Übernahme der insuffizienten Beatmung durch ein Beatmungsgerät; nach der Expiration fällt der Beatmungsdruck auf Null
c) Unterstützung der Spontanatmung durch ein Beatmungsgerät; Patient bestimmt Beginn und Ende des Atemzugs und das Atemzugvolumen, er wird nur in der Atemarbeit unterstützt
d) Unterstützung der Spontanatmung durch ein Beatmungsgerät; festgesetzte Mindestanzahl von Atemzügen / Minute
e) Unterstützung der Spontanatmung durch ein Beatmungsgerät; Einatmung wird durch kontinuierlichen Luftstrom in die Lunge erleichtert, Ausatmung gekräftigt

Erstmaßnahmen bei Volumenmangelschock

Aufgabe 5
PH 38.5.1

Finden Sie die richtigen Aussagen im Wortwurm!

Patientenberuhigenundhinlegenbeinehochlagernsauerstoffgabeblutungens tillenzugängelegenkatecholamineverabreichenbeibedarfschmerzmedikame nteundsedativainfusionstherapie.

....

....

....

....

....

....

....

....

Erstmaßnahmen bei kardiogenem Schock

Aufgabe 6
PH 38.5.1

Begründen Sie kurz die Maßnahmen!

1) Oberkörper erhöht, Beine tief lagern

   ....

2) Sauerstoffgabe

   ....

3) evtl. unblutiger Aderlaß

   ....

4) Infusionsgeschwindigkeit drosseln

   ....

5) Diuretika geben

   ....

6) Nitrate, Dopamin- oder Dobutaminperfusor

   ....

Erstmaßnahmen bei anaphylaktischem Schock

Aufgabe 7
PH 38.5.1

Welche der folgenden Maßnahmen würden Sie durchführen, wenn Sie den Patienten nicht noch mehr schädigen wollten?

1) auslösenden Reiz beseitigen (z.B. Infusion, Transfusion)
2) den Arzt Digitoxin, Nifedipin und Glukagon spritzen lassen
3) den Arzt Adrenalin, Glukokortikoide und Antihistaminika spritzen lassen
4) den Patienten beruhigen
5) Oberkörper erhöht, Beine tief lagern

Pflege von Patienten mit Verbrennungen

Aufgabe 8
PH 38.5.2

Setzen Sie die vorgegebenen Wörter sinnvoll in die Lücken ein!

Abstrich - entfernt - gewogen - Infusionstherapie - Inhalationstrauma - Prognose - rasiert - Urinausscheidung - Wärmeverlust

Nach der Aufnahme wird der Patient entkleidet und ....
Schmutz- und Rußpartikel werden beim Duschen oder Baden ....
Die die Verbrennung umgebende Haut wird .... Die Wunde wird desinfiziert, Schweregrad, Ausdehnung und .... geschätzt. Nachdem der Arzt vielleicht Nekrosen abgetragen hat, wird ein mikrobiologischer .... entnommen.
Puls, Blutdruck, ZVD und .... werden stündlich kontrolliert, um den Flüssigkeitshaushalt zu beurteilen und die .... zu überwachen. Die Temperatur wird regelmäßig bestimmt, um den .... der Wunde zu ermitteln. Man achtet auf die Atmung, um ein .... frühzeitig zu erkennen.

Pflege nach Hauttransplantation

Aufgabe 9
PH 38.5.2

Unterstreichen Sie jeweils die richtige Aussage!

Nach einer - Amputation / Penetration / Transplantation - wird die Entnahmestelle mit Fettgaze abgedeckt und das betroffene Körperteil - hochgelagert / gekühlt / elastisch gewickelt -, um einer Ödembildung vorzubeugen.
Um eine Verschiebung des Transplantates zu vermeiden, darf die betroffene Körperregion bis zum ersten Verbandswechsel nicht - geröntgt / bewegt / sonographiert - werden. Ist dann das Transplantat leicht - schwarz / rosa / grün - gefärbt, so ist es wahrscheinlich angewachsen.
Bei Spalthauttransplantaten müssen - Wundränder / Rötungen / Blasen - durch Punktion eröffnet und abgetupft werden. Mit Meshgraft abgedeckte Stellen sezernieren Wundsekret, das - abgetupft / gewogen / belassen - wird.

Magenspülung

Aufgabe 10
PH 38.5.3

Nennen Sie mindestens 4 Kontraindikationen für eine Magenspülung!

....

....

....

....

Facetten der Intensivpflege

Aufgabe 11

Tragen Sie die gesuchten Begriffe in die Kästchen ein! Das „ERNSTL“ ist als kleine Hilfe schon vorgegeben.

1) anderes Wort für Geräte
2) Fremdwort für „Ausscheidung"; Bestimmung der Ein- und Ausfuhr
3) vorsorgliche Maßnahmen
4) wenn die rote Körperflüssigkeit dick wird; Quick und PTT sind ein Maß dafür
5) die Muskeln entspannen sich, z.B. durch Medikamente
6) die Ausscheidung wird durch sie bestimmt; Kreatinin ist ein Maß dafür
7) anderes Wort für Arzneimittel (Plural)
8) chemisch vom Brenzkatechin abgeleitete biogene Amine; z.B. Adrenalin, Noradrenalin, Dopamin
9) Seele, Gemüt
10) wir nehmen durch sie Sauerstoff auf und geben Kohlendioxid ab; man unterscheidet eine äußere und eine innere
11) wenn 1 die 10 übernimmt, spricht man von einer „maschinellen ..."
12) Fremdwort für „Verletzung"
13) röhrenförmiges Instrument zum Einführen in Hohlorgane oder Gefäße
14) Intensivüberwachung mit Hilfe eines Bildschirms
15) wie oft das Blut pro Minute durch den Körper gepumpt wird
16) Wärme; man mißt sie mit einem Thermometer
17) Bewußtlosigkeit; schwerster Grad der Bewußtseinsstörung
18) wie man den Patienten im Bett plaziert

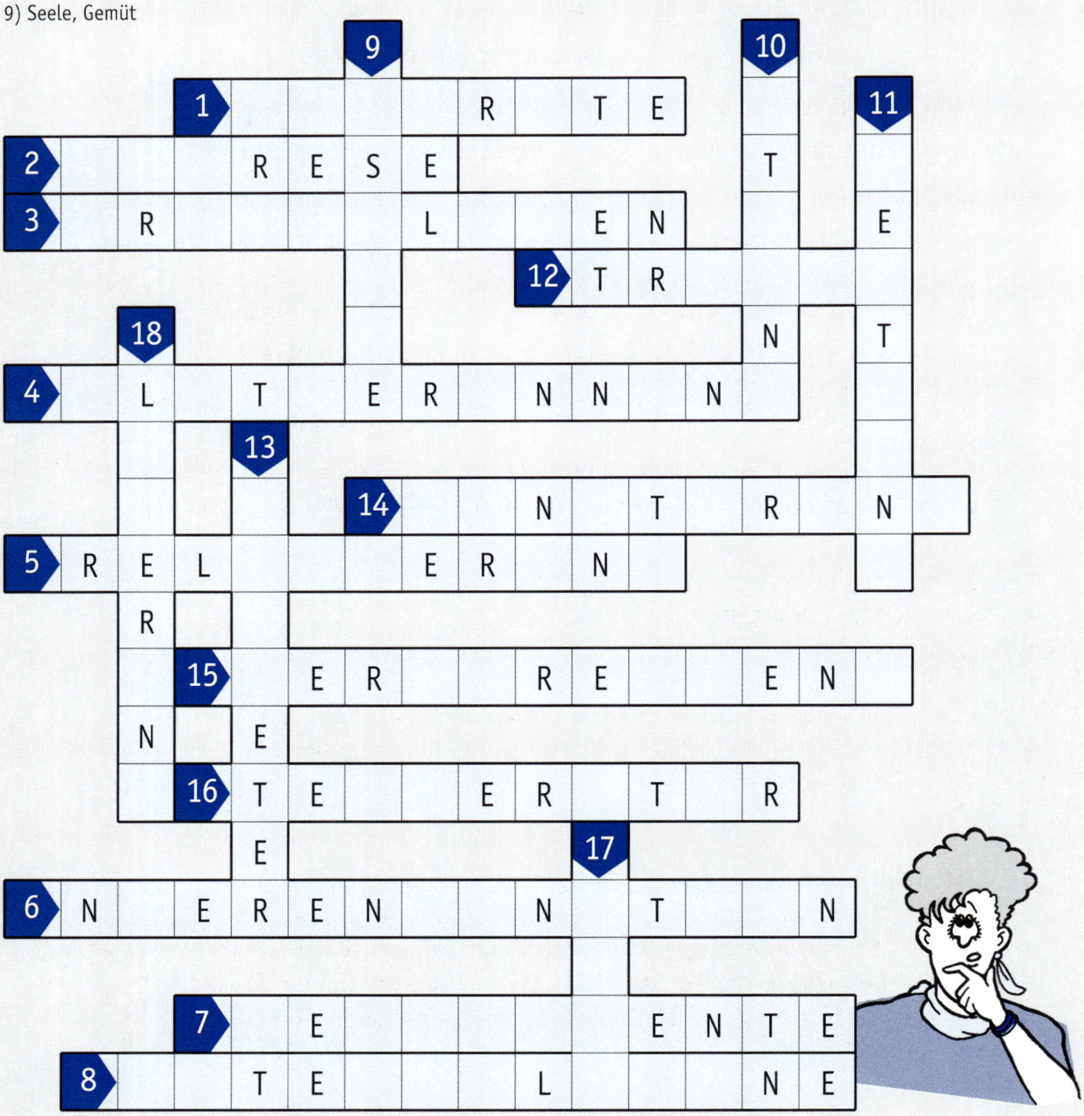

Mindmapping

Mindmapping

ist eine revolutionäre Methode, mit deren Hilfe Sie Gelerntes vor Prüfungen schnell und effektiv wiederholen können. Durch den Gebrauch von Schlüsselwörtern, die in logischen Pfaden miteinander verknüpft sind, werden Gedächtnis(land)karten (Mindmaps) geschaffen, die Zusammenhänge übersichtlich darstellen und das Lernen optimieren.

Gebrauchsanweisung

1. Benutzen Sie immer eine Hilfe, um sich auf der Mindmap zu bewegen, z.B. einen Leuchtstift, einen Buntstift oder einfach nur den Finger.
2. Starten Sie rechts oben und bewegen Sie sich im Uhrzeigersinn vorwärts.
3. Arbeiten Sie 25 Minuten konzentriert daran und gönnen Sie sich dann eine fünfminütige Pause, z.B. mit etwas Bewegung, Frischluft oder Tee/Kaffee. Lernen Sie nie mehr als zwei Stunden an einem Stück.
4. Lesen Sie mehrmals schnell die Überschriften zu einem Thema in Pflege heute und unterstreichen Sie die Schlüsselwörter. Sofern es sich um Ihr eigenes Buch handelt, sollten Sie keine Hemmungen haben!
5. Schauen Sie sich jetzt die dazugehörige Mindmap an. Streichen Sie nun die Schlüsselwörter an und seien Sie nicht zimperlich mit Querverweisen.
6. Betrachten Sie am nächsten Tag kurz die Mindmap und staunen Sie, an wieviel Sie sich erinnern können!
7. Rufen Sie sich die Mindmap ab und zu ins Gedächtnis zurück.
8. Unter Umständen kann es hilfreich sein, die Mindmap kurz vor dem Schlafengehen anzuschauen - einer Theorie zufolge festigt das Gehirn Informationen im Schlaf. Aber keine Garantie!

In diesem Kapitel finden Sie exemplarische Beispiele zu unterschiedlichen Themenkomplexen. Schreiben Sie uns Ihre Erfahrungen mit dieser Lernmethode, Kritiken und Verbesserungsvorschläge. Wir verlosen halbjährlich unter allen Einsendungen ein Buchgeschenk.

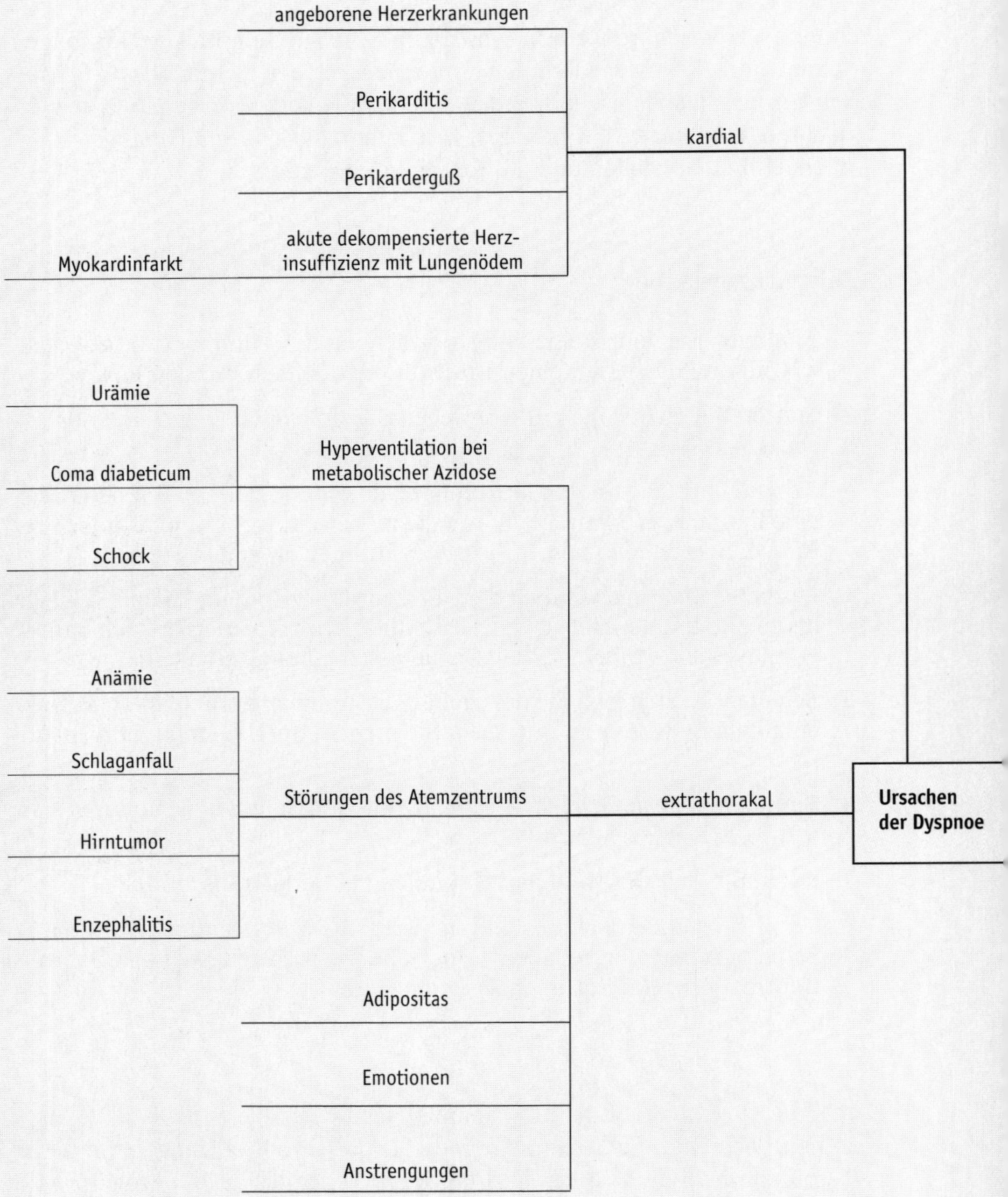
angeborene Herzerkrankungen
Perikarditis
kardial
Perikarderguß
akute dekompensierte Herz-insuffizienz mit Lungenödem
Myokardinfarkt
Urämie
Hyperventilation bei metabolischer Azidose
Coma diabeticum
Schock
Anämie
Schlaganfall
Störungen des Atemzentrums
extrathorakal
Ursachen der Dyspnoe
Hirntumor
Enzephalitis
Adipositas
Emotionen
Anstrengungen

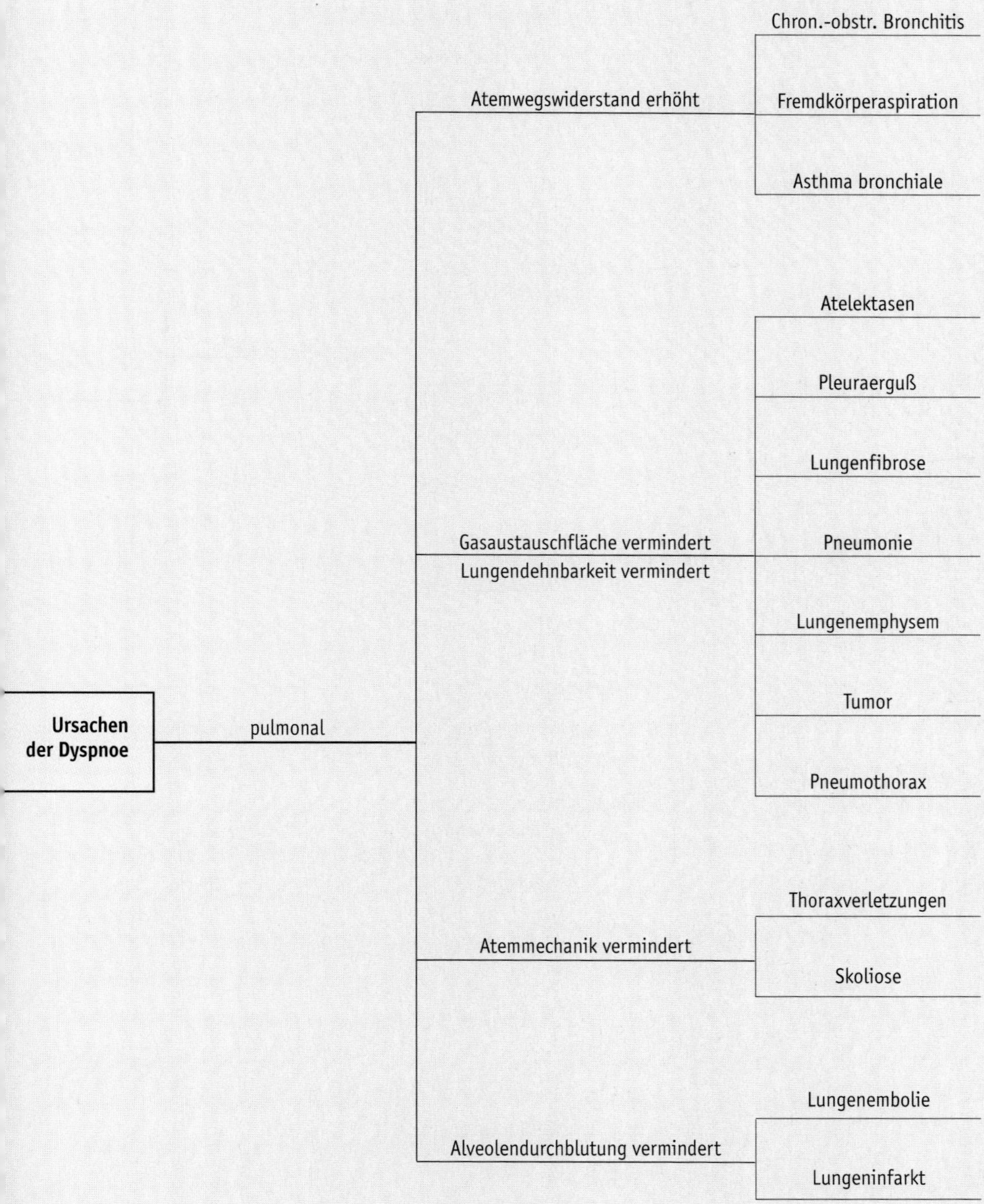
Ursachen der Dyspnoe
pulmonal
Atemwegswiderstand erhöht
Chron.-obstr. Bronchitis
Fremdkörperaspiration
Asthma bronchiale
Gasaustauschfläche vermindert
Lungendehnbarkeit vermindert
Atelektasen
Pleuraerguß
Lungenfibrose
Pneumonie
Lungenemphysem
Tumor
Pneumothorax
Atemmechanik vermindert
Thoraxverletzungen
Skoliose
Alveolendurchblutung vermindert
Lungenembolie
Lungeninfarkt

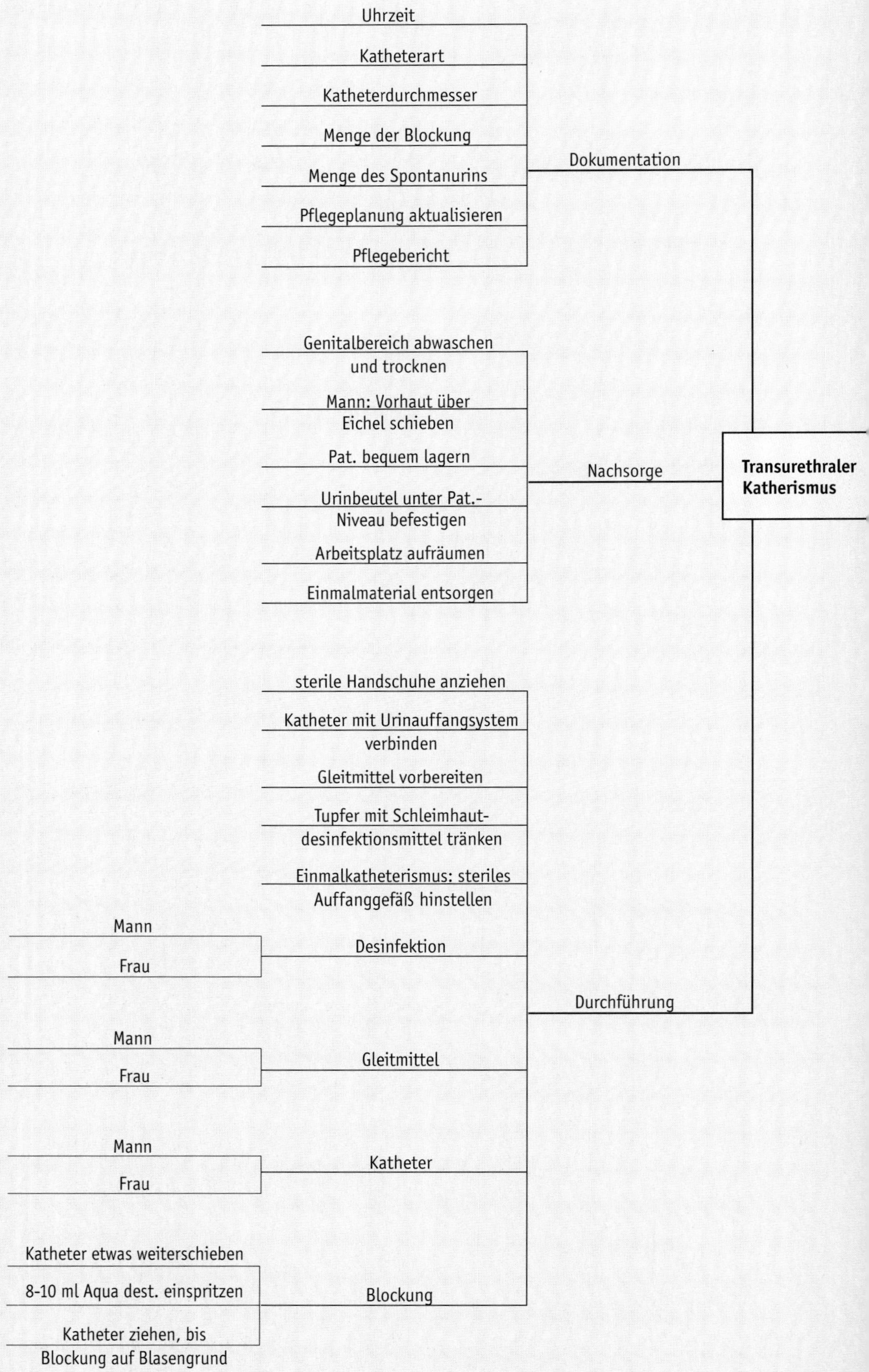
Transurethraler Katherismus
Dokumentation
Uhrzeit
Katheterart
Katheterdurchmesser
Menge der Blockung
Menge des Spontanurins
Pflegeplanung aktualisieren
Pflegebericht
Nachsorge
Genitalbereich abwaschen und trocknen
Mann: Vorhaut über Eichel schieben
Pat. bequem lagern
Urinbeutel unter Pat.-Niveau befestigen
Arbeitsplatz aufräumen
Einmalmaterial entsorgen
Durchführung
sterile Handschuhe anziehen
Katheter mit Urinauffangsystem verbinden
Gleitmittel vorbereiten
Tupfer mit Schleimhaut-desinfektionsmittel tränken
Einmalkatheterismus: steriles Auffanggefäß hinstellen
Desinfektion
Mann
Frau
Gleitmittel
Mann
Frau
Katheter
Mann
Frau
Blockung
Katheter etwas weiterschieben
8-10 ml Aqua dest. einspritzen
Katheter ziehen, bis Blockung auf Blasengrund

Transurethraler Katherismus

- Indikation
  - diagnostisch
    - Gewinnung von Katheterurin
    - Einbringen von Kontrastmittel
  - therapeutisch
    - Blasenentleerungsstörung
    - Harnabflußbehinderung
    - große OP
- Katheter
  - Material
    - Silikon
    - Silikon-Latex
    - PVC
  - Liegedauer
    - Einmalkatheter
    - Dauerkatheter
  - Form
    - Nelaton
    - Tiemann
    - Spülkatheter
  - Stärke
    - Mann
    - Frau
    - Kind
- Vorbereitung
  - Umgebung
    - Besucher und Mitpatienten aus dem Zimmer bitten
    - evtl. Sichtschutz aufstellen
    - Fenster schließen
    - Beleuchtung sicherstellen
  - Material
    - Arbeitsfläche schaffen
    - steril entpacken
    - Vollständigkeit prüfen
  - Pflegekraft
    - Vorgehen rekapitulieren
    - Hände desinfizieren
  - Patient
    - Information
    - Intimtoilette durchführen (lassen)
    - flach auf den Rücken lagern
    - Mann
    - Frau

- Wundmanagement
  - Drainagen
    - Redon-Drainagen
      - Wechsel bei Sogverlust
      - Menge dokumentieren
      - Sog kontrollieren
    - Robinson-Drainagen
      - Menge dokumentieren
      - Auffangbeutel unter Wundniveau
    - Laschen, Kurzdrains o.ä.
      - mehrmals täglich VW
      - bei infizierten Wunden
      - Kürzung je nach Heilung
  - Verbandwechsel
    - Reihenfolge
      - aseptische Wunde
      - bedingt aseptische Wunde
      - kontaminierte Wunde
      - septische Wunde
    - aseptisch
      - Keimverschleppung vermeiden
      - Wunde von innen nach außen reinigen
    - septisch
      - Schutzkittel anziehen
      - Wunde von außen nach innen reinigen
  - Wundauflage
    - geschlossene Wunden
      - kein Wundverband
      - nicht verklebende Wundauflage
    - offene Wunden
      - Hydrogel-Verbände
      - hydrokolloidale Verbände
      - gaspermeable Verbände
    - infizierte Wunden
      - Hydrogel-Verbände
      - hydrokolloidale Verbände
      - gaspermeable Verbände
  - Entfernung von Nahtmaterial
    - Zeitpunkt
      - meist 12.-14. p.o. Tag
      - Gesicht: 4.-7. p.o. Tag
      - Hals: ab 4. p.o. Tag
    - Arten
      - Einzelknopfnähte
      - Intrakutannähte
      - Klammern
    - Nachsorge
      - Desinfektion
      - Pflaster
- Schmerzen
  - Ursachen
    - Wundschmerz
    - zu straffe Verbände
    - falsche Lagerung
    - Blähungen
    - Harnverhalt
  - Therapie
    - systemisch medikamentös
      - Nicht-Opioid-Analgetika
      - nichtsteroidale Antirheumatika
      - Schwache Opioid-Analgetika
      - Starke Opioid-Anlagetika
    - lokal medikamentös
      - PDA-Katheter
      - periphere Nervenblockade
    - physikalisch
      - Hochlagerung
      - Ruhigstellung
      - Kühlung
- Kostaufbau
  - Magen-Darm-Trakt nicht eröffnet
    - kleine OP
      - 6 Std. p.o.: leichte Vollkost
      - 1. p.o. Tag: Vollkost
    - große OP
      - OP-Tag: nüchtern
      - 1. p.o. Tag: Tee
  - Magen-Darm-Trakt eröffnet
    - ab 3. p.o. Tag: Kostaufbau
    - 5.-7. p.o. Tag: nüchtern
    - danach: Kostaufbau
- Mobilisation
  - Katheter, Drainagen und Sonden sichern
  - evtl. Schmerzmittelgabe
  - schrittweise
  - Kreislaufkontrollen
  - Wunde schützen
  - frühestmöglich

Postoperative Pflege

- Übernahme aus dem AWR
  - Voraussetzungen
    - volles Bewußtsein
    - ausreichend Schutzreflexe
    - ausreichende Spontanatmung
    - stabile Herz-Kreislauf-Funktion
    - kaum Nachblutungen
  - Vorbereitung auf Station
    - Notfallzubehör bereithalten
    - Pflegeutensilien vorbereiten
    - Blutdruckapparat und Überwachungsblatt holen
    - Klingel überprüfen
    - Besucher aus dem Zimmer bitten
    - Lagerungshilfsmittel bereitlegen
    - Zimmer vorwärmen
  - Abholen vom AWR
    - Identitätsprüfung
    - Diagnose
    - OP
    - Anästhesie
    - Ableitungen
    - Pflegemaßnahmen
    - Zustand des Pat. im AWR
    - Nachbehandlung
- Überwachung
  - Bewußtsein
    - Lokalisation
    - Ansprechbarkeit
    - Orientiertheit
    - Pupillenreaktion
  - Schmerzen
    - Art
    - Intensität
  - Atmung
    - Rhythmus
    - Tiefe
    - Frequenz
    - Zyanose
    - Blässe
  - Herz-Kreislauf-Parameter
    - Puls
    - Blutdruck
    - ZVD
  - Temperatur
  - Urinausscheidung
    - Spontanurin
    - Katheter: Menge
  - Lagerung
    - Rückenlage
    - Kopf leicht erhöht
    - Speziallagerung nach bestimmten OP's
  - Venöse Zugänge
  - Infusionsprogramm
  - Transfusionen
  - Verband
    - Blutung
    - Einschnürung
    - Sensibilität d. Extremität
    - Durchblutung d. Extrmität
  - Drainagen
    - Art
    - Lage
    - Fixation
    - Fördermenge
- Komplikationen
  - Aspiration
  - Fieber
  - Harnverhalt
  - Herzinsuffizienz
  - Hypertonie
  - Laryngospasmus
  - Lungenembolie
  - Magen-Darm-Atonie
  - Respiratorische Insuffizienz
  - Schluckauf
  - Schmerzen
  - Übelkeit, Erbrechen
  - Verwirrtheit
  - Volumenmangel

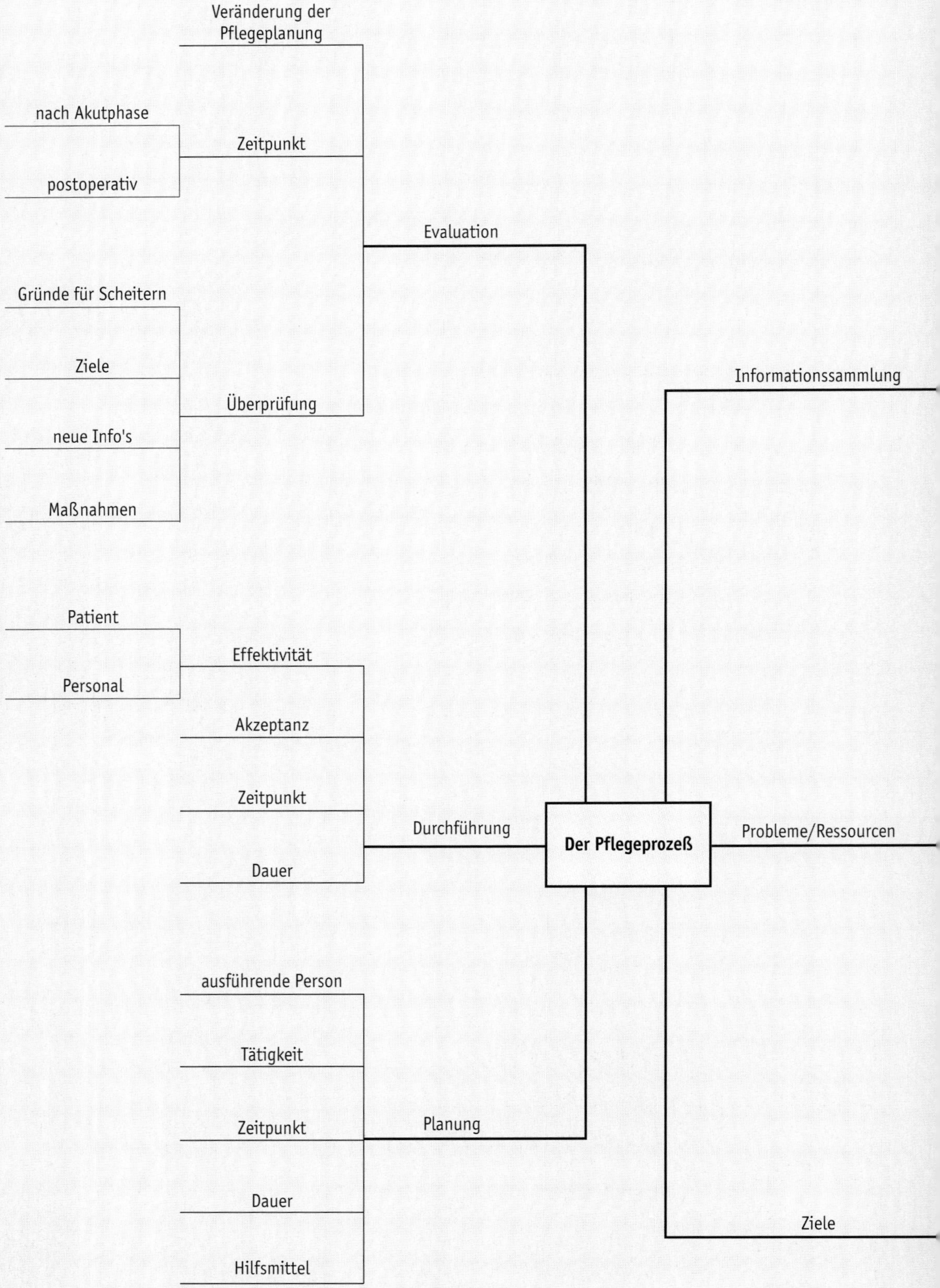

Veränderung der Pflegeplanung
nach Akutphase
Zeitpunkt
postoperativ
Evaluation
Gründe für Scheitern
Ziele
Überprüfung
neue Info's
Maßnahmen
Informationssammlung
Patient
Effektivität
Personal
Akzeptanz
Zeitpunkt
Durchführung
Der Pflegeprozeß
Probleme/Ressourcen
Dauer
ausführende Person
Tätigkeit
Zeitpunkt
Planung
Dauer
Hilfsmittel
Ziele

- Aufnahmegespräch
  - Probleme/Ressourcen bei ATL´s
    - Sich Bewegen
    - Sich Waschen und Kleiden
    - Atmen
    - Körpertemperatur regulieren
    - Essen und Trinken
    - Ausscheiden
    - Wach sein und Schlafen
    - Sich Beschäftigen
    - Kommunizieren
    - Sich sicher fühlen und verhalten
    - Sinn finden
    - Sich als Mann/Frau fühlen
  - Doku in Anamnesebogen
  - Einweisungsdiagnose
  - Krankengeschichte
  - Gewohnheiten/Vorlieben
  - Coping
  - Compliance
    - Unterstützung nötig
    - selbständig
  - Nebensächlichkeiten
    - Gespräch nötig
    - selbständig
- kontinuierlich im Pflegealltag
  - Beobachtung der Angehörigen
  - Beobachtung des Patienten
  - Doku im Pflegebericht
  - im Pflegebericht
  - Untersuchungsergebnisse
  - andere Teammitglieder

- Probleme
  - Selbstpflegedefizite
    - relevant
      - Ressourcen vorhanden
      - professionelle Hilfe nötig
    - irrelevant
  - Ursache
    - leicht zu beheben
    - schwer zu beheben
  - Dauer
    - langfristig
    - mittelfristig
    - kurzzeitig
- Ressourcen
  - Selbstpflegefähigkeiten
  - Coping
  - Compliance

- passend
- realistisch
- überprüfbar
- präzise

Lösungen

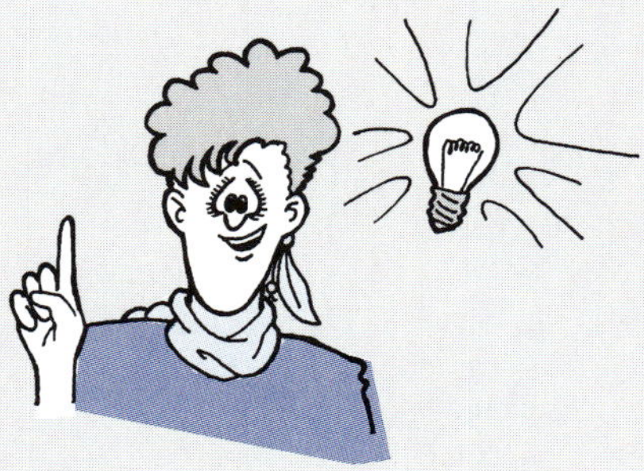

Kapitel 1

Aufgabe 1

Kranke - alte - behinderte - gesunde; Erhaltung - ganzheitliche - Körper - Psyche - soziale Umfeld

Aufgabe 2 a+c+e+f

Aufgabe 3

fundiertes Wissen - praktische Fertigkeiten - spezifische Ausbildung - Pflegeprozeß - Kompetenz - gerechte Bezahlung

Aufgabe 4

zentrierte - ganzheitliche - geplante - professionelle; Bedürfnissen - unterstützen - fördern - Grundbedürfnissen; Lebensmodell - Lebensaktivitäten - Prophylaxe; Henderson - Roper - Aktivitäten des täglichen Lebens; Selbstpflege-Defizit-Modell - Selbstpflegedefizit - professionelle Pflege

Aufgabe 5 a

Kapitel 2

Aufgabe 1

1 Informationssammlung; 2 Erfassen von Problemen und Ressourcen; 3 Festlegen der Pflegeziele; 4 Planung der Pflegemaßnahmen; 5 Durchführung der Pflegemaßnahmen; 6 Auswertung

Aufgabe 2

Einweisungsdiagnose - Untersuchungsergebnisse - Äußerungen des Patienten - Äußerungen der Angehörigen - eigene Beobachtungen

Aufgabe 3 b

Aufgabe 4 a+d

Aufgabe 5

Maß - Pflegequalität - Dienstanweisung - verbindlich - Strukturstandards - Prozeßstandards - Ergebnisstandards

Aufgabe 6

Eintragungen in das Dokumentationssystem sollen unmittelbar nach dem Ereignis erfolgen. Mit dokumentenechten Schreibgeräten soll der Ausführende selbst immer an der gleichen, allgemein bekannten Stelle dokumentieren. Ein Überkleben der Daten oder Übermalen mit Korrekturstiften ist verboten.

Aufgabe 7

1b+e; 2a+c+e

Aufgabe 8

1 Archiv; 2 Apotheke; 3 Wäscherei; 4 Ausbildung; 5 Aufnahme; 6 Fortbildung; 7 Schule; 8 Küche; 9 Kiosk; 10 Friseur; 11 Cafe; 12 Pforte; 13 Diagnostik; 14 Weiterbildung; 15 Kurier; 16 Bettenzentrale; 17 Labor; 18 Verwaltung; 19 Bücherei; 20 Seelsorge; 21 Physiotherapie
Lösung: Krankenhaus

Aufgabe 9

Krankenschwestern - Mentoren - Lehrer für Pflegeberufe - Praxisanleiter

Aufgabe 10 1c, 2b, 3a

Kapitel 3

Aufgabe 1

Ortswechsel, Rollenwechsel, Depersonalisation, Regression, Völlegefühl, Infantilisierung, Tachykardie, Aufnahme, Nervosität, Appetitlosigkeit, Hypertonie, Depressionen, Obstipation, Gereiztheit

Aufgabe 2

angemessene Leistungen - rücksichtsvolle Betreuung -

Verweigerung - Information - Schutz der Privatsphäre - Respektierung der Weltanschauung - Beschwerde

Aufgabe 3 c+e

Aufgabe 4
individuell - persönlichen Gespräch; Reinheitsempfinden - Gebet - Essen - Schlafen - Verhüllungen - Ernährung - Verneigung; Waschung - Mahlzeiten - vegetarische Kost; Gottesdiensten; Bluttransfusionen - Fremdblut

Aufgabe 5
1 Tod, 2 Angst, 3 Beschwerden, 4 Unterbewußtsein, 5 Psychologie, 6 Reflex, 7 Offenbarung, 8 Jugend, 9 Emotionen, 10 Konflikt, 11 Tief, 12 Interaktion, 13 Opfer, 14 Not
Lösung: Tabu, Projektion

Aufgabe 6
Vorschläge: 1. Konflikt erkennen; 2. Konflikt beschreiben; 3. Konflikt sachlich darstellen; 4. Lösung finden; 5. Umsetzung und Kontrolle

Kapitel 4

Aufgabe 1 a+b+d

Aufgabe 2
Pflegekräfte - Ärzte - Juristen - Philosophen - Theologen - Bürger der Gemeinde

Aufgabe 3
Um welches Problem geht es? - Wer soll entscheiden? - Wer soll in die Entscheidung mit einbezogen werden? - Wann soll entschieden werden? - Wie lautet die Entscheidung? - Wie ist die Entscheidung begründet?

Kapitel 5

Aufgabe 1
älter - früher - gewinnen; Kranken - Medikamenten - Begleitung - Ratschläge

Aufgabe 2
Hoere nie auf, anzufangen, fange nie an, aufzuhoeren!

Kapitel 6

Aufgabe 1
Umkehrisolierung - Standardisolierung - Strikte Isolierung

Aufgabe 2
1a+c+d+g, 2f+h+i, 3e+b

Aufgabe 3
Information - positiv - Kontakte - Zeitungen; Telefon - individuell - Beschäftigung

Aufgabe 4 a+c+d+e

Aufgabe 5 b

Aufgabe 6
Handschuhe tragen - Konzentrat in das Wasser geben - kaltes Wasser verwenden - Dosierung genau einhalten

Kapitel 7

Aufgabe 1 d

Aufgabe 2 c

Aufgabe 3
alle - kurz - objektiv - genaue - nicht

Aufgabe 4
b - e - a - d - c

Aufgabe 5 e

Aufgabe 6 b

Aufgabe 7
1c, 2d, 3e, 4a, 5b

Aufgabe 8
a3, b2, c5, d4, e1

Aufgabe 9 b

Aufgabe 10 1a, 2b

Aufgabe 11 c

Aufgabe 12
Todesangst - Angst - Hektik - Zimmer - verunsichert - Oberkörperhochlagerung - Vertrauen

Aufgabe 13
1 Tachykardie; 2 Bradykardie; 3 Asystolie; 4 Pulsdefizit; 5 Arrhythmie; 6 Extrasystole; 7 Pulsqualität
Lösungswort:
A. RADIALIS

Aufgabe 14 a2A, b1B

Aufgabe 15 a

Aufgabe 16 c

Aufgabe 17 b

Aufgabe 18 a2A, b1B

Aufgabe 19

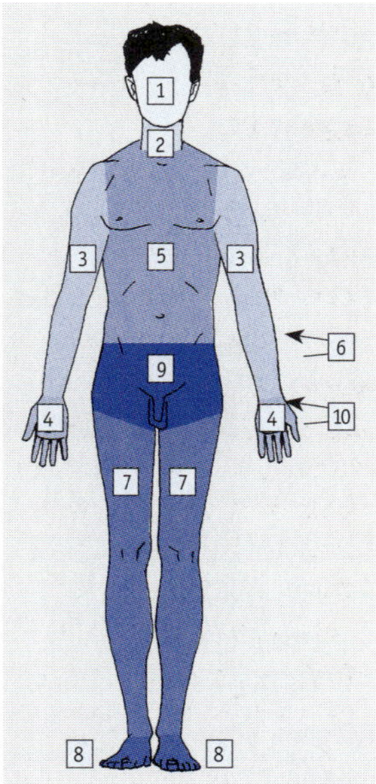

Aufgabe 20 b

Aufgabe 21 b

Aufgabe 22
1b, 2b, 3a, 4a

Aufgabe 23
geschnitten - leichter - Patienten - Fußpflegerin - besonders - schlecht

Aufgabe 24 c

Aufgabe 25
äußeren - inneren

Aufgabe 26 a

Aufgabe 27
bewußtlosen - Sonden - Patient - Borken - NaCl - Nase

Aufgabe 28
1 Beugung im Hüftgelenk; 2 Streckung im Hüftgelenk; 3 Abduktion; 4 Adduktion; 5 Innenrotation; 6 Außenrotation; 7 Anteversion; 8 Retroversion

Aufgabe 29
1b, 2c, 3a, 4a, 5c, 6b

Aufgabe 30 d

Aufgabe 31 1b, 2a

Aufgabe 32 a+b+d+e

Aufgabe 33
2 - 4 - 1 - 3 - 5

Aufgabe 34
wenig - fallen - hinter - Patienten - Kopf - aus

Aufgabe 35
1) Gehbock; 2) Gehstock; 3) Deltarad; 4) Rollator; 5) Rollstuhl; 6) Patientenlifter; 7) Gehwagen; 8) Gehstuetze
Lösungswort: BEWEGUNG

Aufgabe 36 a

Aufgabe 37
Wie - Was - Wann - Wieviel

Aufgabe 38
Zimmer vor dem Essen lüften - Störungen beim Essen durch z.B. Visite oder Verbandwechsel vermeiden - mehrere kleine Portionen richten - auf warmes Essen achten - Lieblingsspeisen anbieten - Angehörige bitten, beim Essen dabei zu sein - Appetit durch saure Speisen (Äpfel, Zitrusfrüchte) anregen

Aufgabe 39
Für das „Essen-Geben" sollte sich die Pflegekraft Zeit nehmen und Geduld haben. Bett und Bekleidung des Patienten werden mit einer Serviette geschützt. Die Pflegeperson sitzt neben dem Patienten, der Teller steht in Sichtweite. Die Portionen werden nach Zustand des Patienten gereicht, Geschwindigkeit und Reihenfolge bestimmt der Patient selbst. Nach dem Essen gönnt man dem Kranken einige Zeit Ruhe, erst dann bietet man Mund- und Zahnpflege an.

Aufgabe 40
Schnabelbecher; Eierbecher mit Saugfuß; Klammergabel; Trinkröhrchen; aufsteckbare Griffvorrichtungen für Gläser und Becher; Einhandbesteck; Schneidehilfen; Telleraufsatz; Teller mit erhöhtem Rand; Schnabeltasse; Besteckhalter

Aufgabe 41
Oberkörper zum Essen und Trinken hochlagern; anwesend sein beim Essen und Trinken; vor dem Essen Sekret absaugen; Speisereste nach dem Essen absaugen; nach dem Essen Mundhygiene durchführen; nach dem Essen Oberkörper für etwa 20 - 30 Minuten hochlagern; zum Essen und Trinken Zeit geben

Aufgabe 42 b+c+d

Aufgabe 43 a+b+d

Aufgabe 44
1a+b+d+h+i+k, 2c+e+f+g+j

Aufgabe 45
rissige - rauh - trocken - belegt - vermindert; konzentrierten - verlangsamt - verwirrt; Trinkverhalten - Ausscheidung - Getränk - Trinken

Aufgabe 46
a) axillar; b) oral; c) sublingual; d) rektal; e) inguinal; f) vaginal

Aufgabe 47
Gliederschmerzen - Kopfschmerzen - Tachycardie - glasige Augen - Lichtempfindlichkeit - Delir - heiße Haut - Mattigkeit - Wahrnehmungsstörungen - Abgeschlagenheit - Tachypnoe

Aufgabe 48
im Schüttelfrost Wärme zuführen; Zimmer abdunkeln und ruhig halten; Getränke und vitaminreiche, leicht verdauliche Kost anbieten; Vitalzeichen regelmäßig kontrollieren und dokumentieren; Prophylaxen je nach Gefährdung durchführen; physikalische Maßnahmen zur Fiebersenkung einsetzen

Aufgabe 49 a

Aufgabe 50
Unterstützung bei der Körperpflege anbieten; Schweiß abwischen; Intertrigoprophylaxe durchführen; vor Zugluft schützen; feuchte Kleidung und Bettwäsche wechseln; reichlich Flüssigkeit anbieten; kühle Abwaschungen anbieten

Aufgabe 51
1 Mittelstrahlurin; 2 Polyurie; 3 Urometer; 4 Pollakisurie; 5 Oligurie; 6 Anurie; 7 Enuresis; 8 Dysurie; 9 Miktion; 10 Inkontinenz;

!

11 Nykturie; 12 Restharn; 13 Pyurie; 14 Haematurie; 15 Harnverhalt; 16 Kontinenz
Lösungswort: MIKTIONSSTOERUNGEN

Aufgabe 52 a+b+d

Aufgabe 53
a) Magenblutung, Eisenpräparate; b) Röntgenkontrastmittel; c) Gallensteine, Hepatitis; d) rote Bete

Aufgabe 54
ausreichend trinken - sich frühzeitig bewegen - ballaststoffreich essen - stopfende Nahrungsmittel wie Schokolade und Weißbrot meiden

Aufgabe 55
Urinale - saugfähige Einlagen - Inkontinenzhosen - Blasenverweilkatheter

Aufgabe 56
Schwangerschaft, chronischem Alkoholkonsum; kaffeesatzartig; frisches, hellrotes; Miserere; nach

Aufgabe 57
Gesicht abwaschen - beschmutzte Kleidung und Bettwäsche wechseln - Mundpflege anbieten - Fenster öffnen

Aufgabe 58 a+c+d

Aufgabe 59
Mit einem ausländischen Patienten darf nicht im Telegrammstil oder in der Kindersprache geredet werden. Zum einen fühlt er sich dadurch zurückgesetzt, zum anderen kann er so die deutsche Sprache wohl kaum erlernen. Es sollen kurze, aber vollständige und grammatisch einwandfreie Sätze gebraucht werden. Auch bei ausländischen Patienten ist das „Duzen" unbedingt zu unterlassen.

Aufgabe 60
vor Betreten des Krankenzimmers anklopfen - Sichtschutz aufstellen bei der Körperpflege im Zimmer - Bettdecke nie ohne Vorankündigung wegreißen - vor jedem Eingriff ins Nachkästchen Patienten um Erlaubnis fragen - bei sehr persönlichen Gesprächen Mitpatienten aus dem Zimmer bitten - bei der Benennung der Geschlechtsteile keine Ausdrücke aus der Umgangssprache benützen

Aufgabe 61
Rätsel - Malen - Basteln - Lesen - Handarbeiten

Kapitel 8

Aufgabe 1
1a+b, 2c+d+e+f+g

Aufgabe 2
Nekrose - Erguß - Hypertrophie - Ödeme - Fibrose

Aufgabe 3
Funktionsstörung - Schmerz - Schwellung - Rötung - Überwärmung

Aufgabe 4 a+b+c

Kapitel 9

Aufgabe 1
gewährleisten - korrekte - Weiterleiten - gezielter - mehr - Arztes

Aufgabe 2 d

Aufgabe 3
1c, 2b, 3d, 4a, 5e

Aufgabe 4
1 Stauschlauch; 2 Einmalrasierer; 3 unsterile Handschuhe; 4 Hautdesinfektionsspray; 5 Kugeltupfer; 6 Pflaster; 7 Blutentnahmemonovette; 8 Punktionskanülen; 9 saugfähige Unterlage

Aufgabe 5 b

Aufgabe 6 e

Aufgabe 7
Patienten - Bettruhe - Komplikationen - anale - Biopsien - Entzündungszeichen - Narkose

Kapitel 10

Aufgabe 1
a+b+c+f+g

Aufgabe 2
Verfärbung des gesamten Medikaments; Flecken auf Tabletten; aufgeplatzt Oberflächen bei Dragees; verklebte Kapseln; Geruchsveränderungen bei Salben

Aufgabe 3
Dreimal - Herausholen - Entnahme - Wegstellen

Aufgabe 4
a+b+e

Aufgabe 5
1b, 2c, 3d, 4a

Aufgabe 6
s.c. - muskulär - kardial; Epidermis - Arterie - Gelenk

Aufgabe 7
1 Griffplatte; 2 Zylinder; 3 Konus; 4 Graduierung; 5 Kolben

Aufgabe 8
1 Kanülenspitze; 2 Schaft; 3 Kanülenansatz

Aufgabe 9
a) Wurde das Medikament korrekt gelagert?; b) Ist das Verfallsdatum noch nicht überschritten?; c) Ist die Ampulle unbeschädigt und ungeöffnet?; d) Ist das Medikament in Farbe und

!

Konsistenz unverändert?; e) Entsprechen die Angaben auf dem Etikett des Medikamentes der Anordnung des Arztes?

Aufgabe 10
1a+b+d, 2c+e+f

Aufgabe 11
a) flüssigkeitsdichte Unterlage; b) unsterile Handschuhe; c) Einmalrasierer; d) Hände-und Hautdesinfektionsmittel; e) Stauschlauch; f) sterilisierte Tupfer; g) Venenverweilkanülen verschiedener Größe; h) Abwurfgefäße; i) Materialien zur Fixierung und den Schutz des Zugangs; j) sterile Verschlußkappen; k) Lagerungskissen; l) Infusion zum Anschließen oder 5ml NaCl 0,9%; ggf. Materialien zur Lokalanästhesie

Aufgabe 12 c

Aufgabe 13 b

Aufgabe 14 a

Aufgabe 15
nüchtern - rasiert - einen Tag - Vitalzeichen - Nachblutungen - Sandsack

Aufgabe 16
a3, b5, c2, d4, e1

Aufgabe 17
a) soziale Rehabilitation; b) medizinische Rehabilitation; c) berufliche Rehabilitation

Aufgabe 18
1 Rogers; 2 Verhaltenstherapie; 3 Freud; 4 Phytotherapie; 5 Hahnemann; 6 Akupunktur

Kapitel 11

Aufgabe 1
Operation - Atem- - Abhust- - Aufsteh- - postoperative - Kontakt - vertrauensvolle - Bedeutung

Aufgabe 2
Ba1, Cb2, Cf3, Ag4, Ad5, Be6, Ad7, Ag8, Ch9, Ac10, Bi11

Aufgabe 3 d

Aufgabe 4 b

Aufgabe 5
1 Zahnprothese; 2 Kontaktlinsen; 3 Hoergeraet; 4 Wertgegenstaende; 5 Brille; 6 Kleidung; 7 Haarspange; 8 Schuhwerk; 9 Schmuck

Aufgabe 6 b

Aufgabe 7 STERIL

Aufgabe 8
Bewußtseinslage - Schutzreflexe - Spontanatmung - Kreislauf - Nachblutungen - Identität

Aufgabe 9 c

Aufgabe 10 1b, 2a, 3c, 4a, 5c, 6b

Aufgabe 11 3-4-2-1

Kapitel 12

Aufgabe 1 c

Aufgabe 2 c

Aufgabe 3 1Ba, 2Ab

Aufgabe 4
verurteilen - Patientinnen - vermeiden - negativen - Patientin - genetische - vaginale - auch

Aufgabe 5 a+c+d

Aufgabe 6
1d, 2a, 3c, 4b, 5e

Aufgabe 7 b

Aufgabe 8
1b, 2a, 3b, 4b, 5a, 6b, 7a

Aufgabe 9
Geburtsdatum - Geburtstermin - Uhrzeit - cava - linke - Herztöne - Kindes - hören - elastischen - gel - 1 - CTG - 30 - Frau - Medikamenten - CTG

Aufgabe 10

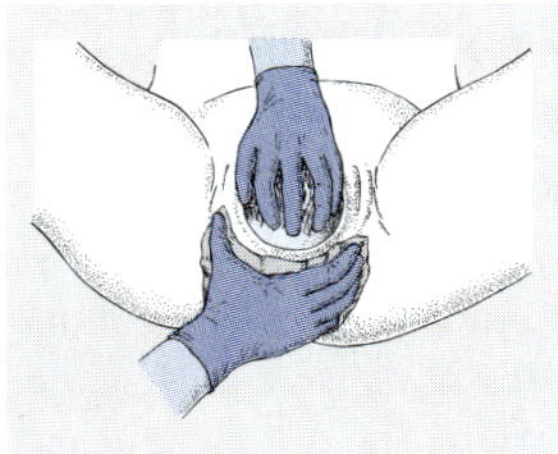

Aufgabe 11 b

Aufgabe 12
1 Abfalleimer; 2 Topfpflanzen; 3 Bettwaesche; 4 Haende; 5 Sauberkeit; 6 Bett; 7 Infizierten
Lösungswort: LOCHIEN

Aufgabe 13 d

Aufgabe 14
5a, 2e, 1c, 4d, 3b

Aufgabe 15 d

Aufgabe 16 b

Aufgabe 17
Geburt - Partner - viele - Kind - ruhebedürftig - Besuch

Aufgabe 18
a+c+d+e

Aufgabe 19
a3, b4, c1, d2, e5

Kapitel 13

Aufgabe 1 d

Aufgabe 2 b

Aufgabe 3
1c, 2e, 3a, 4b, 5e, 6d

Aufgabe 4 a+b+d

Aufgabe 5
jpdurglvtbfiasncohkeqm

Aufgabe 6
Der Kopf des Säuglings ruht auf dem Unterarm der Pflegeperson, ihre linke Hand greift in die Achsel-

höhle und hält das Kind sicher, wenn es sich bewegt.

Aufgabe 7
Wärmelampe - Wickeln - untere - Hautfalten - sparsam - Hautreizungen - Anus - Haut

Aufgabe 8 a

Aufgabe 9
1 Waermestau; 2 Bakterien; 3 Urin; 4 Luftabschluss; 5 Windelsoor
Lösungswort: STUHL

Aufgabe 10
weiter - problemlos - leicht - nicht - keine

Aufgabe 11 c

Aufgabe 12 a

Aufgabe 13
unberechenbar - Verletzungen - Eltern - Kind - Beschützers - Schmerz

Aufgabe 14
a2, b4, c5, d1, e3

Aufgabe 15
1 Temperatur; 2 Allgemeinbefinden; 3 Vitalzeichen; 4 Nahrungsaufnahme; 5 Ausscheidungen; 6 Exsikkose; 7 Haut; 8 Sepsis; 9 Meningitis
Lösungswort: THERMOMETER

Aufgabe 16 a+b+c+d

Aufgabe 17
1b, 2b, 3a, 4b, 5b, 6a

Aufgabe 18
B-3-g, b; C-1-c; A-2-a, d, e, f, h

Aufgabe 19 b

Kapitel 14

Aufgabe 1
genetisch - Lebensgeschichte - Lebensstil; biographischen - biologischen; Gesellschaft - sozialen - Familie - sozialen - Verlust - Aktionsmöglichkeiten; vorzeitigen - beschleunigt - entgegenwirken - sozialen

Aufgabe 2
1f, 2r, 3c, 4p, 5j, 6l, 7n, 8h, 9a, 10t, 11n, 12q, 13e, 14s, 15b, 16i, 17m, 18o, 19d, 20g, 21k

Aufgabe 3 b, c, e

Aufgabe 4
Stürze, Schwäche, Sehen, Inkontinenz, Immobilität, Tremor, Demenz, Verwirrtheit, Schwindel, Durst, Schlafprobleme, Symptome

Aufgabe 5
Aggressivität - Ängstlichkeit - Apathie - Desorientierung - Gangstörungen - Inkontinenz - Interesselosigkeit - Konzentrationsstörung - Merkfähigkeitsverlust - Stimmungslabilität - Zerstreutheit

Aufgabe 6
von oben nach unten: 2 - 1 - 1 - 2 - 1 - 2 - 2 - 1 - 2 - 1 - 1 - 2
„Gedenke der Quelle, wenn Du trinkst." und „Verhaßte Arbeit macht Dich zum Sklaven."

Kapitel 15

Aufgabe 1 5-1-2-4-3

Aufgabe 2 a

Aufgabe 3 e

Aufgabe 4 a

Aufgabe 5 a

Aufgabe 6
1a, 2b, 3b, 4b, 5a, 6b, 7a, 8b

Aufgabe 7 c

Aufgabe 8
Stille - Würde - entfernt - sicher - Angehörigen - Unterschrift

Aufgabe 9 d

Aufgabe 10
1 Bewaeltigung; 2 Verzweiflung; 3 Betaeubung; 4 Linderung; 5 Sehnsucht
Lösungswörter: Leben,Reihenfolge: 3 - 1 - 4 - 2 - 5

Aufgabe 11
Tod - vorbereiten - Krisen - notwendig - Helfer

Kapitel 16

Aufgabe 1
Schmerz - ernst; Depression - erlebt; vorurteilslos; zielorientierte

Aufgabe 2
1 somatisch; 2 Oberflächenschmerz; 3 viszeral; 4 neurogen; 5 chronisch; 6 akut; 7 psychogen; 8 Tiefenschmerz
Lösungswort: TOLERANZ

Aufgabe 3
„Schmerz ist, was der Patient als Schmerz empfindet!"

Aufgabe 4
Ursache - Krankheit - kurative - gezielte - symptomatische - Bewältigungsstrategien - physikalische - Schmerzmittel

Aufgabe 5
Bewußtseinsstörung, Koma, zerebrale Krämpfe, Zyanose, toxisches Lungenödem, Erbrechen, Darmatonie, Hypothermie, Pupillenverengung, Ansammlung von Bronchialsekret, Übelkeit

Aufgabe 6 2+3+5

Aufgabe 7
Infiltrationsanästhesie - Leitungsanästhesie - Oberflächenanästhesie - Peridu-

alanästhesie - Spinalanästhesie

Aufgabe 8
1 Strahlentherapie; 2 Berührung; 3 Massage; 4 Homöopathie; 5 Phytotherapie; 6 Sport; 7 Entspannungstechniken; 8 Musiktherapie; 9 Wärme; 10 Kälte; 11 Akupunktur; 12 Reizstrom
Lösungswort: TUMORSCHMERZ

Kapitel 17

Aufgabe 1
1c, 2b, 3a;
Reihenfolge: a-c-b

Aufgabe 2 b

Aufgabe 3 1a, 2b

Aufgabe 4 b

Aufgabe 5
Pflegepersonal - harmlos - infiziert - Übertragung - Bluten - Desinfektion - Meldung

Kapitel 18

Aufgabe 1 e

Aufgabe 2
1a+e, 2+b+c+d

Aufgabe 3 a

Aufgabe 4
1 Natriumchlorid; 2 Thoraxschublehre; 3 Wasserwaage; 4 Venendruck; 5 Nullpunkt; 6 Markierungsstift; 7 Hohlvene
Lösungswort: RUECKEN

Aufgabe 5
1d, 2a, 3e, 4b, 5c

Aufgabe 6 d

Aufgabe 7
1 Geraet; 2 Kabel; 3 Papier; 4 Monitor; 5 Elektroden; 6 Gel; 7 Elektrodenpapier
Lösungswort: KARDIOLOGIE

Aufgabe 8
1d, 2e, 3a, 4c, 5b

Aufgabe 9 c

Aufgabe 10
Tage - engmaschig - nach - langsam - Bauchpresse - Patient - gesteigert - einschneidende

Aufgabe 11
Ödemen - Nahrungsmittel - Gefäße - Sauerstoffbedarf - Atmung - Psyche

Aufgabe 12 a

Kapitel 19

Aufgabe 1 a1B, b2A

Aufgabe 2 d

Aufgabe 3
3 - 5 - 1 - 4 - 2

Aufgabe 4
beseitigt - venös - Gefäßen - Bettruhe - viel - Blut

Aufgabe 5 b

Aufgabe 6 a

Aufgabe 7
Hypotonie - sicheren - Beine - Sauerstoff - Arzt - Hypoglykämie

Aufgabe 8
1 Nikotinabusus; 2 Hypertonie; 3 Fettstoffwechselstoerungen; 4 Diabetes; 5 Gicht; 6 Uebergewicht; 7 Bewegungsmangel; 8 Arterienverkalkung
Lösungswort: SCHLAGANFALL

Aufgabe 9 1a, 2c, 3b

Aufgabe 10 a

Aufgabe 11 b

Aufgabe 12 c

Kapitel 20

Aufgabe 1
destilliertem Wasser - streng aseptisches Arbeiten zu achten - angewärmt - schneuzen - 5 - 8 - 6-10 - einem CO_2-Stau - Atmung / Puls / Sondenlage / Bewußtseinslage / Dosierung

Aufgabe 2
Pneumonieprophylaxe - Blutdruck - Körperpflege - aseptischen - Infektionszeichen - dokumentieren - Wasserschloß - Sekrets - Patientenniveau

Aufgabe 3
Atelektasenprophylaxe - Atemübungen - Drainagekontrolle - Frühmobilisation - Kontrakturenprophylaxe - Nachblutungskontrolle - Oberkörperhochlagerung - Pneumonieprophylaxe - Schmerztherapie - Vitalzeichenkontrolle

Aufgabe 4
pulmonal - Atemwegswiderstand ↑ - Asthma bronchiale, chronisch-obstruktive Bronchitis
pulmonal - Gasaustauschfläche ↓ / Lungendehnbarkeit ↓ - Pneumonie, Lungenemphysem
pulmonal - Alveolendurchblutung ↓ - Lungenembolie, Lungeninfarkt
kardial - dekomp. Herzinsuffizienz, Perikarditis, Perikarderguß
extrathorakal - Hyperventilation - Schock, Urämie
extrathorakal - Störungen d. Atemzentrums - Schlaganfall, Hirntumor
extrathorakal - Adipositas
extrathorakal - Emotionen
extrathorakal - körperliche Anstrengung (physiologisch)

Aufgabe 5
Beim Umgang mit Sputum grundsätzlich Handschu-

!

he tragen. Sich nicht direkt vom Patienten anhusten lassen. Bei Kontamination mit Sputum die betroffenen Hautpartien und Flächen desinfizieren. Sputumbecher mehrmals täglich leeren, mindestens einmal täglich wechseln. Papiertücher des Patienten direkt in einen am Nachttisch befestigten Abwurfbeutel entsorgen lassen.

Aufgabe 6
feuchte Rasselgeräusche; expiratorischer Stridor; Schluckauf; trockene Rasselgeräusche; Schnarchen; inspiratorischer Stridor

Aufgabe 7
Azetongeruch - fruchtig, obstig - diabetisches Koma; Ammoniakgeruch - wie Salmiakgeist -schwere Leberschädigung; Foetor hepaticus - wie frische Leber - Leberversagen; Fäulnisgeruch - übelriechend, jauchig - Lungengangrän, Bronchialkarzinom; Eitergeruch - fade-süßlich - akute Bronchitis, Pneumonie; Foetor urämicus - urinös - Endstadium des Nierenversagens

Aufgabe 8 a, e, f, h

Aufgabe 10
Bettruhe - erforderlich; Vitalzeichen - Temperatur - Husten - Sputum; schwitzen - gewechselt; verdaulich - vitaminreich - Flüssigkeitszufuhr; Infektionsrisiko - Mundschutzes - desinfiziert

Aufgabe 11
Bettruhe bei Fieber; leichte, vitaminreiche Kost; reichlich Flüssigkeitszufuhr; Hustentechniken anwenden; Raumluft anfeuchten; Inhalationen; Vibrationsmassage; Einreibung mit ätherischen Ölen; ausreichend Frischluft

Aufgabe 12
gewissenhafte Atemtherapie - atemunterstützende Lagerung - atemstimulierende Einreibung - manuelle sekretlösende Maßnahmen - inhalative Maßnahmen - Unterstützung beim Abhusten von Sekret - spezielle Pflege bei Fieber

Aufgabe 13
gewissenhafte Hygienemaßnahmen - eine Isolierung - verlassen - einen Mundschutz tragen - Handschuhe - wirksam - Hygienemaßnahmen

Aufgabe 14
Ruhe - Besucher - Atmung - nonverbal - alleine - beengende - Luft

Aufgabe 15
3-4-7-6-5-1-2

Aufgabe 16
Rauchen, Kälte, kalte Getränke und Nebel meiden. Reichliche Flüssigkeitszufuhr. Richtige Anwendung des Dosieraerosols. Gymnastische Übungen für die Thoraxbeweglichkeit. Ausdauertraining bei geringer Belastung. Atemunterstützende Maßnahmen.

Aufgabe 17
Angstfreiheit - Lebensqualität - Mobilität - Prophylaxen - Selbständigkeit

Aufgabe 18
1 Atmung; 2 Bewußtsein; 3 Puls; 4 Blutdruck; 5 Hautfarbe; 6 Temperatur

Aufgabe 19 1, 3, 4, 6, 9

Aufgabe 20
Bettruhe bei Lysetherapie; Erschütterungen des Bettes vermeiden; Oberkörperhochlagerung; Dekubitusprophylaxe; Übernahme der Körperpflege; keine Naßrasur; Obstipationsprophylaxe; Thromboseprophylaxe mit Kompressionsstrümpfen und Beinhochlagerung; Pneumonieprophylaxe

Kapitel 21

Aufgabe 1 a

Aufgabe 2
1 Indikatorpapier; 2 Waschbenzin; 3 Silikonspray; 4 Schleimhautanästhetikum; 5 Sekretbeutel; 6 Sonde; 7 Lampe; 8 Filzstift; 9 Blasenspritze; 10 Pflaster

Aufgabe 3
1 Lage; 2 Sekret; 3 Fixationsstelle; 4 Nasenpflege; 5 Soor; 6 Parotitis; 7 Pneumonie
Lösungswort: DEKUBITUS

Aufgabe 4 b

Aufgabe 5 c

Aufgabe 6
1b, 2b, 3a, 4b, 5a, 6b, 7a, 8b, 9a, 10b

Aufgabe 7
A3, B5, C6, D2, E4, F1
Lösungswort: STOMAWECHSEL

Aufgabe 8 c

Aufgabe 9
Umstellung - kleine - gemieden - lindern - erforderlich

Aufgabe 10 1a+b+d, 2c

Aufgabe 11
ballaststoffarme - Mangel - hormonellen - chronischen

!

Aufgabe 12 a

Aufgabe 13
1d, 2a, 3e, 4b, 5c

Aufgabe 14
Untersuchungen - Blutungen - Endoskopie - Patienten - Blutdruck - Stuhlausscheidung

Aufgabe 15
ebenso - nicht - verschaffen - begünstigt - aufgegeben

Aufgabe 16 a+c+d+e

Aufgabe 17 e

Aufgabe 18
1 Bettruhe; 2 Nahrungskarenz; 3 Prophylaxen; 4 Vitalzeichen; 5 Ausscheidungen; 6 Schmerzen
Lösungswort: MECHANISCHEN

Aufgabe 19 c

Aufgabe 20
gering - Kontrollen - Station - rektale - Schmerzen - Arzt - kühle - Nahrungskarenz

Aufgabe 21 e

Aufgabe 22
lokaler - Kamille - feuchte - abschwellende - Analkanal

Kapitel 22

Aufgabe 1
1 Gesundheitsberatung; 2 Sexualität; 3 Hygiene; 4 Tumor; 5 Kohl; 6 Alkoholverzicht; 7 Diät; 8 Sterbebegleitung; 9 Fett; 10 Eier; 11 Fettstühle, 12 Nahrungskarenz; 13 Vitamine; 14 Aszites; 15 Ikterus

Aufgabe 2
Bettruhe einhalten - unter 1000 ml - Flüssigkeitsbilanzierung - gewogen - der eingeschränkten Atmung - einer Aszitespunktion

Aufgabe 3
Bauchumfang ermitteln - Blase entleeren lassen - Einstichstelle rasieren - leichte Linksseitenlage - Materialien richten

Aufgabe 4
Patienten über Hygienemaßnahmen informieren - Handschuhe und Schutzkittel tragen - Hände desinfizieren - kontaminierte Bettwäsche und Verbandmaterial kennzeichnen und gesondert entsorgen - separate Toilette - Dusche nach Gebrauch desinfizieren - gelockerte Bettruhe - absolutes Alkoholverbot - Krankenbeobachtung

Aufgabe 5
absolute Alkoholkarenz - vitaminreiche Mischkost - Verminderung der Eiweißzufuhr - Dekubitusprophylaxe - Thromboseprophylaxe - Infektionsprophylaxe - Kontrakturenprophylaxe - sorgfältige Krankenbeobachtung

Aufgabe 6
Bewußtsein - Blutdruck - Haut - Puls - Körpergewicht - ZVD - Atmung - Bauchumfang - Temperatur - Flüssigkeitsbilanz

Aufgabe 7
Brustwarzen - Leisten; Operationsabend - schluckweise - unbegrenzt - leichte Vollkost - entlassen; Oberkörper - Bettkante - Magensonde - Tee trinken - Stuhlgang - aufgebaut

Aufgabe 8
T-Drainage; Körperniveau - abklemmen; gezogen; beobachtet; dokumentiert; verstopft

Aufgabe 9
Ausscheidung - Infusionen - Intensivstation - Knierolle - Kostaufbau - Magensonde - Nahrungskarenz - Vitalzeichen

Aufgabe 10

B	L	U	T	Z	U	C	K	E	R	K	O	N	T	R	O	L	L	E	N
A														E					
U		I	N	T	E	N	S	I	V	S	T	A	T	I	O	N			
C														N					
H			A	L	K	O	H	O	L	V	E	R	Z	I	C	H	T		
U		V												G					
M		I							K	O	S	T	A	U	F	B	A	U	
F	E	T	T	A	R	M								N					
A		A					I	N	S	U	L	I	N	G	A	B	E		
N		M												S					
G		I			O	B	E	R	K	O	E	R	P	E	R	H	O	C	H
		N												I					
		E					I	N	F	U	S	I	O	N	E	N			
														L					
													R	A	S	U	R		
														U					
			A	L	L	G	E	M	E	I	N	B	E	F	I	N	D	E	N

!

Kapitel 23

Aufgabe 1 a+c+d+e

Aufgabe 2
1 Heiserkeit; 2 Atemnot; 3 Wundsekret; 4 Schock; 5 Nachblutung
Lösungswort: REDON

Aufgabe 3
1b, 2a, 3b, 4a, 5a, 6a, 7a, 8a, 9a, 10b

Aufgabe 4 a

Aufgabe 5 d

Aufgabe 6
a2, b1, c3, d1

Aufgabe 7
1c, 2d, 3b, 4a

Aufgabe 8
Füße - häufig - Pediküre - rund - nicht - Wundheilungsstörungen

Aufgabe 9 a

Aufgabe 10 c

Aufgabe 11
blutenden - Beschwerden - Teerstuhl - Temperatur - Hautpflege - Verletzungen

Aufgabe 12 c

Aufgabe 13
Krankheitseinsicht - therapeutischen - einheitliche - kooperativ - Mitglieder

Aufgabe 14
1 Aktivitaet; 2 Alkohol; 3 cholesterinarm; 4 Rauchen; 5 Ballaststoffe; 6 Motivation; 7 Uebergewicht
Lösungswort: CHOLESTERIN

Aufgabe 15
kühlende - trinken - Anstrengung - purinarm - langsame

Aufgabe 16 b

Kapitel 24

Aufgabe 1
nicht - versucht - aktiver - wichtig

Aufgabe 2 a+b+d+e

Aufgabe 3 d

Aufgabe 4
1 Verfall; 2 Haarausfall; 3 Abhaengigkeit; 4 Pflege; 5 Belastbarkeit
Lösungswort: PARTNER

Aufgabe 5 b

Aufgabe 6 b

Aufgabe 7
Körper - Einatmung - geschultes - Schwangere - Zytostatika

Aufgabe 8
a3, b5, c1, d4, e2

Aufgabe 9a
1 Einstichdorn; 2 Blutfilter; 3 Rollenklemme; 4 Tropfkammer; 5 Anschluß

Aufgabe 9b
1 Blutfilter; 2 Rollenklemme; 3 Tropfkammer; 4 Einstichdorn; 5 Anschluss
Lösungswort: TRANSFUSION

Aufgabe 10
Blutdruck - Zustand - Hautpflege - verminderte - Sicherheit - nicht

Aufgabe 11 a+b+c+d

Kapitel 25

Aufgabe 1
eingeschränkte - Schmerzen - Kontrakturen - kein - langfristig

Aufgabe 2 c

Aufgabe 3 b

Aufgabe 4
1b, 2b, 3a, 4a+b, 5a

Aufgabe 5
1 Vollwertkost; 2 Fischoel; 3 vegetarisch; 4 bewusst; 5 Gemuese; 6 Vitamin
Lösungswort: RHEUMA

Aufgabe 6
1c, 2a, 3c, 4b, 5a, 6b

Aufgabe 7 b

Kapitel 26

Aufgabe 1
Lagerung in physiologischer Mittelstellung - isometrische Anspannungsübungen erklären - frühestmögliche Mobilisation - Hilfsmittel zur Toilettenbenutzung einsetzen - atemunterstützende Maßnahmen - höhenverstellbares Bett - frühestmögliche Rehabilitationsmaßnahmen

Aufgabe 2
Arztanordnung - Medikamente - Eisbehandlung - Belastung - Drainagen - Fäden

Aufgabe 3
Durchblutung - Schwellung abgeklungen - Frühmobilisation - sich beschäftigen - Ressourcen

Aufgabe 4
Durchblutung, Motorik und Sensibilität prüfen - Drainagen und Verbände kontrollieren - operierte Extremität in leichter Abduktion lagern - Beine nicht kreuzen - Kopfende des Bettes nicht über fünfundvierzig Grad - Pneumonieprophylaxe - Dekubitusprophylaxe - Thromboseprophylaxe - Mobilisation und Belastung nach Arztanordnung - aktive und passive Bewegungsübungen

!

Aufgabe 5

Durchblutung - Eisbehandlung - Frühmobilisation - Hochlagerung - Knieunterpolsterung - Motorik - Prophylaxen - Schaumstoffschiene - Sensibilität - Spitzfußprophylaxe

Aufgabe 6

Motorik - Sensibilität - Mastdarmfunktion; Nachblutungsgefahr - Drainagekontrollen; flach - Rücken - Bettbügel; Flachlagerung - Lesehilfen - Spiegel; Dekubitusprophylaxe; Magen-Darm-Atonie - Stuhlgang; mobilisiert - Mieder - Korsett

Aufgabe 7

1d, 2c, 3e, 4b, 5a

Aufgabe 8

1 Longette abmessen und abschneiden; 2 zusammenfalten; 3 eintauchen; 4 abtropfen lassen; 5 glatt streichen; 6 auflegen und anmodellieren

Aufgabe 9

I3b - II5f - III2a - IV6e - V4d - VI1c

Aufgabe 10 4-2-3-1-5

Aufgabe 11

Befragen - Betrachten - Betasten

Aufgabe 12

Alle Antworten!

Aufgabe 13

Ruhigstellung des oberen Sprunggelenkes in Neutralstellung - zur Lagerung möglichst Kissen statt Bettkiste verwenden - Druck der Bettdecke auf die Füße vermeiden - Mobilisation - bei ruhigstellenden Verbänden auf gute Polsterung achten

Aufgabe 16

			S	Y	N	O	V	E	K	T	O	M	I	E					
K	N	O	C	H	E	N	R	E	S	E	K	T	I	O	N			A	
		S								P				A				R	
A		T		O										R				T	
M		E		S				T			M			T		A		H	
P		O		T				E			Y			H		R		R	
U	M	S	T	E	L	L	U	N	G	S	O	P	E	R	A	T	I	O	N
T		Y		O				O			T			O		H		P	
A		N		T				D			O			D		R		L	
T		T		O			H	E	P		M			E		O		A	
I		H		M				S			I			S		L		S	
O		E		I				E			E			E		Y		T	
N		S		E												S		I	
		E			E	N	D	O	P	R	O	T	H	E	S	E		K	

Aufgabe 14

1 Beinlängendifferenz; 2 Bewegung; 3 Inspektion; 4 Arthroskopie; 5 Roentgen; 6 Neurologie; 7 Punktion; 8 Sono; 9 Palpation; 10 Hinken; 11 Schwellung; 12 Schmerzen; 13 Funktionsprüfung; 14 Nullstellung; 15 Bio

Aufgabe 15

I3b, II5d, III2e, IV4a, V1c

Aufgabe 17

Gehstöcke - Gehwagen - Brillen - Hörgeräte - Rollstühle; Stabilisierung - Fixation - Entlastung - Stützung - Redression - Immobilisation - Mobilisierung - Längenausgleich

Aufgabe 18

Bettruhe - unterstützen Prophylaxen; psychisch - Angst - chronischen - Aufmunterung; Materialien - Berührung - infektiös; Spülen - Wundhöhle - gereinigt; septischen Verbandswechsels; Einlaufgeschwindigkeit - kontrolliert - bilanziert; Menge - Farbe - Beimengungen

Aufgabe 19

hochgelagert - entzündungshemmend - vom befallenen Gelenk - von der Schwere der Entzündung - Frühmobilisation - elektrische Bewegungsschiene

Aufgabe 20

Schutz vor Stuerzen - Durchhalten der Therapie

Aufgabe 21 1+4+5+7

Kapitel 27

Aufgabe 1 a+c+d+e

Aufgabe 2

1 Lagerung; 2 Schmerzen; 3 Motorik; 4 Entzuendungen; 5 Sensibilitaet; 6 Durchblutung
Lösungswort: TRAUMATOLOGIE

Aufgabe 3

geschwollene - Hochlagerung - Weichlagerung - Spitzfußprophylaxe

Aufgabe 4 b

Aufgabe 5 a2, b1

Aufgabe 6

1 Keimbesiedelung; 2 Spannung; 3 Durchblutung; 4 Medikamente; 5 Ruhigstellung; 6 Fremdkoerper; 7 Vitaminmangel Lösungswort: STOERFAKTOREN

Aufgabe 7

angelegt - nicht - vermeiden - Kompressen - Blutung - obsolet

Aufgabe 8 a

Aufgabe 9

1b, 2a, 3a, 4b, 5b, 6a, 7a, 8b

Aufgabe 10 b

Aufgabe 11 d

Aufgabe 12

verringert - Rückenlage - Kopfkissen - Wirbelsäule - bloc - Arzt - Bettruhe

Aufgabe 13 b

Kapitel 28

Aufgabe 1

I3e, II2a, III5b, IV1d, V4c

Aufgabe 2

Schmierinfektion - Tröpfcheninfektion - orale Infektion - Staubinfektion - parenterale Übertragung - sexuelle Übertragung

Aufgabe 3 3-5-1-4-6-2

Aufgabe 4

Überwindungsphase - Invasionsphase - Inkubationszeit - Immunität - Inkubationsphase - Phase des Krankseins

Aufgabe 5

genaue Beobachtung des Fieberverlaufs - besser Baumwollkleidung als synthetische Materialien - Wunschkost bei Appetitlosigkeit - ausreichende Flüssigkeitszufuhr - dem Patienten Zeit für Gespräche geben - dem Patienten das Gefühl des Alleinseins nehmen

Aufgabe 6

Schleusen - Schutzkittel; Schutzmasken - infektiöser - Mund - Nase; Handschuhe - desinfiziert Pflegeutensilien - Krankenzimmer - Krankenakte - Visite; Schmutzwäsche - gekennzeichneten - nasser - Kunststoffsack; Geschirr - desinfizierend; Ausscheidungen - Steckbeckenspülgerät

Aufgabe 7

1 Lymphknotenschwellung; 2 Blutkultur; 3 Staphylokokken; 4 Immuntät; 5 PCR; 6 Virushepatitis; 7 Mikrobiologie; 8 Auslandsreisen; 9 Mikroskop; 10 Antibiogramm; 11 Bakterienkultur; 12 Anamnese; 13 Hautausschlag; 14 CRP; 15 Escherichia; 16 Wirtszelle; 17 Material; 18 Serologie; 19 Pilzkultur; 20 Pneumokokken; 21 Wunden; 22 BSG; 23 Fieber

Aufgabe 8

Bettruhe - die Herz-Kreislauf-Situation / die Temperatur - Die Körperpflege - gewissenhaft - Blutungsprophylaxe - die Hochlagerung - exakt eingehalten - der Zeitabstand - essen kann und möchte

Aufgabe 9

Beobachtung - Bettruhe - feuchte Umschläge - Hochlagerung - Prophylaxen

Aufgabe 10

Durchfälle - Kreislaufstörungen- Begleitung; plötzlich - Nachtstuhl - belassen; Kontakt - Schutzkittel; Analregion - weiches - Salbe; Kost - parenteral - essen - Kostaufbau - Bauchwickel

Aufgabe 11

a) Gefahr einer Herzbeteiligung; b) strenge Bettruhe bis zwei Wochen nach Entfieberung; c) frühzeitige Erkennung von Kreislaufproblemen; d) Möglichkeit von ZNS-Komplikationen; e) Durchfall, Fieber; f) Gefahr der blutigen Durchfälle, Stuhlinkontinenz; g) Ansteckungsgefahr durch fäkal-orale Schmierinfektion oder indirekt mit der Nahrung

Aufgabe 12

Beatmung - Sitzwachen - Einzelzimmer - Reizvermeidung - Infusionen - Blasendauerkatheter - Darmentleerung - Prophylaxen - Körperpflege - Mundpflege

Aufgabe 13

Alle Maßnahmen sind richtig!

Aufgabe 14

Körperregionen - zuletzt - gewechselt; Soorprophylaxe; Zucker; Behandlungsdauer - Rezidive - Wochen; Genitalbereich - Wiederansteckung

Aufgabe 15

a+d+e+f+h+i+j+l

Kapitel 29

Aufgabe 1 a1, b2

Aufgabe 2 c

Aufgabe 3 b

Aufgabe 4

1 Pollen; 2 Penicillin; 3 Kontrastmittel; 4 Insektengift; 5 Nahrungsmittel; 6 Staubmilben; 7 Sonnen-

licht
Lösungswort: ALLERGENE

Aufgabe 5
schwerste - Minuten - Tode - Patienten - oft

Aufgabe 6
infektionsgefährdet - Mißbildungen - Männer - Empfängnisverhütung

Kapitel 30

Aufgabe 1
Körperpflege - alkalifreie - Säureschutzmantels; luftundurchlässige - Wolle - Baumwolle; Körperhygiene - überwacht - Wäschewechsel ; allergiebedingten - Atembeschwerden - beobachtet; Temperaturkontrolle - Infektionen - frühzeitig; Nahrungsmittelallergie - Diät - Verbote; Juckreiz - Fingernägel - Kratzen; Hände - Einmalhandschuhen - Schutzkittel; Gesprächsbereitschaft - Akzeptanz - Selbstbewußtsein; Einstellungen - verstärkt - relativiert

Aufgabe 2
1 4x2 cm; 2 elliptisch; 3 rund; 4 scharf; 5 unscharf; 6 gruppiert; 7 ausgesät; 8 zusammenfließend; 9 lokalisiert; 10 generalisiert

Aufgabe 3 a+b+d+f+g+j

Aufgabe 4
evtl. Psychotherapie einleiten - Hautpflege nach Arztanordnung - keine Vorwürfe machen - kühle Raumtemperatur herstellen - leichte Bettdecke verwenden - nachts Baumwollhandschuhe tragen - spezielle Cremes auftragen - weiche Kleidungsstücke anziehen

Aufgabe 5
Fleck: 6dVI; Knötchen: 3hIII; Papel: 10eVII; Bläschen/Blase: 7jX; Pustel: 13a; Quaddel: 2iVIII; Zyste: 8cII; Schuppe: 12V; Kruste: 4I; Narbe: 14IX; Rhagade: 5g; Erosion: 9fIV; Ulkus: 1bXI; Atrophie: 11

Aufgabe 6
zurückgeschoben - lackieren - einfetten - kurz halten - feilen - gerade schneiden - Chemikalien - Weite - Baumwolle - ausgewogene

Aufgabe 7
1 Umschläge; 2 Anamnese; 3 Puder; 4 Untersuchung; 5 Glasspatel; 6 Abschabung; 7 Holzspatel; 8 Tinktur; 9 Lupe; 10 Biopsie; 11 Creme; 12 Lösung; 13 Skalpell; 14 Abstrich; 15 Fettsalbe; 16 Verband; 17 Woodlampe; 18 Geruch; 19 Schlauchverband; 20 Lotion; 21 Allergie
Lösungswort: HAUTSCHUPPENABTRAGUNG

Aufgabe 8
Bett und Kleidung vor dem Kontakt mit Lokaltherapeutika schützen - immer Einmalhandschuhe verwenden - nie mit den Fingern in das Medikamentengefäß greifen - Spatel oder Watteträger zum Auftragen benutzen - Verbandsstoffe sind Einmalmaterial - Reste von Lokaltherapeutika vor jeder neuen Anwendung entfernen

Aufgabe 9
Aufnahme - Nahrungsmitteln - Kleidung - Pflegemitteln - psychischen; Pflegetätigkeiten - Haut - Berührung; Hautaustrocknende - Baden - Waschen - nachfetten; Seifen - Schaumbäder - chlorhaltigem ; atmungsaktiven - Baumwolle; ausgewogen - Übergewicht; Gesprächssignale - psychische; Raumluft - trocken; heizen - Bettwäsche - juckreizlindernde

Aufgabe 10
Bettwäsche häufig wechseln - Fingernägel kurz halten - Haut desinfizierend reinigen - Bettruhe bei Follikulitis im Gesichtsbereich

Aufgabe 11
1+3+4+5+7+10+12

Aufgabe 12
Vor dem Auftragen des Lokaltherapeutikums die Haut entfetten. Bettwäsche und andere Wäschestücke täglich wechseln und möglichst auskochen. Bei pflegerischen Tätigkeiten mit unmittelbarem Patientenkontakt Schutzkittel und Einmalhandschuhe tragen. Hände nach dem Pflegen mit Seifenlösung gründlich waschen.

Kapitel 31

Aufgabe 1
informiert - kritische - fordernde - übertreiben; Leidensgeschichte - Dialyse - Lebensqualität - Diät; Heilung - spät - sichtbar - Schmerzen; Wasser - Dokumentation - Beobachtung; Ableitungen - Anleitung; Appetitlosigkeit - Erbrechen; Nierensteinen - Entzündungen - eingeschränkte

Aufgabe 2 b+c+e

Aufgabe 3 1c, 2a, 3b

!

Aufgabe 4

Durchgängigkeit - die Hände desinfiziert - mit Betaisodona-Lösung gereinigt - aus der Entnahmestelle am proximalen Schlauchsystem - niemals über Blasenniveau gehalten - 2-6 Wochen

Aufgabe 5

weniger mechanische Verletzungen - geringeres Infektionsrisiko - Schamgefühl gewahrt - Blasentraining möglich - erlaubt Kontinenztraining

Aufgabe 6 3+5+8+9

Aufgabe 7

Urinausscheidung kontrollieren - Lage und Durchgängigkeit des Katheters überprüfen - viel trinken - Katheter nie abklemmen - Verbandwechsel alle zwei Tage

Aufgabe 8

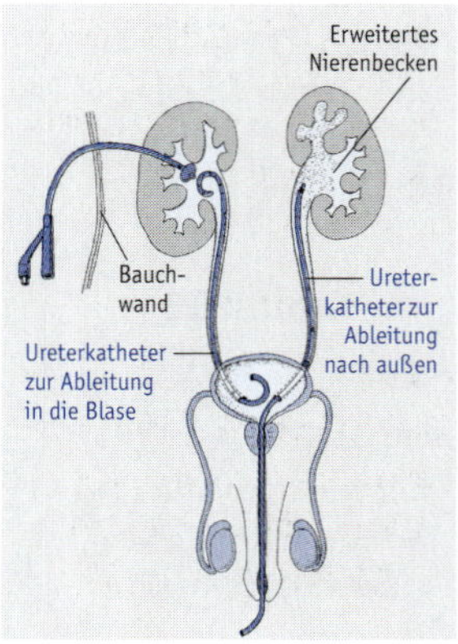

Aufgabe 9

Inspektion - Palpation - Auskultation - Rauschen; Körpergewicht - Blutdruck - Shuntarm; Blutungskomplikationen; Diät; psychische - aggressivem - Verständnis

Aufgabe 10

Dialyseflüssigkeit vorsichtig anwärmen - Menge genau dokumentieren - Infektionen frühzeitig erkennen - Blutdruck regelmäßig kontrollieren - Patienten regelmäßig wiegen - Eiweißzufuhr ausreichend bemessen

Aufgabe 11 a+d+e+g

Aufgabe 12 RICHTIG

Aufgabe 13

1 Urodynamik; 2 Pyurie; 3 Haematurie; 4 Mittelstrahlurin; 5 Roentgendiagnostik; 6 Blutuntersuchung; 7 Katheterurin; 8 Clearance; 9 Sediment; 10 Leukozyturie; 11 Urinkultur; 12 Spontanurin; 13 Proteinurie; 14 Sonographie; 15 Bakteriurie; 16 Spezifisches Gewicht
Lösungswort: DREIGLAESERPROBE

Aufgabe 14

Regelmäßig Vitalzeichen und Einstichstelle kontrollieren - vierungdzwanzig Stunden Bettruhe - Patienten zum reichlichen Trinken animieren - ersten Urin untersuchen lassen

Aufgabe 15 a

Aufgabe 16

Gewichtsreduktion bei Adipositas - Beckenbodengymnastik - Operation - des Trinkverhaltens - medikamentöse - eine intermittierende Einmalkatheterisierung - der Harnröhre - der Ursache

Aufgabe 17

Hypertonie - Ödemen - Kreatininanstieg - Nierenversagen; Körperpflege - Thrombose - Pneumonie - Dekubitus - Kontrakturen; Puls - Blutdruck - Gewicht - Temperatur - Urin; Ernährung

Aufgabe 18

Körperliche Schonung - Thromboseprophylaxe - Vitalzeichenkontrolle - Flüssigkeitsbilanzierung - kochsalzarme Kost - Komplikationen erkennen

Aufgabe 19

a3, b1, c2, d3, e2, f1, g1, h1, i3

Aufgabe 20 e

Aufgabe 21

Blasenspülung überwachen - Katheter auf Arztanordnung entfernen - Patient normale Blasenentleerung lernen lassen - Patienten über Beschwerden in den nächsten Wochen informieren

Kapitel 32

Aufgabe 1

Die Indikation für ein Abführmittel ist jeden Tag neu zu stellen. Die Intimhygiene ist während der Menstruationsblutung besonders wichtig. Vaginale Ausscheidungen sind als potentiell infektiös zu betrachten. Beim Waschen des Intimbereichs oder beim Wechseln der Vorlagen Handschuhe tragen. Versteckte Fragen aufgreifen uns sich Zeit für die Beantwortung nehmen. Den Partner auf Wunsch mit einbeziehen. Kontakte zu Selbsthilfegruppen vermitteln.

Aufgabe 2

Beckenbodengymnastik - Drainagen - Flüssigkeitsbilanzierung - Frühmobilisation - Kostaufbau - Oberkörperhochlagerung - vaginale Blutungen - Vitalzeichenkontrolle

Aufgabe 3

Materialien: Händedesinfektionsmittel, Einmalhandschuhe,
Abwurfbeutel, Einmalunterlage, Steckbecken, Spülflüssigkeit, Kompressen, Vorlagen, Einmalslips
Patientin: Information, Fenster schließen, Sichtschutz
Durchführung: 12 - 8 - 10 - 2 - 5 - 7 - 9 - 4 - 6 - 3 - 11 - 1

Aufgabe 5

warm - sauber - Vorlagen; Instrumente - Spekulasortiment - Geräte; informiert - Blasenentleerung - Auffanggefäß - beruhigt; Untersuchungsstuhl - Tücher - Vorlagen - reinigt

Aufgabe 6

1 Hormontherapie, 2 Operation, 3 Tumormarker, 4 Chemotherapie, 5 Rehabilitation, 6 Brustresektion, 7 Computertomographie, 8 Thoraxroentgen, 9 Szintigraphie, 10 Histologie, 11 Bestrahlung, 12 Sonographie, 13 Mammographie
Lösungswort: Mammakarzinom

Aufgabe 7

am Arm der betroffenen Seite - erhöht gelagert - auf Nachblutungen zu beobachten - tief einatmen - weggelassen - Bekleiden - kranken - Lymphödemprophylaxe - im Spiegel sieht - die Narbe mit Ringelblumensalbe pflegen

Aufgabe 8

Bewegungstherapie, Hochlagerung, Muskelpumpe, Sollgewicht

Aufgabe 9 2+3+4+6

Aufgabe 10

Vitalzeichenkontrolle am OP-Tag dreistündig, dann individuell - Spontanurin spätestens nach sechs Stunden postoperativ - auf vaginale Blutungen achten - Pflaster belassen und Sichtkontrolle durchführen - Genitalspülung nach erstem Toilettengang - nach sechs Stunden postoperativ beim Aufstehen helfen - Thromboseprophylaxe - am OP-Abend Suppe, danach Vollkost

Aufgabe 4

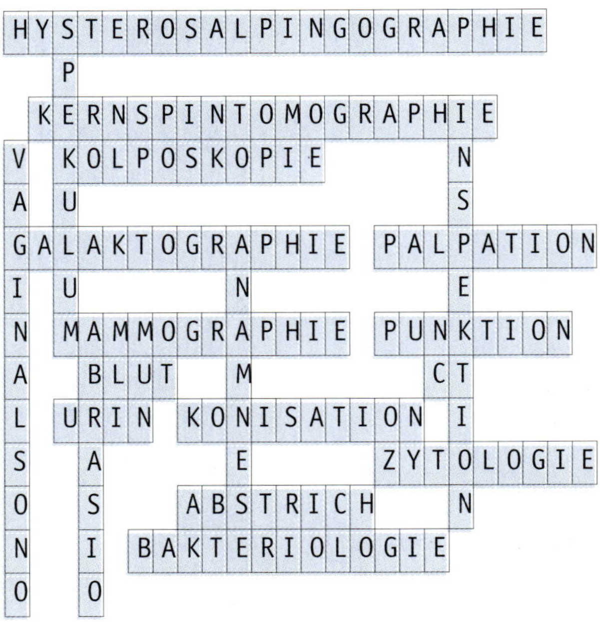

Aufgabe 11

Zustand - Hautfarbe; Spontanurin lassen - Nachblutungen - Genitalvorlage; Abrasio - Konisation - Thromboseprophylaxe; Anästhesist

Aufgabe 12

Beckenbodengymnastik, Scheidenkegelbenutzung

Aufgabe 13

Sitzbäder; Juckreiz; Ursachen - Waschmittelreste - engsitzende; Scheidenspülungen
Intimhygiene - Schmierinfektion; Genitalvorlagen - Keimverschleppung; Einhaltung - Therapiedauer - Rückfällen

Kapitel 33

Aufgabe 1 c

Aufgabe 2

blinden - Orientierung - Schuhwerk - uneben - Platz - Bettklingel

Aufgabe 3 b

Aufgabe 4 a

Aufgabe 5

MEDIKAMENTE

Aufgabe 6 b

Aufgabe 7

a4, b1, c6, d5, e2, f3

Aufgabe 8 d

!

Kapitel 34

Aufgabe 1

Sekretansammlungen - Schwellungen - Atmung - hilfreich - sicherheitsvermittelnd - angstabbauend; Belüftung - Befeuchtung - Lagerung - sekretlösende - Atemgymnastik - Abhusten; Schluckstörungen - Schmerzen - Aufbaukost - Getränke; Kommunikationseinschränkung - Hörverlust - Behinderung - Einsamkeit - Resignation - sprechen - Lippenablesen; Sprechstörungen - Schreibtafeln - Kommunikation

Aufgabe 2 4-1-5-3-2

Aufgabe 3

1 sie würde doch auch erschrecken, wenn ihr jemand etwas Kaltes in den Gehörgang drücken würde; 2 sonst würde man ja nicht an das Ohr herankommen oder die Tropfen würden gleich wieder herauslaufen; 3 wohin denn sonst; 4 dadurch wird der Gehörgang gestreckt; 5 die Tropfen brauchen schließlich Zeit zum wirken; 6 sie würde die Ohrentropfen aufsaugen

Aufgabe 4

Material: Tamponadenpackung, Nasenspreizer, Tamponadenzange, Pinzette

Patient: Blutdruckmessung, sitzend oder liegend, Nase säubern

Assistenz: Beruhigung, Mundatmung, Kopf stabilisieren

Aufgabe 5

Ohrspülung - Anordnung - Pfopfen - Tropfen; bequem - unter - Ohrmuschel - Druck; wiederholt - Otoskop - Minuten

Aufgabe 6

Schwindel - Waschen - Haarwäsche - Schwindel - Flüssigkeitszufuhr - Ohr - die Nase schneuzen - am 1. p.o. Tag - einer Ohrenklappe

Aufgabe 7

Oberkörper hoch lagern - Kopf langsam bewegen - Kreislauf engmaschig kontrollieren - Rachen gründlich inspizieren - Lagekontrolle der Tamponade - Mundpflege feucht durchführen - Anstrengungen möglichst vermeiden - Nase nicht putzen

Aufgabe 8

Schlucken + Kommunikation

Aufgabe 9

Operationen - Bewegungseinschränkungen; Seitenlagerung - Lymphabflusses - Ellbogen; Abduktion - Flexion; Ruckartige - vermeiden; Hilfe - Haarpflege - Auskleiden; Kontrakturen - Krankengymnastik

Aufgabe 10

1 Schwerhörigkeit; 2 Ohrenschmerzen; 3 Nasenbluten; 4 Dyspnoe; 5 Heiserkeit; 6 Ohrgeräusche; 7 Schwindel; 8 Tinnitus; 9 Nasenatmung

Lösungswort: Krankheit

Aufgabe 11 1+4+5

Aufgabe 12

Patient sitzt aufrecht mit nach vorn gebeugtem Oberkörper - Blut tropft in eine Nierenschale - Nasenflügel komprimieren - Eiskompresse im Nacken - Nasentamponade - Blutdruck und Puls kontrollieren - Schockzeichen beobachten

Aufgabe 13

Temperatur kontrollieren - Nachblutung beobachten - auf Sekretion aus Gehörgang achten - anfangs Duschen und Baden vermeiden - anfangs keine heiße Nahrung

Aufgabe 14

halbsitzend - ruckartige; Lokalanästhesie - Intubationsnarkose; Blutdruck - Mundhöhle - Kälteanwendungen; Tee - Wasser

Aufgabe 15

Beobachtung der Atmung - Verbandswechsel nach Sekretfluß - Ernährung über Magensonde - Mund regelmäßig inspizieren - Durchführung der Soorprophylaxe - Parotitisprophylaxe gewissenhaft durchführen - Sekret regelmäßig absaugen - Befeuchtung der Schleimhaut

Kapitel 35

Aufgabe 1

neurologischen - eingeschränkt - Armlähmung - Schlaganfall - Tremor - unmöglich

Aufgabe 2 a

Aufgabe 3 e

Aufgabe 4 c

Aufgabe 5

1 Vitalzeichen; 2 Kopfschmerzen; 3 Sensibilitaetsstoerungen; 4 Fluessigkeit; 5 Labor

Lösungswort: LUMBALPUNKTION

Aufgabe 6

a4, b1, c3, d2

Aufgabe 7 b

Aufgabe 8
Händefalten - betroffene - abduziert - Spastik - geschwollen - Handgelenks

Aufgabe 9
Bett - gehemmt - Tag - Patienten - Boden - ungleichmäßige

Aufgabe 10
1ajl, 2b, 3hef, 4in, 5dckgm

Aufgabe 11
1aljhce, 2fg, 3i, 4bdk

Aufgabe 12 legt

Aufgabe 13 c

Aufgabe 14 b

Aufgabe 15
a3, b4, c2, d1

Aufgabe 16
1 Sicherheit; 2 Aspiration; 3 Arzt; 4 Medikamente; 5 Beobachtung; 6 Seitenlage; 7 Spritzentablett
Lösungswort: INITIALSCHREI

Aufgabe 17
schwer - engmaschige - Körperpflege - Ansteckungsgefahr - Bettgitter - ruhigen - besonders

Aufgabe 18 d

Aufgabe 19 e

Aufgabe 20
fachgerechte - festen - Wirbelkörper - irreversibel

Kapitel 36

Aufgabe 1
soziale Heilung

Aufgabe 2
Angst um Arbeitsplatz - Durchsuchung des Gepäcks - eine große Kränkung - erhebliche psychische Belastung - erste allgemeine Informationen - Erstkontakt mit Bezugspflegeperson - Gründe für Klinikaufnahme - Verlust persönlicher Beziehungen

Aufgabe 3
1 alle Beteiligten müssen sich darauf einstellen können; 2 Test, ob er der Belastung wirklich standhält; 3 Selbständigkeit im Alltag erlernen; 4 bei sorgfältig geplanter Entlassung nimmt das Team eintretende Verschlechterungen oft nicht wahr

Aufgabe 4
Ansprechbarkeit; Gesprächsbereitschaft; Verhalten; Vorstellungen; Besuch; Pünktlichkeit; Sprache; Aufgeschlossenheit; Gestik; Kleidung; Stimmung; Freizeit; Mimik; Integration; Ordnung

Aufgabe 5
1d, 2b, 3a, 4e, 5c

Aufgabe 6
z.B.: „Der Aufbau einer tragfähigen Beziehung zum Patienten ist der erste Schritt zur Heilung."

Aufgabe 7
gepflegtes Äußeres - Haushaltstraining - individuelles Konzept - Leistungsvermögen steigern - Ressourcen suchen - Selbständigkeit fördern - Selbstverantwortung trainieren - sinnvoller Tagesablauf

Aufgabe 8
erwünschtem; attraktiv - Menschen - Verhalten; Bestrafung - passiv - Vorbildern

Aufgabe 9
1 Angst; 2 Gewalt; 3 Mangel; 4 Grenzen; 5 Drogen; 6 Frustration; 7 Wünsche; 8 Beruhigung; 9 Alkohol; 10 Zwang; 11 Manie; 12 Konfrontation
Lösungswort: AGGRESSIONEN

Aufgabe 10
1c; 2a; 3b

Aufgabe 11
a) Welchen Tag / Monat / Jahr haben wir?
b) Wissen Sie, wo Sie sind?
c) Warum sind Sie hier?
d) Wie heißen Sie? Wann sind Sie geboren worden?

Aufgabe 12
1 Merkfähigkeit; 2 Orientierung; 3 Angst; 4 Denken; 5 Wahrnehmung; 6 Erinnerung; 7 Emotionen; 8 EKG; 9 Biographie; 10 Persönlichkeit; 11 Antrieb; 12 Zwang; 13 Labor; 14 Bewußtsein; 15 EEG; 16 CT

Aufgabe 13
1h, 2d, 3f, 4l, 5i, 6b, 7k, 8g, 9a, 10m, 11e, 12j, 13c

Aufgabe 14
eigene Grenzen zeigen - Energie sinnvoll umleiten - Heiterkeit nicht bestärken - klaren Rahmen geben - Schutz vor Geldausgaben - Wahnideen nicht beachten

Aufgabe 15
1) Mißbrauch - Gewöhnung - Abhängigkeit; 2) Motivation - Entgiftung - Entwöhnung - Resozialisierung

Aufgabe 16
Rückfälle gehören zur Krankheit - Gutgläubigkeit im Umgang mit dem Patienten ist falsch - starker psychischer Druck auch für die Pflegenden - Kranke nicht in ihrer Realitätsflucht bestärken - Selbstwertgefühl von Süchtigen kräftigen

Aufgabe 17
1+2+5+6+7

Aufgabe 18
Keine Verharmlosung - Symptome ernst nehmen

Kapitel 37

Aufgabe 1 e

Aufgabe 2 c

Aufgabe 3
länger - Muskelrelaxans - Atemstillstand - Vitalfunktionen - abgeklungen

Aufgabe 4 e

Aufgabe 5
vor - alle - Verfallsdatum - Notfall - großer - Patienten

Aufgabe 6 c

Aufgabe 7 c

Aufgabe 8
a3, b2, c4, d6, e5, f1

Aufgabe 9
1g, 2i, 3h, 4e, 5a, 6b, 7d, 8f, 9c, 10j

Aufgabe 10
Intubation - Laryngoskops - Stimmbänder - Tubus - fehlendem - Komponenten - Atmung

Aufgabe 11 a

Aufgabe 12
1 Herzfunktion; 2 Blutdruck; 3 Atmung; 4 Urinausscheidung; 5 Drainagen; 6 Bewusstsein
Lösungswort: AUFWACHRAUM

Kapitel 38

Aufgabe 1
spezielle Überwachung des Patienten - lückenlose Beobachtung des Kranken - sichere Bedienung der Geräte - Assistenz bei der Diagnostik - Hilfe bei der Reanimation - Unterstützung bei den ATL

Aufgabe 2
1f, 2e, 3b, 4j, 5h, 6c, 7i, 8a, 9g, 10d

Aufgabe 3
5-6-7-1-3-8-4-2

Aufgabe 4
A4b, B3a, C5d, D1e, E2c

Aufgabe 5
Patienten beruhigen und hinlegen - Beine hochlagern - Sauerstoffgabe - Blutungen stillen - Zugänge legen - Katecholamine verabreichen - bei Bedarf Schmerzmedikamente und Sedativa - Infusionstherapie

Aufgabe 6
1 Blut geht vermehrt in die Beine (Schwerkraft) und versackt teilweise, die zirkulierende Menge verringert sich und das Herz wird somit entlastet; 2 Ausgleich des Defizits, das z.B. durch Bradykardie entstanden ist; 3 Verringerung der zirkulierenden Blutmenge (s. 1); 4 s. 3 + 1; 5 s. 3 + 1; 6 Unterstützung der Pumpleistung des Herzens

Aufgabe 7 1+3+4

Aufgabe 8
gewogen - entfernt - rasiert - Prognose - ein mikrobiologischer Abstrich - Urinausscheidung - Infusionstherapie - den Wärmeverlust der Wunde zu ermitteln - ein Inhalationstrauma

Aufgabe 9
Transplantation - hochgelagert; bewegt - rosa; Blasen - abgetupft

Aufgabe 10
Vergiftung mit Säuren oder Laugen; vorausgegangene Magen-OP; Ösophagusvarizen; V.a. Ösophagus- oder Magenperforation; Blutungen aus dem Magen-Darm-Trakt; ausgeprägte Herzinsuffizienz

Aufgabe 11
1 Apparate; 2 Diurese; 3 Prophylaxen; 4 Blutgerinnung; 5 Relaxierung; 6 Nierenfunktion; 7 Medikamente; 8 Katecholamine; 9 Psyche; 10 Atmung; 11 Beatmung; 12 Trauma; 13 Katheter; 14 Monitoring; 15 Herzfrequenz; 16 Temperatur; 17 Koma

Notizen